Gupta

Medical Cooking:
Ayurvedische Ernährung

Liebe Leserin, lieber Leser,

wenn es um die eigene Gesundheit geht, darf man nichts dem Zufall überlassen. »Für eine bessere Medizin und mehr Gesundheit im Leben«: So lautet das Qualitätsversprechen der Marke Thieme. Ärztlich Tätige, Pflegekräfte, Physiotherapeuten oder Hebammen – sie alle verlassen sich darauf, dass sie von Thieme, dem führenden Anbieter von medizinischen Fachinformationen und Services, die entscheidenden Informationen zur richtigen Zeit am richtigen Ort bekommen. So können sie die Menschen, die sich ihnen anvertrauen, bestmöglich unterstützen. Auch Sie können sich auf die TRIAS Ratgeber mit dem Thieme Qualitätssiegel verlassen! Diese Informationsangebote helfen Ihnen dabei, die richtigen Entscheidungen zu treffen, wenn es um Ihre Gesundheit geht, selbst daran mitzuwirken, gesund zu werden, sich gesund zu erhalten oder das Fortschreiten einer Erkrankung zu vermeiden. Mit einem TRIAS Titel aus dem Hause Thieme überlassen Sie Ihre Gesundheit nicht dem Zufall!

Ihr TRIAS Team

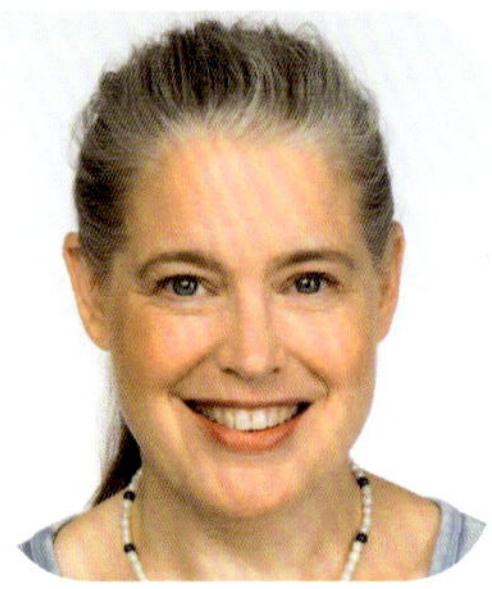

Dr. med. Hedwig Gupta arbeitet seit über 25 Jahren auf dem Gebiet Ayurveda und Yogatherapie. Ihre Ausbildungen in diesem Bereich hat sie als Studentin bei Dr. OP Tiwari an der Banaras Hindu University, Varanasi, Indien, absolviert. Sie ist Fachärztin für Orthopädie mit Schwerpunkt Rheumatologie und führt die Zusatzbezeichnungen Akupunktur und Manuelle Medizin. Sie ist Mitbegründerin und Vorstandsmitglied der Deutschen Ärztegesellschaft für Ayurveda-Medizin (DÄGAM) sowie Mitbegründerin der Deutschen Gesellschaft für Yogatherapie (DeGYT) und des Ayurveda-Dachverbandes Deutschland (ADAVED). Heute praktiziert sie in ihrem Gesundheitszentrum mit Praxis und *pancakarma*-Zentrum in Asperg in der Nähe von Stuttgart. Sie gibt ihr Wissen in Büchern, Fachartikeln und Vorträgen weiter und leitet die *vidya sagar* Akademie für Ayurveda und Yogatherapie in Asperg, eines der führenden Ausbildungsinstitute auf diesem Gebiet in Deutschland. Mehr erfahren Sie unter: www.dr-gupta.de, www.vidya-sagar.de und www.verlag-vedische-wissenschaften.com

Das Rezept zum Coverbild finden Sie auf Seite 123.

Dr. med. Hedwig Gupta

Medical Cooking: Ayurvedische Ernährung

Die ayurvedische Ernährungstherapie verstehen und anwenden: Hilfe bei Entzündungen, Schlafstörungen, Migräne und Verdauungsbeschwerden. Mit über 90 Rezepten

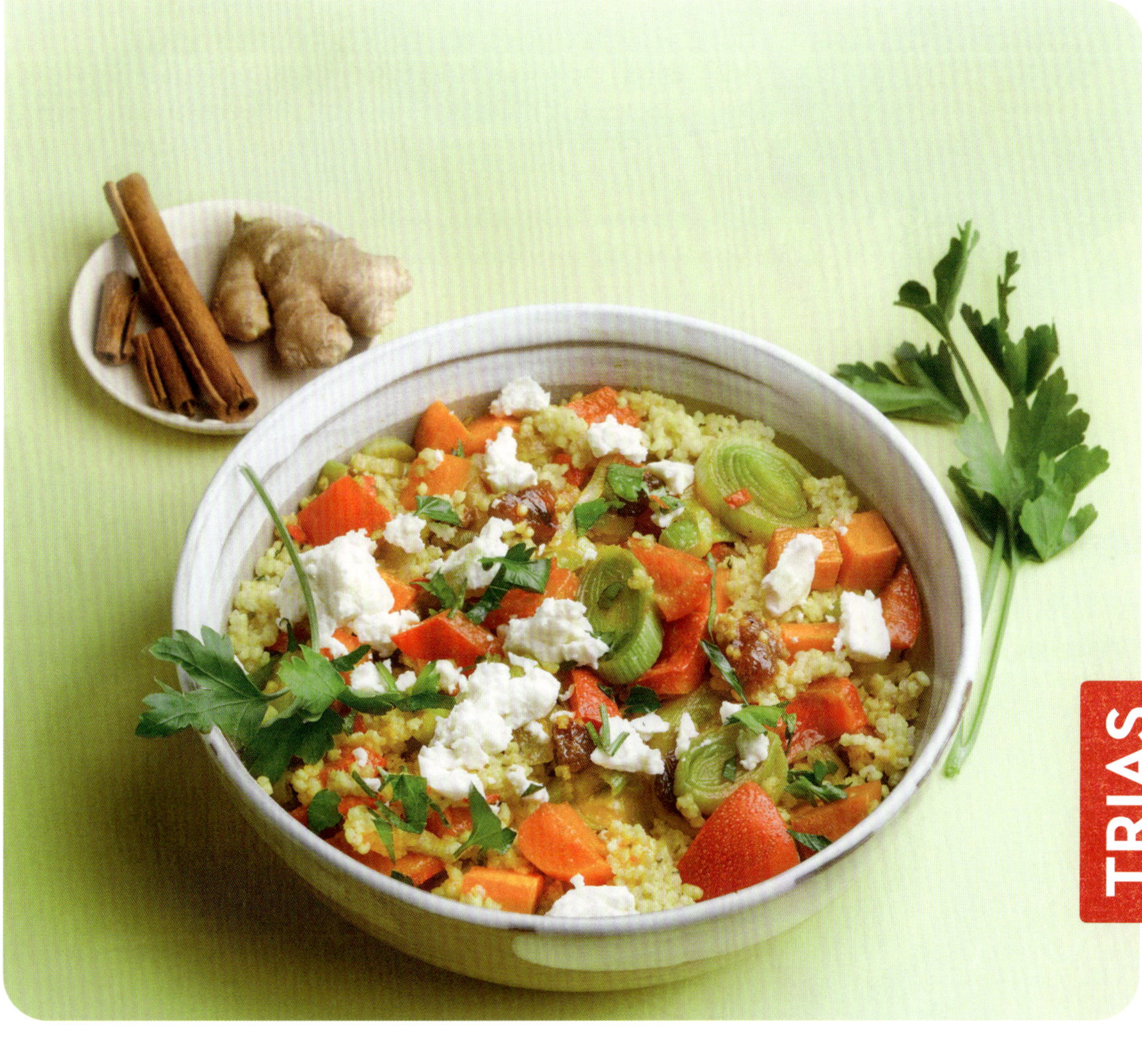

TRIAS

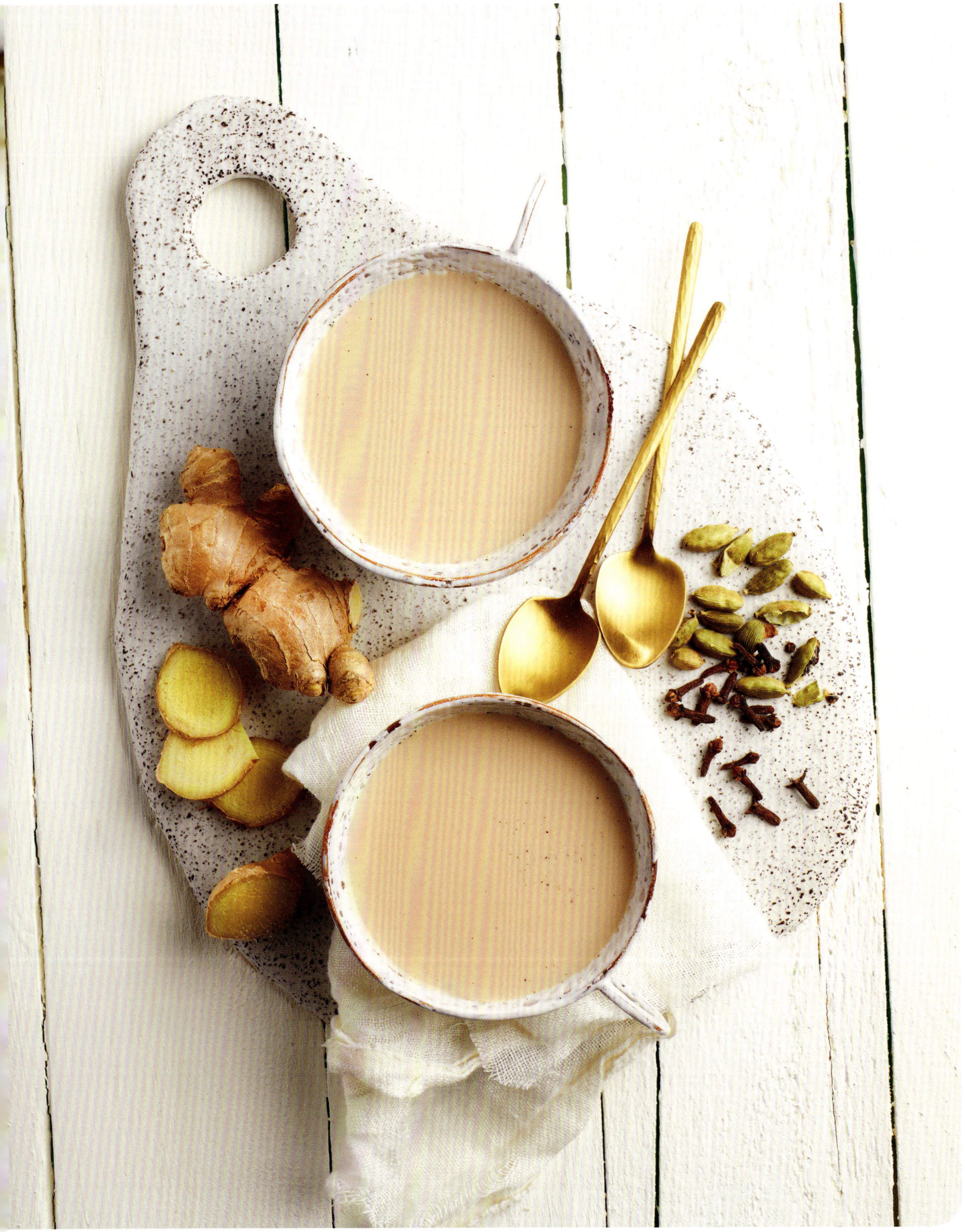

Gewürztee, Seite 166

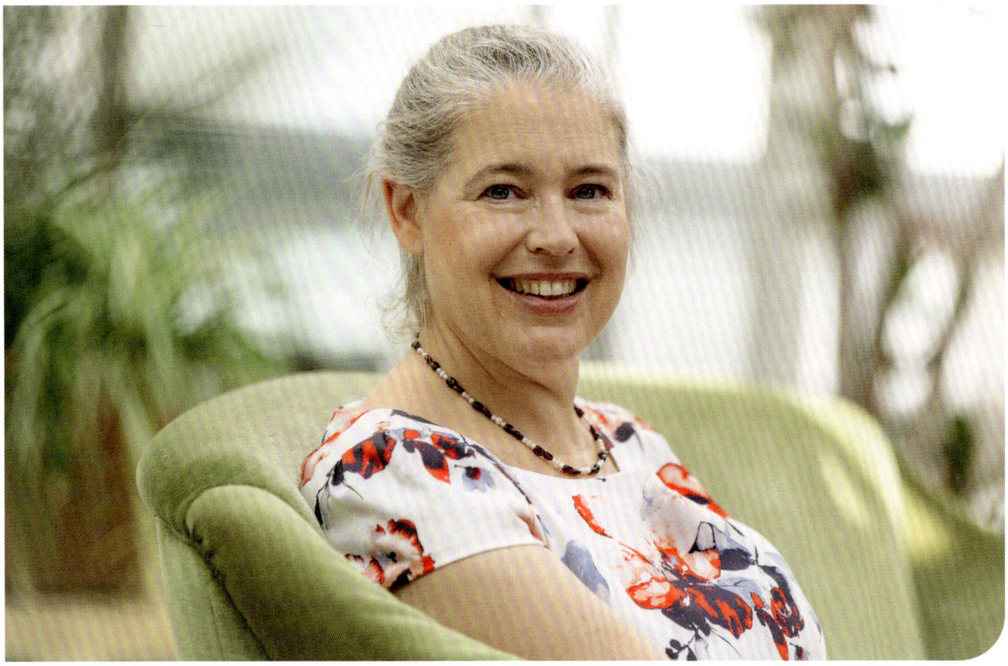

Willkommen in meinem Buch

Ich freue mich sehr, dass mein neuestes Buch über die therapeutischen Wirkungen der ayurvedischen Ernährung im TRIAS Verlag in der Reihe »Medical Cooking« erscheint, denn diese Bezeichnung trifft die Realität des Ayurveda zu einhundert Prozent! In der westlichen Welt dient das Essen hauptsächlich der Energiezufuhr und dem Genuss. Die Nahrung als Heilmittel zu verstehen, liegt uns im Allgemeinen fern. Der Ansatz des Ayurveda ist ein ganz anderer – hier essen wir, um den Körper neu zu bilden, und wählen Nahrungsmittel und Gewürze aus, um ihm Kraft und Gesundheit zu geben. Wir möchten im Ayurveda grundsätzlich immer durch das richtige Essen helfen, mit den kleinen individuellen Schwachpunkten umzugehen, die jeder Mensch aufweist, sodass er nicht erkrankt. Aus ayurvedischer Sicht können wir durch eine heilsame Nahrung auch Krankheiten konkret behandeln. Damit ist »Medical Cooking« geradezu der Inbegriff der ayurvedischen Herangehensweise, in der wir stets zunächst versuchen, durch Ernährung und Lebensstil, Krankheiten fernzuhalten oder zu behandeln.

Dabei ist der Ayurveda sehr sinnlich. Die meisten pharmakologischen Wirkungen lassen sich durch Sinneswahrnehmungen erkennen. Dazu lernt man zunächst, seine Sinne zu schulen. Schmecken, Riechen und Spüren werden bewusster gelernt und die Wahrnehmungen besser eingeordnet. Schon der Prozess der sinnlichen und geistigen Auseinandersetzung mit der Ernährung ist schön, macht Freude und füllt nicht nur den Bauch.

Täglich vertiefe ich in meiner Praxis für Ayurvedamedizin, die ich seit mehr als 20 Jahren betreibe, die Beobachtung, dass die ayurvedische Ernährung eine sehr große Wirkung hat. Nichts ist überzeugender, als erkennen zu können, wie sich die Gesundheit und das allgemeine Wohlbefinden mit einfachen Impulsen von der Ernährung stark zum Positiven verändern. Dass Menschen, die zum Beispiel zu Erkältungen, Allergien, Verdauungs- oder Schlafstörungen neigten, damit ohne Medikamente oder Nahrungsergänzungsstoffe zu einem stabilen Immunsystem, einer guten Verdauung und einem tiefen Schlaf kommen.

Ich wünsche Ihnen viel Freude an diesem Buch und eine gute Gesundheit!

Ludwigsburg, im Juni 2024

Dr. med. Hedwig Gupta

Mein perfekter Tag

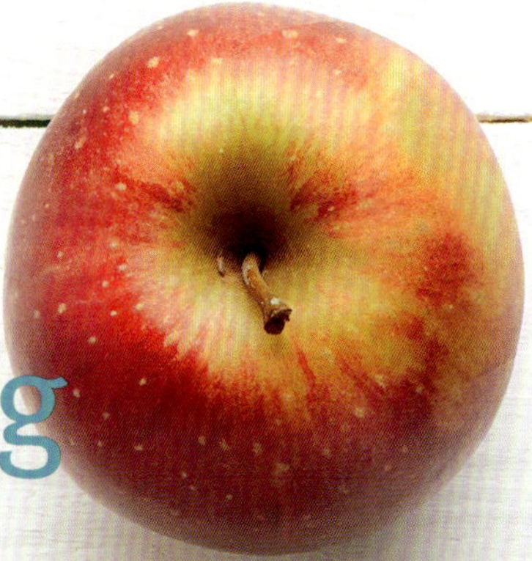

Frühstück

Apfelporridge

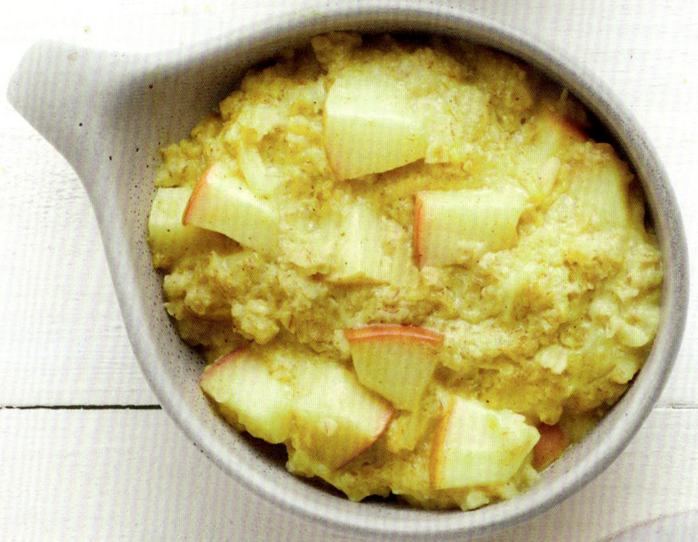

Für 2 Personen
10 Min.

2 TL Ghi • ¼ TL Gewürze wie Kardamom, Zimt, Ingwerpulver, Kurkuma, Pfeffer • 1 TL gestiftete weiße Mandeln • 1 süßer, vollreifer Apfel • 4 EL Haferflocken • 400–600 ml Mandelmilch

- Ghi bei milder Hitze erwärmen und Gewürze leicht anrösten. Mandelstifte zugeben und ein wenig anbraten. Apfel waschen, entkernen und in mundgerechte Stücke schneiden. Im Gewürz-Ghi mit anbraten.

- Haferflocken hinzugeben und gut umrühren, dann Mandelmilch auffüllen. Unter Umrühren den Porridge kochen, bis die Haferflocken weich sind.

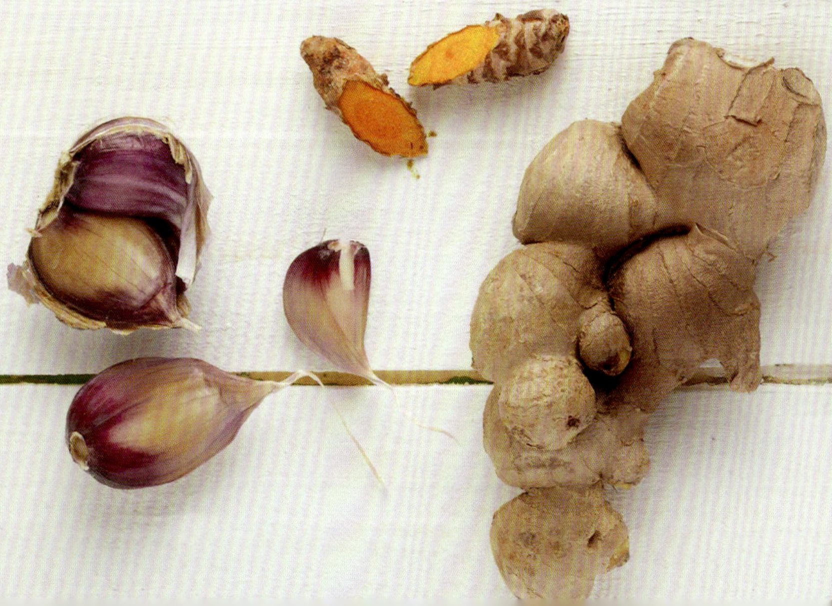

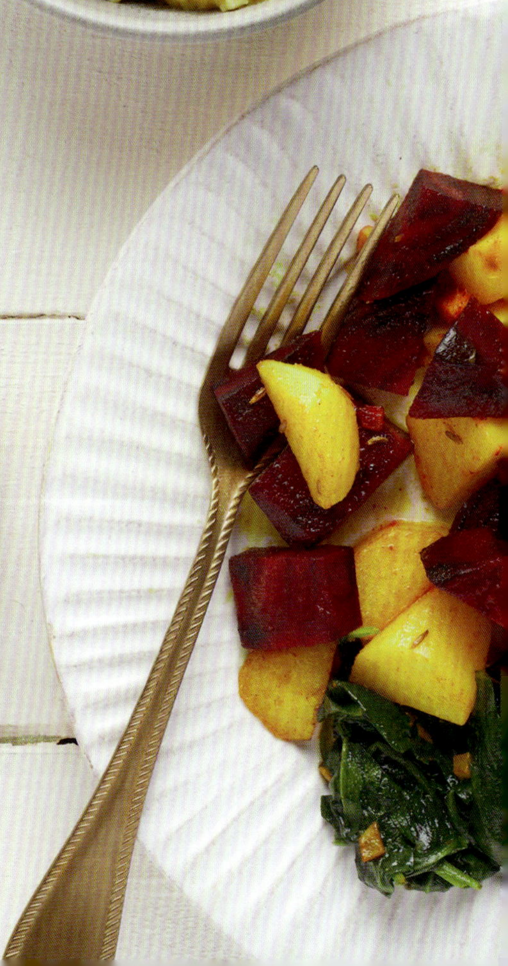

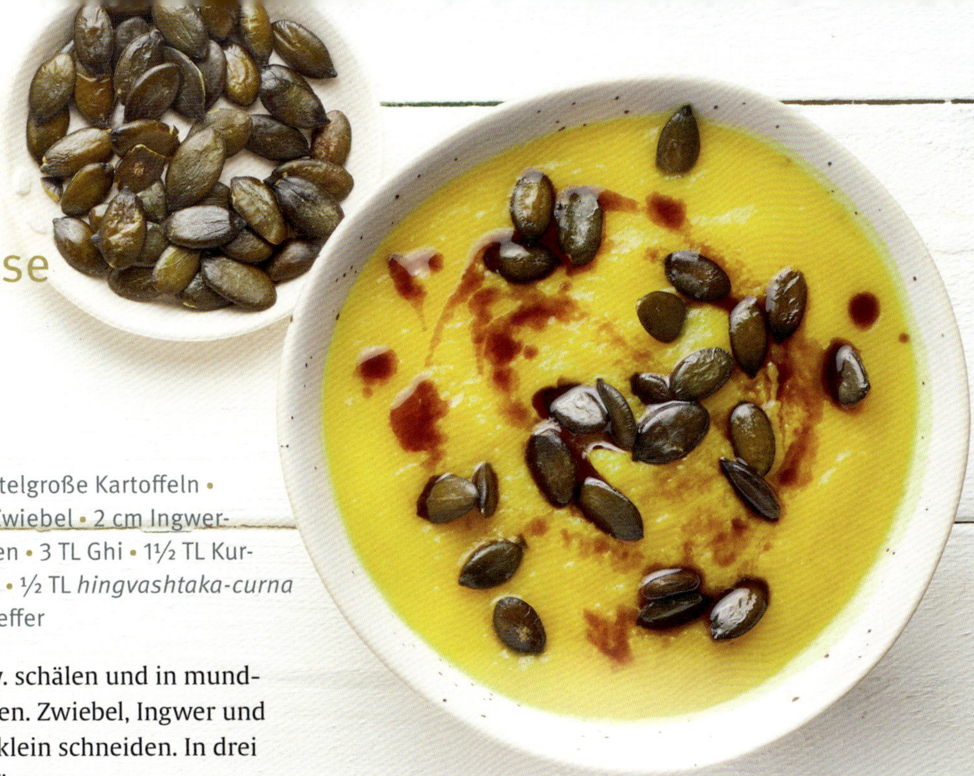

Mittagessen

Wurzelgemüse mit Spinat

Für 2 Personen
25 Min.

2 kleine Rote Bete • 2 mittelgroße Kartoffeln • 200 g frischer Spinat • 1 Zwiebel • 2 cm Ingwerwurzel • 2 Knoblauchzehen • 3 TL Ghi • 1½ TL Kurkuma • 1 TL Kreuzkümmel • ½ TL *hingvashtaka-curna* (Seite 99) • Steinsalz • Pfeffer

- Gemüse waschen bzw. schälen und in mundgerechte Stücke schneiden. Zwiebel, Ingwer und Knoblauch schälen und klein schneiden. In drei Pfannen je 1 TL Ghi erwärmen.

- In einer Pfanne Ingwer, 1 Knoblauchzehe und ½ TL Kurkuma im Ghi anrösten, dann die Rote Bete hinzufügen und sanft garen. In der zweiten Pfanne den Kreuzkümmel und ½ TL Kurkuma im Ghi anbraten und dann die Kartoffelstücke darin braten. In der dritten Pfanne 1 Knoblauchzehe, ½ TL Kurkuma und *hingvashtaka-curna* anrösten und den Spinat hinzufügen.

- Alle Gemüse mit Steinsalz und Pfeffer abschmecken und auf zwei Tellern dekorativ anrichten.

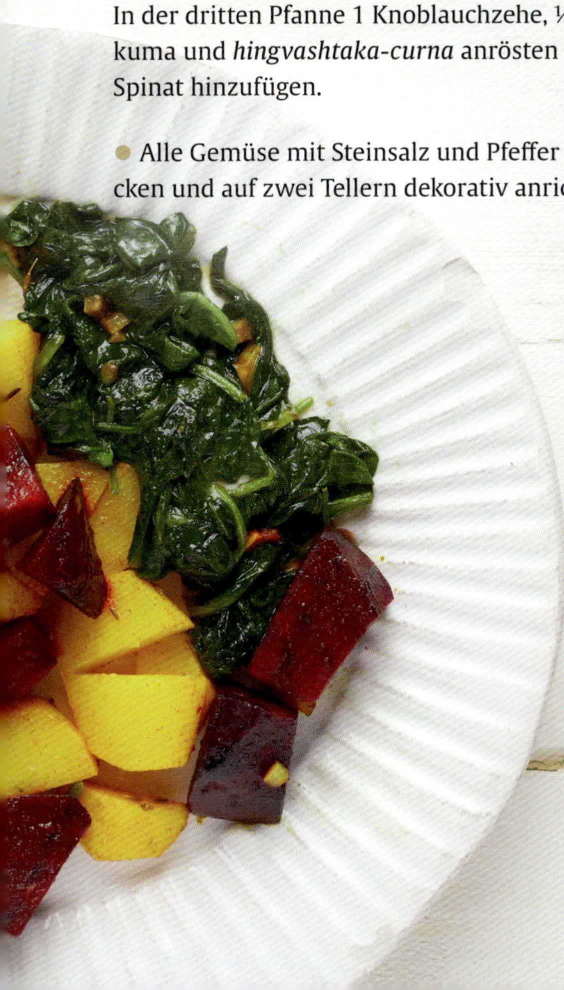

Abendessen

Sämige Kürbissuppe

Für 2 Personen
20 Min.

500 g Kürbis • 1 Zwiebel • 1 Knoblauchzehe • 2 cm Ingwer • 1 EL Ghi • ¼ TL Kreuzkümmel • ½ TL Kurkuma • etwas geriebener Muskat • etwas Ingwerpulver • ca. 250 ml Wasser oder Basis-Gemüsebrühe • ¼ TL Steinsalz • Pfeffer • 2 TL Kürbiskernöl • 1 TL Kürbiskerne

- Kürbis waschen und in grobe Stücke schneiden. Zwiebel, Knoblauch und Ingwer schälen und grob würfeln. Gewürze in Ghi anrösten, dann Ingwer, Knoblauch und Zwiebel hinzufügen. Nach ein paar Minuten den Kürbis und die Brühe hinzufügen.

- Nach ca. 10 Min. Kochzeit die Suppe pürieren, ggf. etwas Brühe hinzufügen. Kurz nachruhen lassen und mit Salz und Pfeffer abschmecken. Mit (angerösteten) Kürbiskernen und Kürbiskernöl garnieren.

Variante statt Kürbis können auch Karotten, Süßkartoffeln, Zucchini oder Rote Bete verwendet werden.

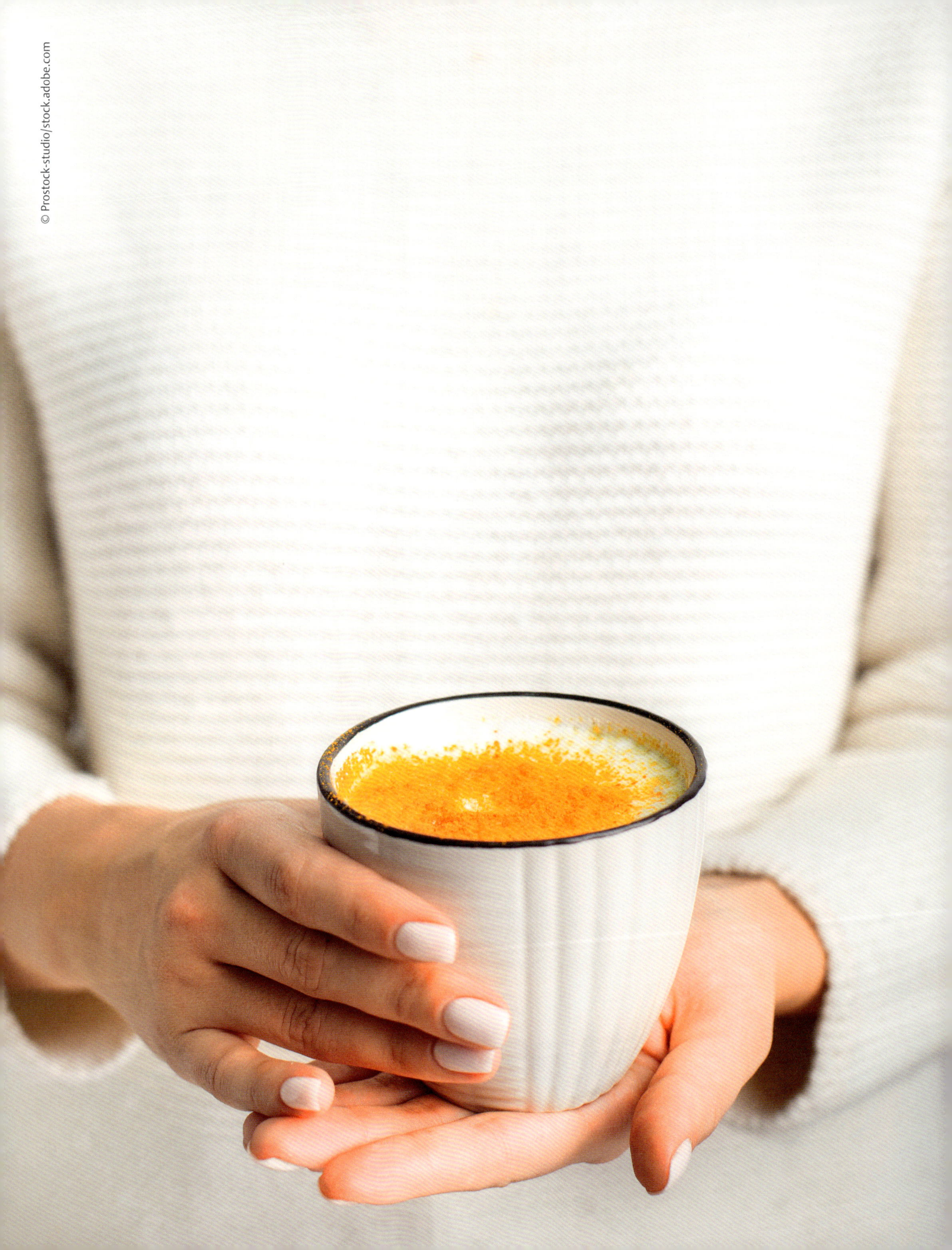

Ayurveda – die Grundlagen

Der Ayurveda ist das größte und bekannteste System der traditionellen indischen Medizin. Seine Wurzeln liegen in den altindischen Vedas, die vor mehreren Tausend Jahren nach langer mündlicher Tradition niedergeschrieben wurden.

Den Ayurveda kennenlernen

Ayurveda ist ein von der Weltgesundheitsorganisation (WHO) anerkanntes Medizinsystem, das in vielen Ländern Asiens heute gleichberechtigt neben der Schulmedizin praktiziert wird. In Deutschland erfreut sich der Ayurveda in den letzten dreißig Jahren zunehmender Bekanntheit und Beliebtheit.

Der Ayurveda basiert auf einer klassischen Literatur, die vor ca. 2000 Jahren geschrieben wurde. Seither sind die dort genannten Grundprinzipien unverändert. Um diese zu verstehen und dann praktisch im Kochen umzusetzen, lernen wir zunächst ein wenig über die Grundlagen des ayurvedischen Denkens, das sich – wie Sie auf den nächsten Seiten immer wieder feststellen werden – ganz grundsätzlich vom Denken der Schulmedizin unterscheidet. In diesem Buch finden Sie immer wieder Zitate aus den klassischen Schriften, damit Sie die Quelle der genannten Prinzipien erkennen können. Später setzen wir diese Grundlagen in den Rezepten um.

Die fünf Elemente

Aus vedischer Sicht sind die Welt und der Mensch untrennbar miteinander verbunden. Sie sind in kontinuierlichem Austausch, über die Atmung, die Ernährung und natürlich auch über die geistige Ebene. Die Welt und der Mensch spiegeln sich: Was in der Welt im Großen geschieht, ereignet sich auch im Kleinen im Individuum. Das gilt auch umgekehrt.

Die Basis der materiellen Welt sind fünf Elemente. Dies sind keine chemischen Elemente, sondern Wesensarten der materiellen Welt. Im Ayurveda werden sie *pancamahabhutas,* fünf große Wesensarten, genannt. (Die Originalbegriffe werden immer jeweils klein und kursiv geschrieben.) Die *pancamahabhutas* repräsentieren die fünf ewigen grundsätzlichen Wirkprinzipien, die sich in allem wiederfinden lassen.

Im Einzelnen sind dies:

- Erde (*prithivi*): Element der Masse, Substanz und Stabilität
- Wasser (*ap/jala*): Element der Kohäsion und Flüssigkeit
- Feuer (*tejas*): Element der umwandelnden Energie
- Luft (*vayu*): Element der Beweglichkeit
- Himmel (*akasha*): Element des freien Raumes

Aus Kombinationen dieser fünf Elemente entstehen alle Dinge: die Erde mit Bergen und Tälern, Gewässer, Pflanzen, Tiere und natürlich der Mensch. Die gesamte Evolution erfolgt durch immer neue, veränderte Kombinationen. Diese lösen sich wieder und die einfachen Elemente bleiben übrig.

Die Eigenschaften der Elemente: Jedes Element kann anhand seiner Eigenschaften wahrgenommen werden.

- Erde ist schwer, dicht, unbeweglich, hart und rau.
- Wasser ist ölig, flüssig, kompakt, kalt und glatt.
- Feuer ist heiß, scharf, trocken, klar und leicht.
- Luft ist subtil, leicht, kalt, rau und trocken.
- Himmel ist leicht, weich, sanft und subtil.

Analysiert man die Eigenschaften der Dinge auf dieser Welt, dann kann man aus ayurvedischer Sicht auch ohne ein Labor oder ein Messgerät deren Aufbau aus den fünf Elementen erfassen. So ist zum Beispiel eine Feder leicht und fein, dabei gleichzeitig hart und rau. Sie besteht damit vorwiegend aus den Elementen Luft und Erde.

Wir können die Elemente in unserem Essen direkt wahrnehmen

In der westlichen Wissenschaft kennen wir chemische Elemente. Davon gibt es erheblich mehr als fünf. Diese können wir nicht mit den Sinnen unterscheiden. Es braucht ein Labor mit differenzierten technischen Möglichkeiten, um die chemischen Inhaltsstoffe von Substanzen herauszufinden. Daher brauchen wir auch in der westlichen Ernährungsmedizin Laboratorien, die uns aufzeigen können, wie viel Kohlenhydrate, Eiweiße und Fette, am besten auch Vitamine, Mineralien und Ballaststoffe, in einem Lebensmittel sind. Essen wir ein Gericht aus verschiedenen Ausgangssubstanzen wie z. B. einen Kuchen oder einen Salat mit Sauce, dann können wir trotz der genauen Laborwerte im Einzelfall gar nicht sagen, was genau in unserer Mahlzeit enthalten ist.

Anders im Ayurveda. Dadurch dass wir statt der chemischen Elemente fünf grundsätzliche Wesensarten kennen, haben wir es mit einer übersichtlichen Anzahl an dieser Art Elementen zu tun. Deren Eigenschaften können wir in jedem zusammengesetzten Mahl durch unsere Wahrnehmung entdecken. Wir können also genau das, was wir konkret essen, im Hinblick auf die Verteilung der ayurvedischen Elemente verstehen. Da sich aus der Zusammensetzung der Speisen die Wirkung erklären und vorhersagen lässt, ist dies ein unschätzbarer Vorteil der ayurvedischen Herangehensweise. Wie das genauer funktioniert, erkläre ich bei der ayurvedischen Pharmakologie (Seite 21).

Die drei *doshas*

Nicht nur die große äußere Welt besteht aus den Elementen. Auch jeder Mensch ist aus Elementen aufgebaut. Und dies nicht ausschließlich auf grobstofflicher Ebene: Im Ayurveda geht man davon aus, dass es kybernetische Kräfte bzw. Energien gibt, die das Funktionieren des Individuums auf körperlicher, sinnlicher und geistiger Ebene regulieren. Diese werden »*doshas*« genannt. Auch wenn sie sehr fein sind, bestehen auch die *doshas* aus den fünf Elementen'.

Jeweils zwei der Elemente setzen sich zu einem *dosha* zusammen:

- *vata:* aus den Elementen Himmel und Luft
- *pitta:* aus den Elementen Feuer und Wasser
- *kapha*: aus den Elementen Wasser und Erde

Schon aus dem Wissen über die Zusammensetzung der *doshas* aus den Elementen können ihre Aufgaben und Charakteristika erfasst werden.

Aufgaben und Charakteristika der *doshas*:

- *vata* ist verantwortlich für Bewegung, Kontrolle, Impulse, Taktung. Er ist trocken, kalt, leicht, subtil, veränderlich, klar und rau.
- *pitta* ist zuständig für Wärme, Stoffwechsel und Färbung. Es ist leicht fettig, heiß, durchdringend, flüssig, sauer, beweglich und scharf.
- *kapha* sorgt für Körpermasse, Stabilität und Kühlung. Er ist schwer, kalt, sanft, fettig, süß, stabil und klebrig.

Die *doshas* befinden sich in einem dynamischen Gleichgewicht. Sie kontrollieren sich gegenseitig. Wenn ein *dosha* aus der Kontrolle entweicht und überstark aktiv ist, werden alle Vorgänge im Körper verändert. Dabei wird ein *dosha* durch das vermehrte Auftreten von ihm ähnlichen Eigenschaften im Umfeld des Individuums vermehrt. *vata* wird demnach mehr gebildet, wenn *vata*-artige Eigenschaften im Leben des Menschen verstärkt auftreten, zum Beispiel das Wetter kalt und trocken ist, die Arbeit zehrend und übermäßig anstrengend, der süße Schlaf, der uns erholt und aufbaut, vermindert ist und das Essen unregelmäßig, kalt und trocken. Ausgeglichen werden kann diese *vata*-Steigerung durch den Einsatz der gegensätzlichen Eigenschaften. Wärme, Feuchtigkeit, Stabilität und Verlässlichkeit vermindern den *dosha vata* wieder, sodass das Gleichgewicht wiederhergestellt wird.

Das Gleichgewicht der *doshas* ist aus ayurvedischer Sicht die Ursache für Gesundheit. In diesem Zustand erhalten sie den Körper. Ihre Dysbalance hingegen ist Ursache von Erkrankung. Dann können sie den Körper schädigen.

Die körperliche Konstitution

Das Gleichgewicht der *doshas* ist im Ayurveda jedoch kein Absolutum, sondern von Person zu Person verschieden. Wo es liegt, welcher *dosha* also bei der jeweiligen Person im gesunden Zustand stärker hervortritt, das bestimmt die Konstitution (*prakriti*) des Menschen. Eine Person mit viel *pitta* in der Konstitution hat im gesunden Zustand immer mehr Wärme, eventuell sogar Hitzigkeit, Elastizität und Farbigkeit als jemand mit einem anderen hervorstechenden *dosha* in der Konstitution. Ein Mensch mit *pitta*-dominanter Konstitution hat naturgemäß eine hervorragende Verdauung und viel Hunger, einen eher weicheren Stuhlgang, schwitzt viel, ist umsetzungsfreudig und verantwortungsbewusst. Er kann gut organisieren und hat klare Vorstellungen von dem, was er mag und was er nicht mag. Eine *vata*-dominante Persönlichkeit ist schnell und leicht. Sie versteht Dinge intuitiv, ist facettenreich und vielfältig, allerdings typischerweise nicht sehr konsequent. Der Körper ist fein gebildet, die Gewebe zart und trocken, der Schlaf leicht und die Sensitivität hoch. Einen Menschen mit *kapha*-dominanter Konstitution erkennt man an der Strukturstärke. Er hat einen kräftigen, stabilen Körperbau mit dichten Haaren und fester, glatter Haut. Er ist in gesundem Zustand liebevoll und großzügig, geduldig und kann lange durchhalten. Die meisten Menschen haben eine Mischkonstitution, in der nicht nur ein *dosha* im Vordergrund steht, sondern eher zwei. Je ausgeglichener die Verteilung der *doshas* in der Person ist, desto stabiler ist im Allgemeinen die Gesundheit.

Welche Konstitution haben Sie?

Möchten Sie Ihre Konstitution feststellen, dann sollten Sie sich und Ihre Eigenschaften genau analysieren.

Sie sollten dabei immer mindestens fünf Aspekte betrachten:

- Wie sieht Ihr Körper aus: z. B. Körperbau, Kopfform, Hautbeschaffenheit, Augen, Lippen, Zähne, Haare, Länge und Breite der Finger?
- Wie ist die körperliche Funktionsweise: z. B. Hunger, Verdauungsfähigkeit, Fähigkeit zum Verschieben von Mahlzeiten, Temperaturempfinden, Schweißneigung, Beweglichkeit, Fähigkeit zum Muskelaufbau oder Schlafmuster?
- Wie sind die geistigen Fähigkeiten: z. B. Merkfähigkeit, Auffassungsgabe, Nervosität, Reaktion auf unerwartete Begebenheiten und Geschwindigkeit der emotionalen Schwingungen?

Dabei versuchen Sie, jeden der genannten Unterpunkte auf die Eigenschaften von *vata, pitta* und *kapha* hin zu kategorisieren.

Die fünf Elemente im Ayurveda

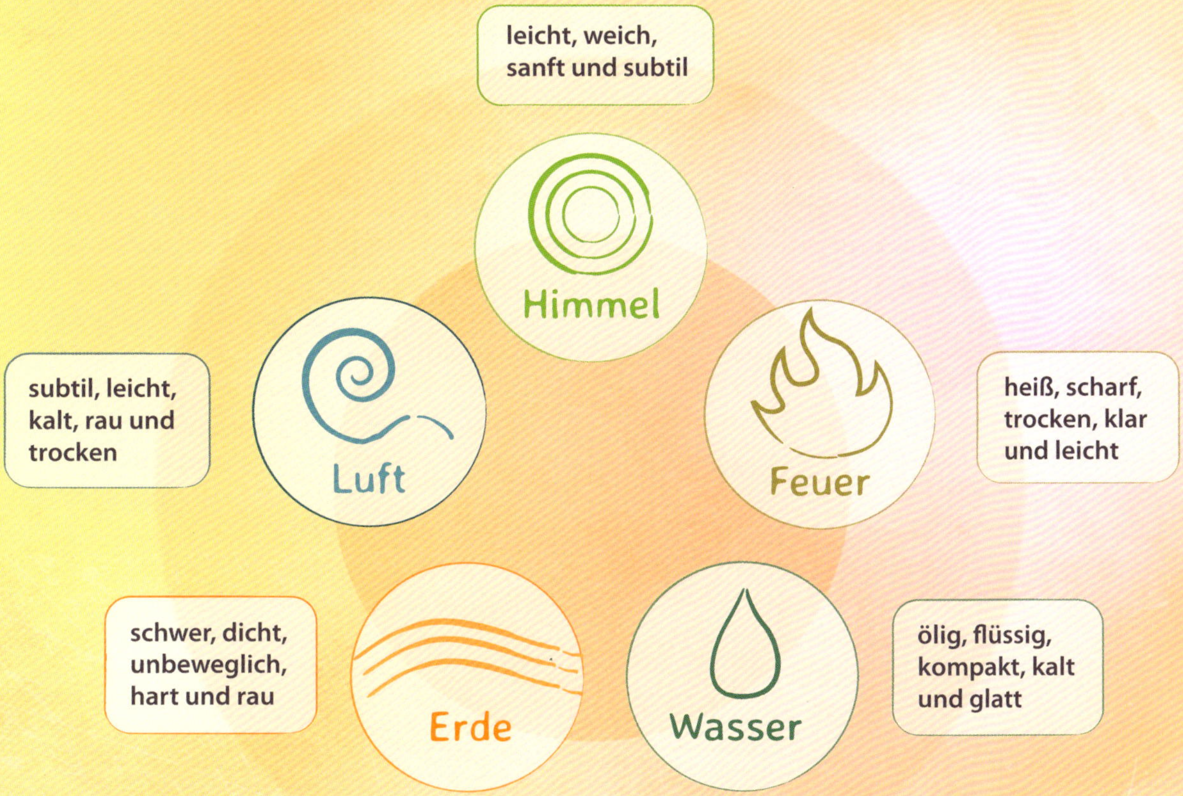
leicht, weich, sanft und subtil
Himmel
subtil, leicht, kalt, rau und trocken
Luft
Feuer
heiß, scharf, trocken, klar und leicht
schwer, dicht, unbeweglich, hart und rau
Erde
Wasser
ölig, flüssig, kompakt, kalt und glatt

Die drei *doshas*

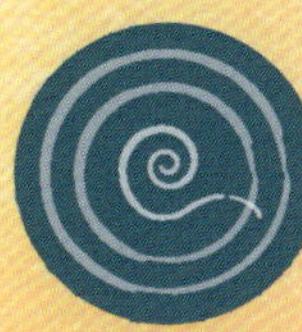

vata

setzt sich aus Himmel und Luft zusammen

Die Aufgaben von *vata:*
Bewegung, Kontrolle, Impulse, Taktung

Die Charakteristika von *vata:*
trocken, kalt, leicht, subtil, veränderlich, klar und rau

pitta

setzt sich aus Feuer und Wasser zusammen

Die Aufgaben von *pitta*:
Wärme, Stoffwechsel und Färbung

Die Charakteristika von *pitta*:
leicht fettig, heiß, durchdringend, flüssig, sauer, beweglich und scharf

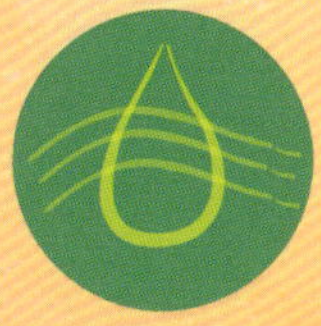

kapha

setzt sich aus Wasser und Erde zusammen

Die Aufgaben von *kapha*:
Körpermasse, Stabilität und Kühlung

Die Charakteristika von *kapha*:
schwer, kalt, sanft, fettig, süß, stabil und klebrig

kapha: Ist zum Beispiel Ihr Körperbau stabil, die Kopfform groß und eckig, die Hautbeschaffenheit fest, Augen, Lippen und Zähne fest und breit? Sind Ihr Hunger und Ihre Verdauungsfähigkeit langsam, können Sie Mahlzeiten gut verschieben? Ist Ihre Toleranz auf Temperaturen vor allem in der Hitze groß und die Schweißneigung sowie die Beweglichkeit sind eher gering? Können Sie sich Dinge sehr lang merken, sich aber nur schwer Neues einprägen? Ist Ihre Neigung zu Nervosität und emotionaler Schwingung eher gering ausgeprägt und die Reaktion auf unerwartete Begebenheiten eher verzögert, dann können Sie rückschließen, dass Sie *kapha*-dominant sind.

pitta: Sind Sie *pitta*-dominant, wird Ihr Körper eher athletisch und elastisch sein, die Kopfform eher oval, die Haut warm und leicht feucht, die Augen klar, die Lippen rot, die Haare in einem warmen natürlichen Ton und die Finger in einem harmonischen Länge-Breite-Verhältnis. Sie werden naturgemäß einen großen Hunger haben, bei Verzögerungen der Mahlzeiten eher ärgerlich werden, Hitze nicht gut aushalten können und leicht schwitzen oder zu einem roten Kopf neigen. Sie werden ein gutes, eher visuell geprägtes Gedächtnis haben, gerne Dinge strukturieren und organisieren und in Gesprächen oft den Nagel genau auf den Kopf treffen.

vata: Sind Sie dagegen eher zart gebaut, mit feinen Haaren, kleinen, aktiven Augen, einer dünnen Haut und dünnen Nägeln, haben Sie wechselnden Hunger, neigen zu Verstopfung und Blähungen, sind Sie eher dünnhäutig auch im übertragenen Sinne, dafür aber sehr schnell und facettenreich, intuitiv und begeisterungsfähig, haben Sie einen leichten Schlaf, eine schnelle Auffassungsgabe mit der Neigung, die Dinge auch schnell wieder zu vergessen oder sich leicht zu verzetteln, dann ist die Wahrscheinlichkeit hoch, dass Sie eine *vata*-Konstitution haben.

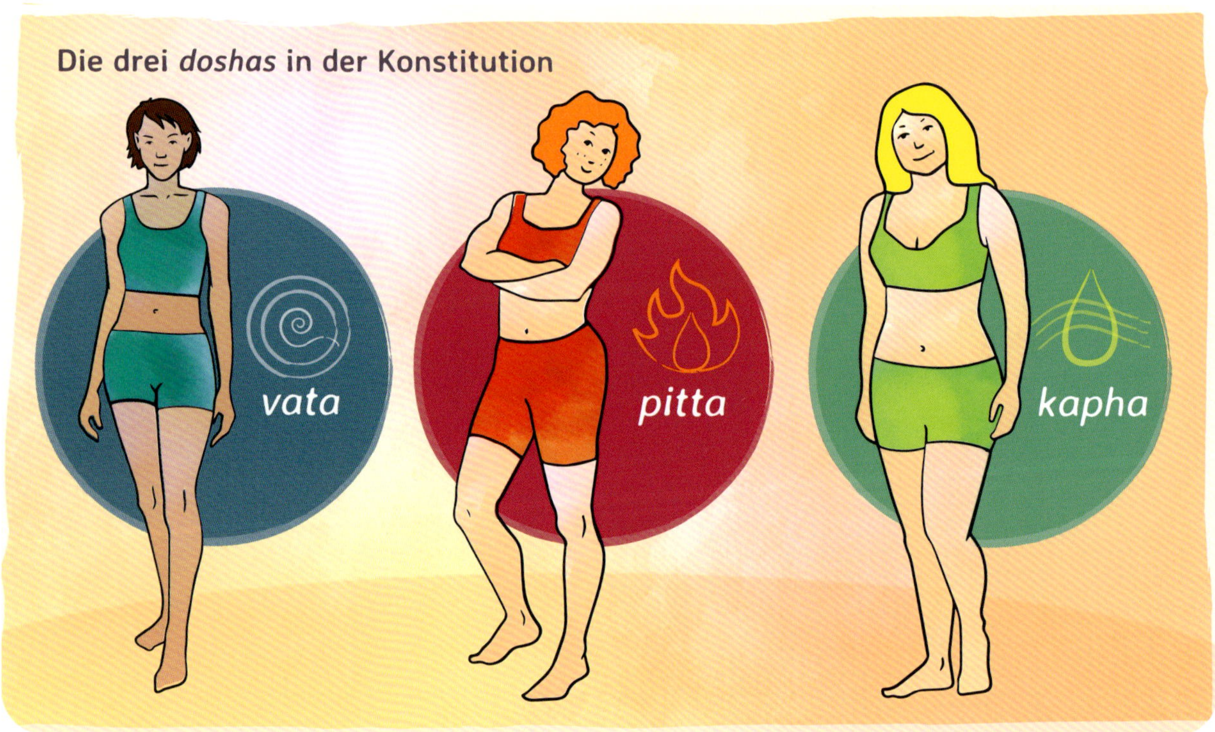

Achtung: Das klingt einfacher, als es ist. Man ist sich selbst und den eigenen Liebsten gegenüber meist etwas voreingenommen. Bei vielen Menschen dominiert nicht nur ein *dosha*, sondern zwei. Sie haben dann vermehrt Merkmale von zwei *doshas* wie *vata-pitta* oder *pitta-kapha*. Bedenken Sie auch, dass Sie sich möglichst zu einem Zeitpunkt des Wohlbefindens bzw. integriert über die Lebenszeit betrachten und nicht in einem Moment, in dem es Ihnen nicht gut geht.

Stoffwechsel und Verdauung

Nachdem Sie nun schon die Elemente und die *doshas* als wesentliche Konzepte des Ayurveda kennengelernt haben, möchte ich Ihnen einen weiteren, sehr wichtigen Bereich vorstellen. Nämlich den der Nahrungsaufnahme, des Stoffwechsels und der Verdauung, ohne den der Ayurveda nicht denkbar wäre. Anders als in der westlichen Medizin ist dieser Bereich im Ayurveda der Dreh- und Angelpunkt der Physiologie. Wenn die Verdauung nicht in regelmäßigen Bahnen verläuft, führt das zu Erkrankung, weil das die *doshas*, Gewebe und Biokanälchen aus ihrem Gleichgewicht bringt. Eine ayurvedische Diagnose ohne Beurteilung von *agni*, dem Verdauungsfeuer, ist daher unvollständig. Und eine ayurvedische Therapie sollte immer *agni* regulieren. Ohne diese Maßnahme sind alle anderen therapeutischen Bemühungen entweder nutzlos oder von kurzem Erfolg. Daher ist die Ernährung auch ein so wichtiges Thema im Ayurveda.

> » *Vom Verdauungsfeuer hängt die Kraft, die Gesundheit, die Lebensspanne und prana (die vitale Energie) ab. Das Verdauungsfeuer brennt mit Brennstoff aus Nahrung und Getränken, sonst wird es gestört.* «
>
> *Caraka Samhita, Sutrasthana, Kap. 7: 342*

Der Ayurveda teilt die Verdauungsfeuer in verschiedene Ebenen ein: Das Hauptverdauungsfeuer sitzt im Magen-Darm-System und verdaut die aufgenommene Nahrung. Diese wird durch die Elementefeuer weiter in ihre elementaren Bestandteile zerkleinert. Die Gewebefeuer sorgen dann für den Stoffwechsel im Körper. Sehen wir uns das noch einmal der Reihe nach an: Die Verdauung teilt sich in zwei Hauptphasen, die grobe Verdauung im Verdauungstrakt und die feine Verdauung in der Peripherie.

Die grobe Verdauung findet im Magen-Darm-Trakt statt. Sie wird vom Hauptverdauungsfeuer umgesetzt. Die grobe Verdauung beginnt mit dem süßen Stadium, in dem die Nahrung geschmeckt und eingespeichelt wird. Damit fängt die Verdauung schon im Mund an und setzt sich im Magen fort. Dieses Stadium wird vom *dosha kapha* geleitet. Dann folgt die saure Phase der Verdauung, bei der im Magen, Zwölffinger- und Dünndarm die Nahrung zunehmend aufgespalten wird. Die Nahrungsessenz wird aufgenommen und verlässt den Dünndarm. *pitta* dominiert dieses Stadium. Im anschließenden scharfen Stadium der Verdauung werden im Dickdarm die feuchten Bestandteile rückresorbiert, der Stuhl eingedickt und dann ausgeschieden. Diese trocknende und kondensierende Wirkung wird vom *dosha vata* hervorgerufen. Für diese gesamte grobe Verdauung ist das umwandelnde Prinzip das Hauptverdauungsfeuer.

Die feine Verdauung findet im Körper jenseits des Magen-Darm-Trakts statt. Dabei kommen zunächst die Stoffwechselfeuer der Elemente zum Zuge, die die aufgenommene Nahrung weiter bis auf die elementare Ebene zerkleinern. Die so verfeinerte Nahrungsessenz wird als Nährsaft in das Plasma eingeleitet und gerät so in die Zirkulation durch den Körper. In den Geweben sorgen die Gewebefeuer dafür, dass die für den Gewebestoffwechsel notwendigen Nährstoffe aus dem Blut gezogen werden, die Gewebe umgebaut und die Gewebeabbauprodukte ausgeschieden werden.

Alle Verdauungsfeuer (*agnis*) werden von den *doshas* reguliert. Nur wenn die drei *doshas* harmonisch sind, sind die *agnis* ausgeglichen. Wird ein *dosha* übermäßig stark, dann führt das auch über die Veränderung der Verdauungsfeuer zu Erkrankungen. Daher betrachtet man im Ayurveda immer die *doshas* und die *agnis* gemeinsam.

Die sieben Grundgewebe

Aus ayurvedischer Sicht ist der Mensch das, was er isst. Dies erklärt sich daraus, dass durch den weiteren Prozess der Verarbeitung der Nahrungsmittel der Körper entsteht. Der Ayurveda beschreibt genau, wie schrittweise die einzelnen Gewebe (*dhatus*) aus der Nahrung hervorgehen. Die Nahrung wird wie gerade beschrieben aufgenommen und

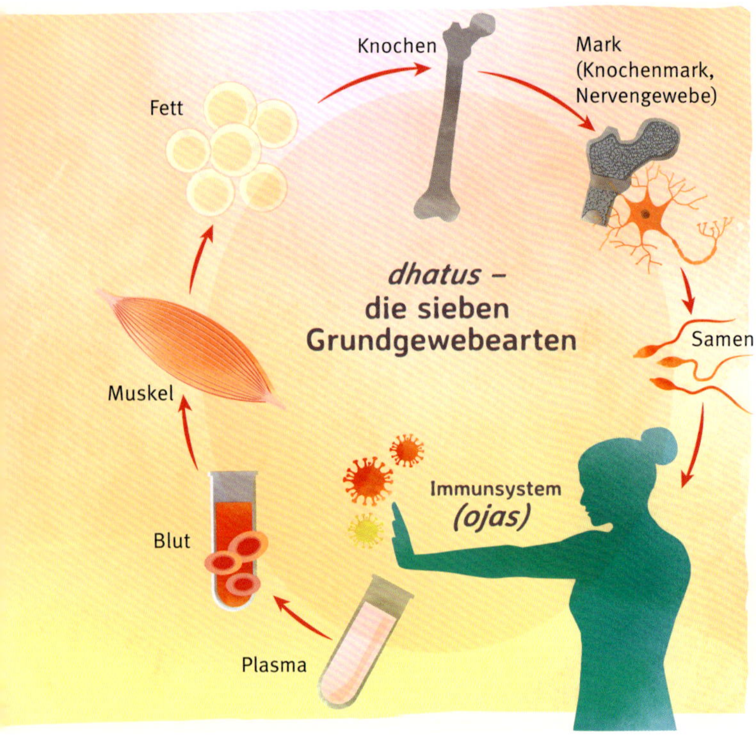

im Magen-Darm-Trakt zerkleinert. Dann wird die Nahrungsessenz in das Kreislaufsystem eingeleitet. Es bildet die Basis des ersten Gewebes:

- Plasma: Damit sind alle klaren Flüssigkeiten im Körper gemeint wie die Flüssigkeit zwischen den Zellen, die Lymphe oder das Blutplasma. Durch die Wirkung der Gewebefeuer entstehen nach der ayurvedischen Lehre dann in sukzessiver Reihenfolge die weiteren sechs Grundgewebe. Auch hier unterscheidet sich das ayurvedische Denken sehr von der naturwissenschaftlichen Medizin, in der die Gewebe, sind sie einmal entstanden, sich nicht ineinander umwandeln können.
- Aus Plasma entsteht durch die färbende Wirkung des Gewebefeuers Blut, die rote Flüssigkeit im Körper, die wir auch heute als Blut erkennen.
- Dieses wird im nächsten Stoffwechselschritt verdichtet zu Muskel, was alle Muskeln und die fleischartigen Organe wie die Leber oder die Milz umfasst.
- Dies wird dann entfärbt und so zu Fett, dem weichen Bindegewebe, das alle anderen Organe umgibt, gerade wie wir es heute auch beobachten.
- Im nächsten Stoffwechselschritt wird das Bindegewebe hart und so entsteht Knochen, das feste Bindegewebe. Dazu werden alle Knochen gezählt, aber auch Knorpel, Zähne und Nägel.
- Dies wird dann wieder im Inneren weicher. Es entsteht Mark. Damit meint man im Ayurveda sowohl das Knochenmark als auch das zentrale Nervensystem.
- Und im letzten Stoffwechselschritt wird die Essenz aller Gewebe gebildet: der Samen, der die Gesamtheit der Säfte darstellt, die für die Fortpflanzung und Schaffenskraft notwendig sind, also Samen, Eizellen, die Geschlechtshormone usw.

Man kann die ayurvedischen Begriffe meist nicht genau mit den hier bekannteren naturwissenschaftlichen übersetzen. Sprechen wir in der naturwissenschaftlichen Medizin z. B. von Plasma, meinen wir nur die mit Eiweißen und Mineralien angereicherte

Flüssigkeit im Blut und in den Zellen. Im Ayurveda beziehen wir den Begriff auf alle Flüssigkeiten, die im Körper klar aussehen. Und wir assoziieren diese mit einer Funktion. Das ayurvedische »Plasma« nährt zum Beispiel. Es wirkt aufbauend und erfrischend und ist die Basis nicht nur der körperlichen Entwicklung, sondern auch der psychomentalen Kraft. Eine solche Bedeutung der Gewebe für die geistig-emotionale Funktion kennt man in der westlichen Medizin ebenfalls nicht.

Für den richtigen Aufbau der Gewebe ist das regelrechte Funktionieren der *agnis*, der Stoffwechselfeuer, zentral – und die Einnahme der richtigen Bestandteile über die Nahrung. Da die gleichen Elemente die gleichen Eigenschaften haben, wird im Ayurveda davon ausgegangen, dass Gleiches das Gleiche stärkt. Die Eigenschaften von den Lebensmitteln sollten daher den Eigenschaften der zu bildenden Gewebe entsprechen. Beispielsweise besteht das Plasma von allen Geweben am meisten aus dem Element Wasser. Auch Tee, Saft oder Milch bestehen vor allem aus dem Element Wasser. Daher sollte man bei einem Mangel an Plasma, zum Beispiel durch zu trockenes Essen, übermäßiges Schwitzen oder längeres Dursten, das Wasserelement durch das Trinken von Tee, Saft oder Milch wieder in den Körper bringen, um eine Krankheit durch Mangel an Plasma zu verhindern oder zu behandeln.

Das Biokanalsystem

Der Körper besteht nicht nur aus einem Haufen von Zellen und Organen. In der westlichen Medizin kennt man auch funktionelle Systeme wie das Herz-Kreislauf-System, das den ganzen Körper durchzieht und ihn mit Sauerstoff und Nährstoffen versorgt. Ähnlich heißt es auch in den klassischen ayurvedischen Schriften, dass der gesamte Körper von Systemen von Kanälen (*srotamsi*) durchzogen wird. Über diese Kanäle ist Informations- und Stoffaustausch möglich. Durch sie ziehen *doshas*, »Plasma« und »Blut«. Sie sorgen für Ernährung und Funktion des Körpers. Für jedes Gewebe und jede Substanz gibt es ein eigenes Kanalsystem. Diese Kanälchen sind in unterschiedlichen Größen im gesamten Körper vorhanden: in jedem Gewebe und in jeder einzelnen Zelle. Sie sind nicht nur passive Öffnungen, sondern erlauben den selektiven Transport von Stoffen. Gewebe und Kanalsysteme hängen so funktionell eng zusammen. Anders als in der westlichen Auffassung von funktionellen Systemen wie dem Herz-Kreislauf-System oder dem Atemsystem können die Kanäle im Ayurveda auch verschiedenen Systemen zugeordnet werden. Die Kanäle des westlichen Herz-Kreislauf-Systems tragen Plasma, Blut, *prana* und Wasser. Daher gehören Sie aus ayurvedischer Sicht gleich zu mehreren Biokanalsystemen.

Das *ojas*

Als Essenz aller Gewebe wird das *ojas* gebildet. Dies ist eine sehr feine Flüssigkeit, die wie ein Immunsystem wirkt. Das *ojas* puffert die *doshas* ab, wenn diese im Übermaß vorhanden sind. *Doshas* im Ungleichgewicht führen zu Krankheit. Daher führt das Abpuffern von Verschiebungen im *dosha*-Gleichgewicht zum Erhalt der Gesundheit. Von der Menge und dem Funktionieren des *ojas* hängen dementsprechend Leben und Gesundheit ab. Hat ein Mensch viel *ojas*, kann er damit ein *dosha*-Ungleichgewicht ausgleichen und so verhindern, dass eine Krankheit entsteht. Viel *ojas* ist also wünschenswert. Wenn jemand nicht hinreichend funktionsfähiges *ojas* hat, werden ihn auch kleine Reize, wie beispielsweise ein Spaziergang in der Kälte mit dünner Bekleidung, schnell krank werden lassen. In der ayurvedischen Therapie von allen Krankheiten, bei Schwäche, wiederkehrenden Erkrankungen sowie nach einem Unfall oder einer Operation wird man daher immer das *ojas* stärken, damit eine Erkrankung in Zukunft abgewehrt werden kann.

Was ist Gesundheit?

Im Ayurveda ist Gesundheit (*svasthya*) nicht einfach die Abwesenheit von Krankheit. Als Gesundheit wird das harmonische Funktionieren verschiedener Aspekte des Individuums bezeichnet, die mit einem fröhlichen Geist und klaren Sinnen gekoppelt sind.

» *Derjenige, dessen Funktionen von doshas, Verdauungsfeuern, Geweben und Ausscheidungsprodukten im Gleichgewicht sind, und der in Selbst, Verstand und Sinnen fröhlich ist, der ist gesund.* «

Caraka Samhita, Sutrasthana, Kap. 15: 4

Dieses Ziel ist hochgesteckt, beinhaltet es doch nicht nur die körperliche Gesundheit in Struktur und Funktion, sondern auch sinnliche und damit soziale Aspekte, die emotional-geistige und auch die spirituelle Seite der Gesundheit. Hier finden wir im wahrsten Sinne des Wortes einen ganzheitlichen Ansatz. Vorbeugung und Gesunderhaltung sind aus ayurvedischer Sicht die beste Option für die Menschen. Bleiben wir gesund, können wir unbehindert unser Leben erfüllt leben und unseren Lebenswünschen folgen. Kommt es zu Krankheiten, kann es immer sein, dass diese uns auch in Zukunft wieder stören, Zeit und Lebensqualität kosten. Daher gilt die erste Aufmerksamkeit des Ayurveda der Schulung der Individuen zur Gesunderhaltung. All die Dinge, die wir jeden Tag tun, sind dafür sehr wichtig. Durch die Wiederholung bekommen auch kleine Gewohnheiten eine große Bedeutung für das harmonische Gleichgewicht. Das zeigt sich auch bei der Beschreibung der Säulen der Gesundheit.

Die drei Säulen der Gesundheit: Drei Säulen, auf denen die Kraft der Gesundheit ruht, werden im Ayurveda genannt. Sie umfassen die zwei zentralen Gebiete des Lebens, nämlich die Ernährung und das Verhalten. Letzteres wird bei den drei Säulen in zwei Aspekte getrennt, in das Verhalten am Tage, das im Einklang mit den göttlichen Prinzipien stehen sollte, und das Verhalten in der Nacht, das den erholsamen Schlaf fördert.

» *Die drei Säulen der Kraft sind Ernährung, Schlaf und das Verhalten nach dem göttlichen Prinzip. Wenn diese ordentlich beachtet werden und daher der Körper gut von diesen Säulen unterstützt wird, hält dieser gut, ausgerüstet mit Stärke, Ausstrahlung und Entwicklung bis die Lebensspanne vollendet ist, vorausgesetzt, derjenige hält von schädigenden Handlungen Abstand, die genau hier erklärt werden.* «

Caraka Samhita, Sutrasthana, Kap. 11: 35

Die Empfehlungen zum Verhalten am Tag wie in der Nacht finden Sie detailliert in meinem Buch »Gesundsein im Alltag« beschrieben. Die Grundprinzipien der ayurvedischen Empfehlungen zur Ernährung und zum Verhalten werden auch in den folgenden Kapiteln dieses Buches vorgestellt.

Die ayurvedische Pharmakologie verstehen

Bevor wir uns mit den Grundprinzipien der Ernährung auseinandersetzen, sollten wir verstehen, wie sich der Ayurveda die Wirkungen der Lebensmittel erklärt. Das ist eine Domäne der ayurvedischen Pharmakologie.

Die ayurvedische Pharmakologie wird *dravyaguna* genannt. Dieser Begriff setzt sich zusammen aus den Sanskrit-Wörtern *»dravya«* für »Substanz« und *»guna«* für »Eigenschaft«. Jeder Stoff wird im Ayurveda anhand von sechs Kriterien beschrieben. Ähnlich wie wir es schon bei den Elementen gesehen haben, von denen es im Ayurveda fünf gibt, die nichts mit den chemischen Elementen im westlichen Verständnis zu tun haben, verhält es sich auch mit den Substanzen im Ayurveda. Diese werden ebenfalls nicht gemäß ihrer chemischen Zusammensetzung beschrieben, wie es in der modernen, westlichen Wissenschaft üblich wäre, sondern nach wenigen, spezifischen Kriterien.

Die sechs Aspekte eines Stoffes sind Geschmack, Eigenschaft, Potenz, Geschmack nach der Verdauung, spezifische Wirkung und Wirkung. Diese sechs Aspekte genügen, um die Wirkungsweise jeglicher Substanz genau zu beschreiben. Zudem können diese Aspekte die Wirkungsweise in den meisten Fällen auch logisch erklären. Dabei können sie fast alle mit den Sinnen wahrgenommen werden. In der ayurvedischen Ernährung brauchen wir also keine Ernährungstabellen, die uns den Gehalt an Nährstoffen wie Eiweiß, Fett, Vitaminen oder auch die Kalorienmenge angeben, sondern nur unsere gut geeichten Sinne! Betrachten wir nun die sechs pharmakologischen Kriterien im Einzelnen.

Der Geschmack

Der Geschmack (*rasa*) ist das Erste, was wir von einem Nahrungsmittel wahrnehmen. Er ist insbesondere in der Ernährungsmedizin von zentraler Bedeutung. Bei uns werden die fünf Geschmacksrichtungen süß, sauer, salzig, bitter und umami unterschieden. Im Ayurveda wird der Geschmack ebenfalls in süß, sauer, salzig und bitter unterteilt, aber dazu gibt es noch die zwei Geschmacksrichtungen »scharf« und »zusammenziehend«. Gemäß ayurvedischer Sicht entstehen die Geschmacksrichtungen durch die Zusammensetzung der Substanzen aus den fünf Elementen Erde, Wasser, Feuer, Luft und Himmel. Wir können also schon am Geschmack die zentralen Bestandteile einer Substanz erkennen:

- Süß schmeckt ein Lebensmittel, das vor allem die Elemente Erde und Wasser enthält.
- Saurer Geschmack deutet auf die Elemente Erde und Feuer hin.

- Salzig schmeckt etwas, das vor allem Wasser und Feuer enthält.
- Ein scharfer Geschmack entsteht, wenn Luft und Feuer die zentralen Elemente sind.
- Bitter schmeckt etwas, das aus Luft und Himmel besteht.
- Der zusammenziehende Geschmack entsteht durch die Kombination von Luft und Erde.

Wir erinnern uns, dass auch die *doshas* aus diesen fünf Elementen aufgebaut sind: *kapha* aus Erde und Wasser, *pitta* aus Feuer und etwas Wasser und *vata* aus Luft und Himmel.

Gleiches vermehrt Gleiches

Im Ayurveda geht man davon aus, dass Gleiches Gleiches vermehrt und Gegensätzliches sich vermindert. Daher führen Geschmacksrichtungen, die aus den gleichen Elementen aufgebaut sind wie ein *dosha*, zu dessen Zunahme, diejenigen aber, die aus anderen Elementen entstehen, zu einer Abnahme und damit zur Beruhigung eines *doshas*. Essen wir beispielsweise eine Sahneschnitte, ist diese süß. Einen süßen Geschmack haben Lebensmittel, die vor allem die Elemente Erde und Wasser enthalten. Der *dosha kapha* besteht ebenfalls aus den Elementen Erde und Wasser. Dieser *dosha* wird also beim Verzehr einer Sahneschnitte vermehrt, nach dem Prinzip, dass Gleiches durch Gleiches erhöht wird. Gleichzeitig vermehrt die Sahneschnitte mit ihrem süßen Geschmack besonders das Plasma, das Fett, das Mark und das progenetische Gewebe, weil auch diese Grundgewebe vor allem aus den Elementen Wasser und Erde bestehen. Essen wir dagegen scharfen Ingwer, der aus den Elementen Feuer und Luft besteht, wirkt dieser gegensätzlich auf den *dosha kapha*. Er steigert wegen der Gleichartigkeit die *doshas pitta* und *vata*, die ihrerseits auch aus Feuer bzw. Luft bestehen.

Wie die Geschmacksrichtungen auf die *doshas* wirken

Geschmack	»Elemente«	Wirkung auf die *doshas*
süß	Erde und Wasser	*kapha* steigernd *pitta* vermindernd *vata* vermindernd
sauer	Erde und Feuer	*kapha* steigernd *pitta* steigernd *vata* vermindernd
salzig	Wasser und Feuer	*kapha* steigernd *pitta* steigernd *vata* vermindernd
scharf	Luft und Feuer	*kapha* vermindernd *pitta* steigernd *vata* steigernd
bitter	Luft und Himmel	*kapha* vermindernd *pitta* vermindernd *vata* steigernd
zusammenziehend	Luft und Erde	*kapha* vermindernd *pitta* vermindernd *vata* steigernd

Ayurvedische Schätze

Ghi

Ghi gilt im Ayurveda als das beste Fett. Es wird empfohlen, täglich mit etwas Ghi zu kochen als allgemeines Tonikum und Rejuvenativum. Es wirkt als Hirntonikum und Aphrodisiakum und gilt als eines der besten Entgiftungsmittel. Ghi gehört zu den Lebensmitteln, die mit dem Altern besser werden. Will man das Ghi therapeutisch nutzen, verwendet man besser ein Ghi, dass schon mindestens ein Jahr alt ist. Frisches Ghi ist gut für die Augen, appetitanregend, geschmackvoll, Gewebe aufbauend und fördert insbesondere das »Samen«-Gewebe (Ghi-Rezept, Seite 98). Ein Jahr altes Ghi lindert alle drei *doshas* und ist nützlich beispielsweise bei Epilepsie, Schwindel und Hauterkrankungen.

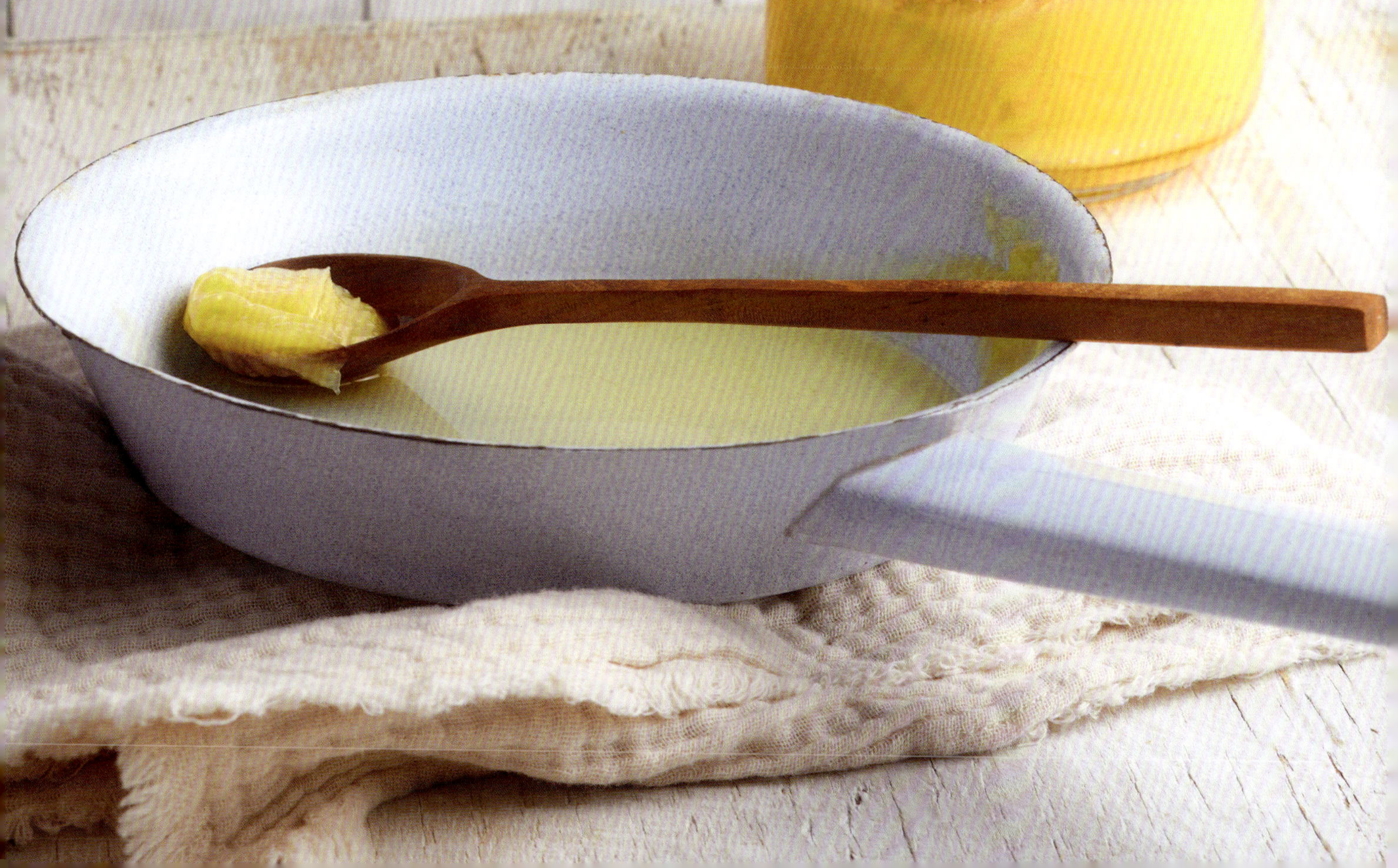

Schulung der Sinne

Teil 1: Trainieren Sie Ihren Geschmackssinn
Schmecken kann jeder, denken wir. Tatsächlich muss das bewusste Schmecken und Analysieren von Geschmacksrichtungen jedoch richtig gelernt werden. Es ist Übungssache. Mit dem Üben beginnen wir am besten mit einfachen Substanzen, die nur eine Geschmacksrichtung haben. Wir nehmen etwas Zucker in den Mund und schmecken diesen bewusst. Er ist nur süß. Andere Lebensmittel, die als rein süß beschrieben sind, sind beispielsweise Milch, Weizen oder Feigen. Eine Zitrone dagegen schmeckt einfach nur sauer. Meersalz ist nur salzig. Schwarzen Pfeffer können Sie als Vertreter der scharfen Substanzen probieren. Kurkuma oder Bittergurken schmecken bitter und eine Schlehe zusammenziehend. Probieren Sie langsam und wie bei einer Degustation je einen Vertreter der Geschmacksrichtungen bewusst. Versuchen Sie, zu beschreiben, wie sich das im Mund und im Körper anfühlt und auswirkt.
Als Nächstes schmecken wir andere Lebensmittel bewusst und möglichst in Reinform. Dabei versuchen wir, den Hauptgeschmack zu entdecken. Manchmal hat eine Substanz nicht nur einen Geschmack, sondern mehrere. Bis hin zu fünf Geschmacksrichtungen, wie sie z. B. beim Knoblauch beschrieben sind. Der ist zuerst scharf und dann süß, salzig, bitter und zusammenziehend. Nur sauer ist er nicht.

Schon das Wissen um die Wirkung des Geschmacks kann man in der Ernährung bewusst einsetzen, indem man zum Beispiel mit scharfen oder bitteren Substanzen bei schleimreichen Erkrankungen *kapha* vermindert. Oder mit süßen Substanzen *kapha* fördert und damit den Körper aufbaut. Auch andere Wirkungen durch die Geschmacksrichtungen werden im Ayurveda beschrieben. Diese lassen sich bei allen Lebensmitteln und Gewürzen beobachten, die in der jeweiligen Geschmacksrichtung dominant sind.

Zum Beispiel führen süße Lebensmittel zu Sättigung und Freude, sie fördern Stärke und Heilung und bauen Gewebe auf. Saure Lebensmittel dagegen führen zu Speichelbildung und Geschmacksverstärkung. Sie fördern Körpermasse, führen leicht ab und können zu Entzündungen reizen. Salzig schmeckende Lebensmittel führen zu Schleimbildung und Weichheit, fördern die Verdauung und können Haut und Haare reizen. Scharfe Lebensmittel führen zu Erregung. Sie stimulieren die Verdauung und die Nasensekretion und können zu Überhitzung führen. Lebensmittel mit primär bitterem Geschmack dagegen führen zu Trockenheit im Mund und Gänsehaut. Das vermindert Brennen, senkt Fieber und kann zu Substanz- und Kraftverlust führen, während Lebensmittel mit zusammenziehender Geschmacksrichtung Heilung fördern, Sekretion beenden und zu Erschöpfung führen können.

Wenn Sie Teil 1 der Geschmacksübung absolviert haben, folgt hier die »Auflösung des Rätsels« durch einen der großen ayurvedischen Lehrmeister. Sushruta beschreibt die Empfindungen durch die Geschmackswahrnehmungen folgendermaßen:

» *Das, was Sättigung, Freude, Zufriedenheit, vitale Kraft und Schleimigkeit im Mund hervorruft und kapha steigert, ist süß.*
Das, was ein Kribbeln in den Zähnen, Speichelbildung und Geschmack hervorruft, ist sauer,

Schleimsekretion und Weichheit ist salzig, das, was die Zungenspitze angreift, Erregung im Geist und Kopf sowie Nasensekretion verursacht, ist scharf, das, was einen saugenden Schmerz im Rachen, Rauheit im Mund, Wohlgeschmack in der Nahrung und Gänsehaut hervorruft, ist bitter, das, was den Mund austrocknet, die Zunge steif werden lässt und eine verknotende, ziehende und drückende Qual im Herz hervorruft, ist zusammenziehend. «

Caraka Samhita, Sutrasthana, Kap. 42: 9

Eigenschaft

Geschmacksrichtungen sind eigentlich auch Eigenschaften. Trotzdem werden neben dem Geschmack auch die Eigenschaft (*guna*) im engeren Sinne zu jeder Substanz beschrieben. Am wichtigsten für das Verständnis der Wirkung von Substanzen sind dabei zehn Gegensatzpaare von Adjektiven.

Die Gegensatzpaare sind:

- schwer und leicht
- kalt und heiß
- feucht und trocken
- dumpf und stechend
- statisch und beweglich
- weich und hart
- klar und schleimig
- glatt und rau
- feinstofflich und grobstofflich
- viskös und dünnflüssig

Alle diese Eigenschaften entstehen aus den fünf Elementen und haben – ebenso wie die Geschmacksrichtungen – ihre Wirkung auf die *doshas* und ihre allgemeinen Wirkungen. Wie immer wirken Eigenschaften, die denen der *doshas* oder der Gewebe entsprechen, auf diese verstärkend, während die gegensätzlichen Eigenschaften diese reduzieren. Auch diese Eigenschaften lassen sich »erschmecken«, wie in Teil 2 der Schulung der Sinne beschrieben wird. Versuchen Sie, wenn Sie essen, die Wirkungen im Mund, auf den Körper und auch auf den Geist mit Eigenschaftswörtern zu belegen. Das ist ein schönes Spiel, schärft dabei die Wahrnehmung und hilft Ihnen, immer exakter die Speisen, die Sie essen, in ihrer Wirkungsweise zu verstehen. So üben Sie sich darin, mit Lebensmitteln gezielt bestimmte Wirkungen zu fördern und andere zu vermindern.

Die Potenz

Die Potenz (*virya*) ist die Kraft, mit der eine Substanz ihre Wirkung entfaltet. Sie ist in Heilkräutern stärker dominant, während der Geschmack in der Ernährung eine größere Rolle spielt. Die Potenz kann unterschiedlich beschrieben werden. Am gängigsten ist die Einteilung nach Vagbhata, der unterscheidet, ob eine Substanz den Körper kühlt oder erhitzt. Unter Teil 3 der Schulung der Sinne finden Sie eine kleine Anleitung dazu. Auch die Potenz ist das Ergebnis der Zusammensetzung der Substanz aus den fünf Elementen. Und damit wirkt auch die Potenz auf die *doshas*. Lebensmittel, die kühlend sind, bestehen typischerweise aus den Elementen Erde und Wasser und führen daher zu einer Steigerung von *kapha* und *vata* und einer Beruhigung von *pitta*. Erwärmende Lebensmittel haben in sich das Element Feuer und steigern *pitta* und vermindern *kapha* und *vata*.

Der Geschmack nach der Verdauung

Der auf der Zunge wahrgenommene Geschmack wirkt gleich am Anfang der Aufnahme einer Substanz. Ist die Substanz im Körper und wird verdaut, dann hört die Wirkung des Geschmackes wieder auf. Durch den Stoffwechselvorgang entsteht aus dem ursprünglichen Geschmack eine neue Eigen-

Schulung der Sinne

Teil 2: Analysieren Sie die Eigenschaften eines Lebensmittels

Eigenschaften zu »schmecken« ist man nicht so sehr gewohnt. Aber es stellt sich meist als relativ einfach heraus, wenn man seine Aufmerksamkeit darauf ausrichtet.

Schwer sind die Dinge, die sich schon im Mund dicht und klebrig anfühlen und die einem nach dem Essen das Gefühl von Schwere vermitteln, zum Beispiel ein Stück Käse oder Fleisch. Auch Nahrungsmittel, die lange im Bauch liegen bleiben, bis sie vollständig verdaut sind, sind schwer.

Leicht ist das Gegenteil: Speisen, die sich im Mund dünn anfühlen und sofort verdaut sind, ohne dass man sich beschwert fühlt. So sind beispielsweisen klare Suppen oder geschäumte Milch leicht.

Heiß sind nicht nur thermisch heiße Speisen, sondern auch alles, was scharf ist und schweißtreibend. Diese Substanzen steigern den Hunger und die Verdauung, wie zum Beispiel Pfeffer oder Ingwer.

Kalt ist das Gegenteil davon: das, was einem ein Kältegefühl in den Körper trägt. Kalte Substanzen führen zu einem Schweregefühl, sie stoppen ein Brennen oder Schwitzen. Beispiele für kalt wirkende Lebensmitteln sind Gurke, Kokosnuss und Sahne.

Feucht sind nicht nur wasserhaltige Lebensmittel, sondern auch ölige. Alles, was den Durst stillt und Feuchtigkeit hervorruft und den Menschen stärkt, ist feucht. Wie zum Beispiel Milch, Öl oder Trauben.

Trocken sind offensichtlich alle Lebensmittel, denen das Wasser entzogen wurde, aber auch all jene, die uns durstig zurücklassen und die Gewebe austrocknen lassen. Getrocknetes Getreide wie in Müsli und Puffreis oder Chips sind typische Beispiele.

Dumpf sind Lebensmittel, die dicht und sanft sind. Sie wirken auch etwas schwer und lindernd, sind aber nicht trocken. Zum Beispiel Quark oder Bananen.

Stechend sind dagegen Substanzen, die sich ihren Weg durch die Kanalsysteme bahnen. Das kann zu Schwitzen führen und fühlt sich auch leicht und klar an. Ingwerwasser ist ein Beispiel.

Teil 3: Erspüren Sie die Potenz eines Lebensmittels

Die Potenz einer Speise zu erspüren, ist schon erheblich schwieriger, als den Geschmack und die Eigenschaften zu analysieren.

Kühlende Substanzen wirken befeuchtend, sie bauen Substanz auf und stärken und vermindern gleichzeitig Hunger, Blutung und Schwitzen. Beispiele sind Ghi oder Kokos.

Erhitzende Substanzen fördern die Verdauung, führen zu Schwitzen, Durst, Brennen und können eher die Substanz vermindern. Beispiele sind Pfeffer oder Schnaps.

schaft der Substanz, die man »Geschmack nach der Verdauung« (*vipaka*) nennt. In der modernen Medizin kennt man auch das Phänomen, dass manche Wirkungen sich erst nach der Verstoffwechselung einstellen. Dort nennt man dieses Phänomen den »First-Pass-Effekt«.

Die ayurvedischen Lehrbücher beschreiben, wie aus den sechs ursprünglichen Geschmacksrichtungen drei »Geschmacksrichtungen nach der Verdauung« werden. Auch hier besteht meist ein nachvollziehbarer Zusammenhang. In Ausnahmefällen kommt es aber vor, dass der Geschmack nach der Verdauung ganz anders als erwartet ist. Deshalb werden die Substanzen nicht nur durch den Geschmack charakterisiert, sondern auch durch die anderen Eigenschaften, die in ihrer Gesamtheit dann die Substanz genauer beschreiben. Auch der Geschmack nach der Verdauung wirkt direkt auf die *doshas*. Er wirkt länger als der Geschmack auf der Zunge und hält bis zur Ausscheidung der Substanz an.

Die spezifische Wirkung

Die bisher genannten Kriterien sind in den meisten Fällen völlig ausreichend, um die Wirkung einer Substanz zu beschreiben. Die spezifische Wirkung (*prabhava*) wird dann beschrieben, wenn nicht alle Wirkungen der Substanz sich auf Geschmack, Eigenschaft, Potenz und Geschmack nach der Verdauung zurückführen lassen. Die spezifische Wirkung ist daher das, was die Erfahrungsmedizin über Substanzen jenseits der Energetik weiß. Zum Beispiel, dass Mungbohnen die Augen stärken oder Ananas Harnsteine auflösen kann.

Die Wirkung

Die Antwort des Körpers auf die Einnahme von Substanzen wird Wirkung (*karma*) genannt. Lebensmittel, Kräuter und Medikamente steigern über ihren Geschmack, ihre Eigenschaften, ihre Potenz und den Geschmack nach der Verdauung die Eigenschaften von *doshas*, Geweben und Gewebeabbauprodukten im Körper, die ihnen gleichen, und wirken gleichzeitig den entgegengesetzten Eigenschaften entgegen.

Ist beispielsweise eine Substanz süß im Geschmack, dann ist sie vor allem aus Erde und Wasser zusammengesetzt. Im Körper fördert das *kapha-dosha* Gewebe wie das Plasma, Fleisch, Fett, Mark und Samen sowie Stuhl und Urinformation, weil alle diese auch aus Erde und Wasser zusammengesetzt sind. Der betroffene Mensch wird damit Gewebe aufbauen und mehr Kraft haben. Das ist das, was man »Wirkung« nennt. Das Gegenteil wird logischerweise dann geschehen, wenn man ein Medikament mit bitterem Geschmack einnimmt, der aus Himmel und Luft besteht. Diese Elemente bauen Gewebe ab und führen zu einer Zunahme von Leichtigkeit, aber zu einer Abnahme an Kraft.

Die Wirkung wird damit im Ayurveda zweifach beschrieben. Einerseits im Hinblick auf die Zu- oder Abnahme der *doshas* und andererseits auf die Funktionen des Körpers. Wie reagiert das Verdauungssystem? Wie das Herz-Kreislauf-System? Was geschieht im Harn- und Geschlechtssystem? Führt die Substanz zur Verminderung von Fieber, Husten, Gift oder Schwäche?

Wie der Geschmack nach der Verdauung auf die *doshas* wirkt

Geschmack nach der Verdauung	Geschmack	Wirkung auf die *doshas*
süß	süß oder salzig	*kapha* steigernd *pitta* vermindernd *vata* vermindernd
sauer	sauer	*kapha* steigernd *pitta* steigernd *vata* vermindernd
scharf	scharf oder bitter oder zusammenziehend	*kapha* vermindernd *pitta* steigernd *vata* steigernd

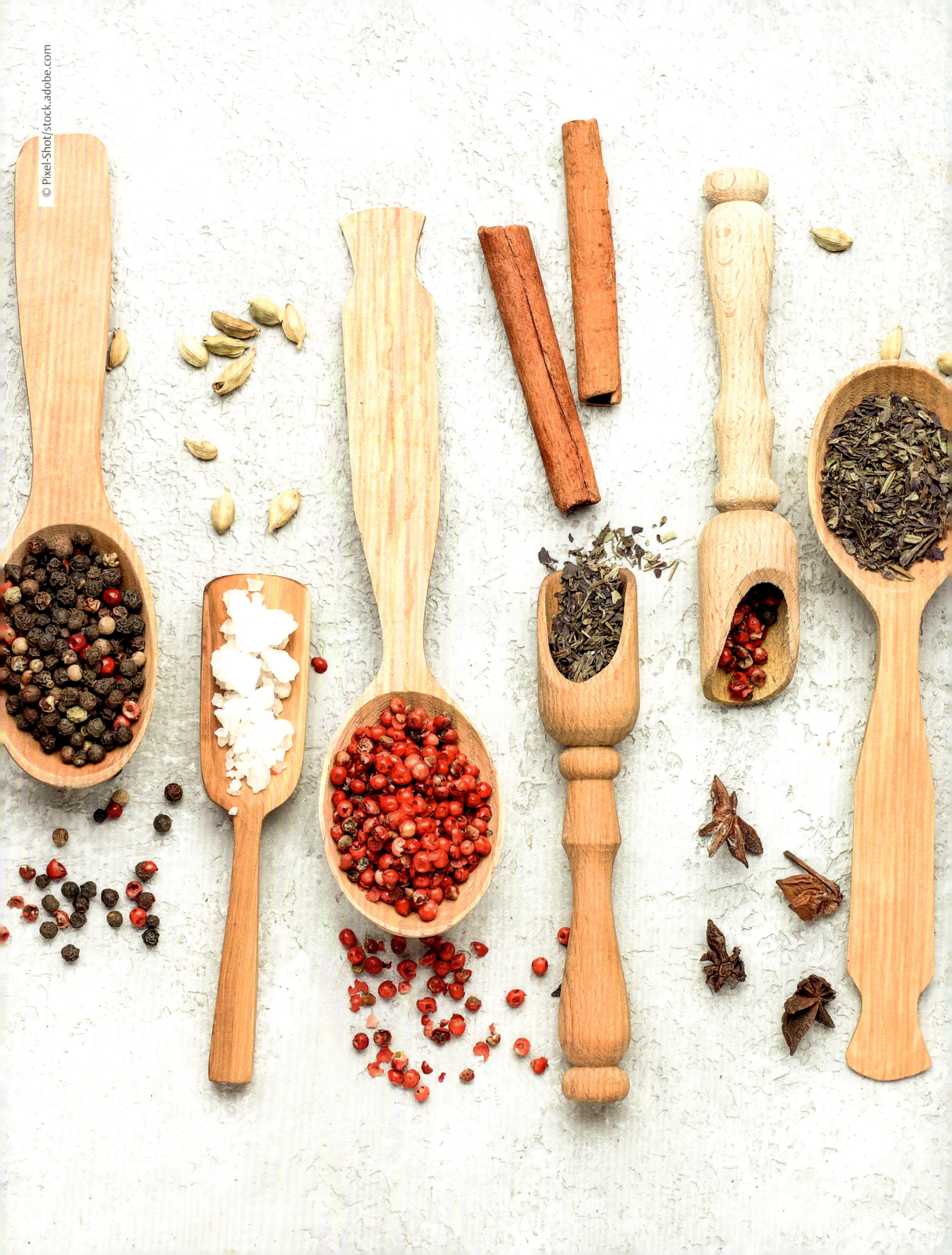

Ayurvedische Ernährung zum Gesundbleiben

Die Ernährungsmedizin ist eine tragende Säule im Ayurveda, da wir zu dem werden, was wir essen und trinken. Daher werden wir aus ayurvedischer Sicht durch gesundheitsfördernde Ernährung kräftig, voller Ausstrahlung und gesund.

Allgemeingültige ayurvedische Ernährungsregeln

Im Ayurveda weiß man schon lange, dass es nicht die eine Ernährungsform gibt, die für jeden Menschen richtig ist. Daher gibt es praktische Grundregeln, die es ermöglichen, die Ernährung an jedes Individuum optimal anzupassen.

Die Ernährung wird im Ayurveda auch »*mahaushadhi*« genannt, die »großartige Medizin«, weil durch eine falsche Ernährung schnell Erkrankungen entstehen und ganz ohne Nahrung der Tod eintritt. Auf der anderen Seite werden Menschen durch die gesundheitsfördernde Ernährung kräftig, voller Ausstrahlung und gesund. Die Ernährungsmedizin ist daher eine der zentralen Säulen des ayurvedischen Therapiebaums.

» *Derjenige, der gesundheitsförderliche Nahrung mit kontrolliertem Selbst zu sich nimmt, lebt gesund hundert Jahre geachtet von guten Menschen.* «

Caraka Samhita, Sutrasthana, Kap. 7: 348

Wie im Einführungskapitel dargestellt, ist im Ayurveda detailliert beschrieben, wie wir aus unserer Nahrung entstehen. Da die Nahrung konkret ein Teil von uns wird, ist ein bewusster und sinnvoller Umgang mit der Nahrung für unsere Gesundheit zentral. Das erstreckt sich auf die Auswahl der Nahrungsmittel über die Art der Zubereitung, die Kombination der Lebensmittel und die passende Würzung ebenso wie auf den richtigen Zeitpunkt der Nahrungsaufnahme. Auch sollten wir bei den Überlegungen zu einer gesunden Ernährung nie die Umwelt außer Acht lassen. Zerstören wir weiter unsere Umwelt, fällt das unabwendbar auf uns zurück: Wir vergiften am Ende uns selbst! Auch die besten Lebensmittel wirken nicht mehr gesundheitsförderlich, wenn sie nicht selbst auf gesundem Boden mit reinem Wasser, an frischer Luft und unter einer gesunden Sonneneinstrahlung wachsen können.

Es ist außerordentlich schwer, die individuell korrekte Ernährung zu beschreiben. Es gibt aus ayurvedischer Sicht nicht die eine Ernährungsform, die für jeden richtig ist. Verschiedene Menschen leben unterschiedlich, haben unterschiedliche Anforderungen an die Nahrung und unterschiedliche Möglichkeiten, sich zu nähren. Daher kann man nie eine Ernährung für alle ansetzen, sondern muss sich an Kriterien orientieren, um damit für jeden Einzelnen individuell die korrekten Empfehlungen geben zu können. Es helfen also nur Grundregeln und Richtlinien, um der Person zu helfen, die für sie richtige Ernährung zu finden. Der praktische Einstieg in die ayurvedische Ernährungslehre beginnt dementsprechend mit allgemeinen Regeln.

Diese beschreiben die Ernährung

- zur richtigen Zeit,
- mit den richtigen Dingen,
- in der richtigen Menge,
- in der richtigen Zubereitung,
- in der richtigen Kombination,
- in der richtigen Reihenfolge und
- in der richtigen Umgebung und mit der richtigen Einstellung.

Zur richtigen Zeit

Aus ayurvedischer Sicht ist der Zeitpunkt für die Nahrungsaufnahme von großer Wichtigkeit. Isst ein Mensch kurz nach einer Mahlzeit wieder, so ist das Verdauungssystem noch nicht in der Lage, die Mahlzeit zu verstoffwechseln. Die schon angedaute und die neu dazu gekommene Nahrung lassen sich in dem einen Magen nicht trennen, sodass ein Teil der Nahrung zu lange, ein anderer Teil des Speisebreis zu kurz im Magen verbleibt. Daher entstehen unvollständig verstoffwechselte Stoffwechselprodukte (*ama*). Sie haben reizende, klebrige und saure Eigenschaften und führen zu Entzündlichkeit und Schwere. Daher empfiehlt die ayurvedische Medizin, nach der Einnahme einer Mahlzeit wieder so lange zu warten, bis der Hunger den Abschluss der Verdauung anzeigt. Idealerweise sollte mit der nächsten Nahrungsaufnahme so lange gewartet werden, bis Stuhl und Urin ausgeschieden wurden und damit wieder Raum im System entsteht.

» *Die ideale Zeit für Nahrungsaufnahme ist nach der Elimination von Stuhl und Urin, wenn der Geist rein ist, wenn die doshas sich in ihren natürlichen Bahnen bewegen, wenn das Aufstoßen rein ist, wenn der Hunger deutlich vorhanden ist, wenn der Flatus leicht nach unten geht, wenn agni eifrig ist, wenn die Sinnesorgane rein sind, wenn der Körper leicht ist. Essen sollte eingenommen werden, wenn man die Regeln der Prozeduren der Einnahme der Nahrung beachtet. Dies ist die ideale Zeit.* «

Ashtanga Hridaya Sutrasthana Kap. 8: 54–55

Nach dem Essen sollte man sich wie ein König bequem setzen, danach hundert Schritte tun, dann sich auf die linke Seite legen und positive sinnliche Wahrnehmungen fördern. So wird die Nahrung ideal verdaut. Das Verhalten nach der Nahrungsaufnahme ist genauso wichtig wie das, was wir

Den Hunger erkennen

Manchmal sind Hunger und Appetit nicht leicht zu trennen. Auch Hunger und Magenreizung können ähnlich aussehen. Will man das trennen, braucht es aufmerksame Selbstbeobachtung. Sind Sie nicht sicher, ob Sie Hunger haben oder nicht, dann können Sie zunächst einen kleinen Schluck warmes Wasser trinken. Damit sollte der Hunger kurz vermindert werden. Passiert das nicht, war der sogenannte Hunger eher Appetit oder Lust auf Essen. Vergeht das Gefühl kurz, um dann mit doppelter Kraft zurückzukommen, ist ein »echter« Hunger sehr wahrscheinlich. Dann sollten Sie essen – und zwar am besten eine richtige Mahlzeit. Sind Sie danach satt und zufrieden, haben Sie den Hunger und die Sättigung gut wahrgenommen. Sie werden sich beim nächsten Mal leichter tun mit der Interpretation der Impulse aus dem Magen!

auf dem Teller haben. Rennen wir nach dem Essen gleich gehetzt los und bekommen »Unverdauliches« in Arbeitsmeetings vorgesetzt, dann kann die gesündeste Nahrung nicht gut verdaut werden. Für gesunde Erwachsene sind im Allgemeinen zwei Mahlzeiten am Tag ausreichend, eine morgens 9–12 Uhr, eine abends 17–19 Uhr. Erschöpfte, Kranke, alte Menschen und kleine Kinder sollten entsprechend dem schwächeren Verdauungssystem eher häufiger kleinere Mahlzeiten einnehmen.

Mit den richtigen Dingen

Im Ayurveda gibt es keine »guten« oder »schlechten« Lebensmittel. Auch keine »*vata*-«, »*pitta*-« oder »*kapha*-Lebensmittel«. Tabellen, die Sie möglicherweise in anderen Büchern gefunden haben, zeigen auf, welche Lebensmittel in ihren Eigenschaften den *doshas* mehr gleichen und damit diese *doshas* vermehren. Das heißt aber nicht, dass diese Lebensmittel von Menschen mit einer bestimmten Konstitution nicht gegessen werden dürfen. Ist jemand aber durch einen *dosha* belastet, sollten Lebensmittel, die diesem *dosha* gleichen, nur in geringer Menge und in Kombination mit Lebensmitteln, die andere Eigenschaften haben, eingesetzt werden, um dem Ungleichgewicht zu begegnen.

Als »richtige Lebensmittel« gelten demnach ganz allgemein die folgenden:

- Frische Lebensmittel sollen zur Essenszubereitung ausgewählt werden, denn bei diesen sind die Eigenschaften voll ausgeprägt.
- Gemüsen und Getreiden der Saison und der Gegend ist der Vorzug zu geben, denn diese haben die Eigenschaften ausgebildet, die notwendig sind, um diesem Klima zu widerstehen.
- Es sollte ein ausgeglichenes Maß an verschiedenen Getreiden, Gemüsen und Milch eingenommen werden. Diese Lebensmittel sind reich an verschiedenen Eigenschaften, die die Gewebe nähren. Solange sie nicht einseitig eingesetzt werden, sind die dem Körper damit zugeführten Eigenschaften so umfassend vorhanden, dass sie zu einem gesunden Körper führen.
- Man sei vielfältig bei Gewürzen, aber vorsichtig mit Salz. Gewürze modulieren die Wirkung der Nahrungsmittel und sorgen für eine bessere Verträglichkeit. Salz als vorherrschender Geschmack in der Ernährung sorgt für Verschleimung und reizt *kapha* und *pitta*. Daher ist eine einseitige Würzform mit Salz ungünstig für die Gesundheit. Steinsalz ist das am besten verträgliche Salz, weil es *pitta* nicht reizt.
- Von kontinuierlichem Verzehr von getrocknetem Fleisch und Gemüse, Fisch, Fleisch von Schwein und Kuh oder Quark wird abgeraten. Alle einseitige Ernährung belastet die Verdauung und vermehrt einseitig die *doshas*.
- Am Abend soll kein Naturquark gegessen werden, denn der führt zur Verstopfung der Biokanäle.

» *Man sollte regelmäßig Reis, Hülsenfrüchte, Steinsalz, Obst, Gerste, Regenwasser, Milch, Ghi und Honig essen.* «

Caraka Samhita, Sutrasthana, Kap. 5:12

Kennt man die ayurvedische Beschreibung der Zusammensetzung und Wirkung der Lebensmittel nicht, kann man trotzdem die für sich richtigen Nahrungsmittel aussuchen. Dank unserer Sinne sind wir in der Lage zu schmecken und zu spüren. Schmeckt eine Mahlzeit gut und fühlt man sich nach einer Speise satt, warm, gekräftigt, aber nicht beschwert, dann hat man eine natürliche positive Rückmeldung über die korrekte Auswahl der Lebensmittel erfahren. Wir nennen dies das »Wohlempfinden der Sinne«. Das gilt im Ayurveda immer als der Kompass für die individuell richtige Ernährung.

Ayurvedische Schätze

Reis

Reis ist im Allgemeinen süß, je nach Sorte mit zusammenziehendem Nachgeschmack. Seine Eigenschaften sind feucht und leicht. Er wirkt kühlend, durststillend und aufbauend. Reis beruhigt *pitta*, während er *vata* und *kapha* leicht steigert. Die am besten bekömmliche Reissorte ist der rote Shali-Reis, den man heute wieder vermehrt anbaut. Dieser beruhigt alle drei *doshas*, wirkt kräftigend und aphrodisierend, diuretisch und sorgt für geformten Stuhl. Aus ayurvedischer Sicht wird Reis bekömmlicher, wenn er nicht frisch eingesetzt wird, sondern mindestens 2 Monate und maximal 1 Jahr lang gelagert wird. Ungeschälter Reis ist schwerer verdaulich, er fördert die Stuhlmenge.

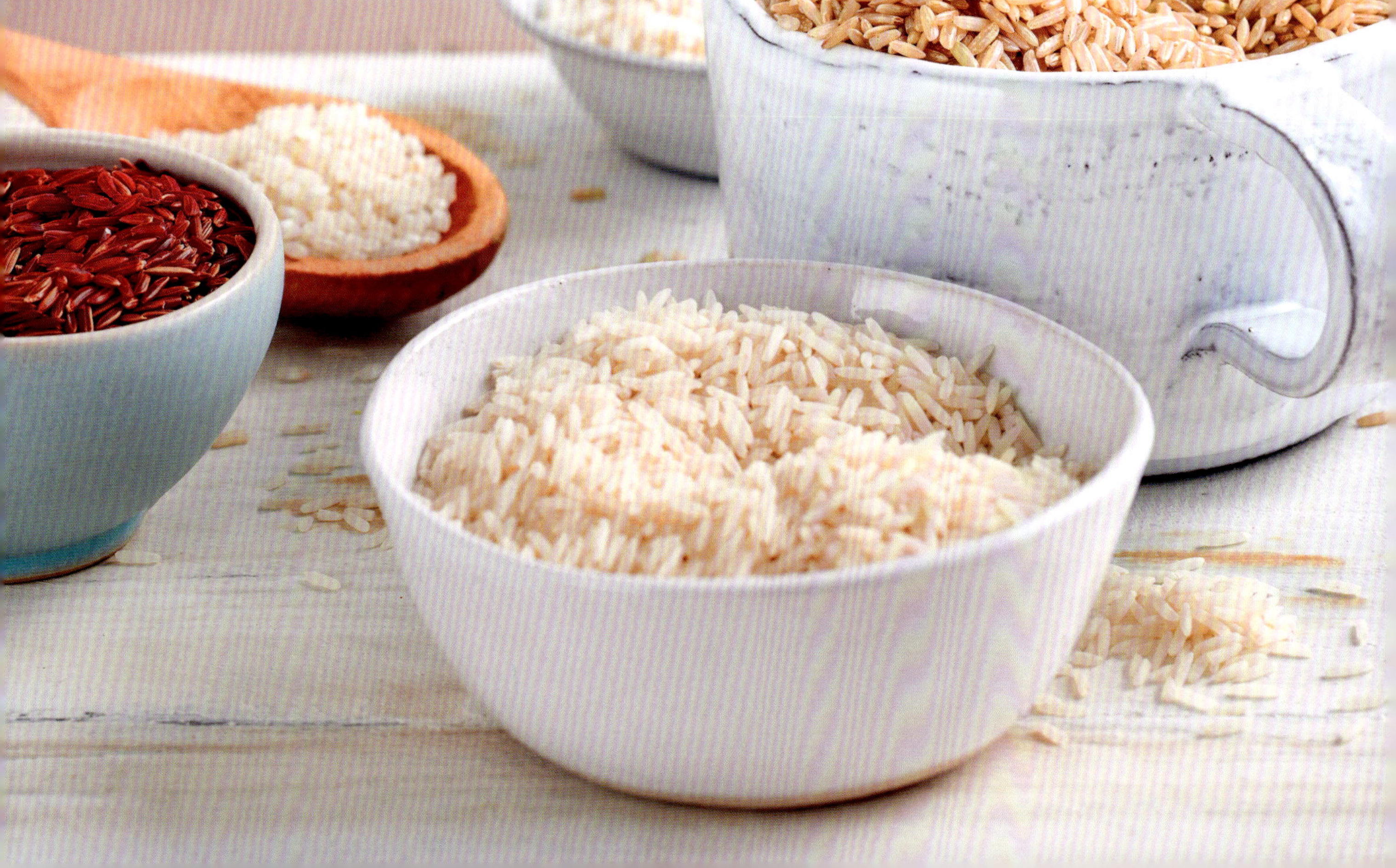

Die richtige Menge abschätzen

Die richtige Menge zu finden, ist auch eine Kunst. Man sollte sich nach den Mahlzeiten satt und zufrieden fühlen, nicht dick, müde und schwer. Man sollte nicht gleich wieder das Gefühl von Hunger bekommen. Wenn Sie so essen, dass Sie nach drei bis sechs Stunden wieder Hunger haben, ist es gut. Haben Sie den Eindruck, nie richtig satt werden zu können, dann war das Essen zu wenig. Oder zu leicht und zu trocken. Oder Sie versuchen, einen psychischen Hunger mit Nahrungsmitteln zu sättigen, der aber nur über die Befriedigung der psychischen Bedürfnisse wirklich zu stillen wäre. Experimentieren Sie bei jeder Mahlzeit achtsam, dann fällt es immer leichter, die Essensmenge so zu gestalten, dass es sich richtig und angenehm anfühlt.

In der richtigen Menge

Auch die beste Ernährung führt zu Krankheiten, wenn davon zu viel oder zu wenig gegessen wird. Wie auch Paracelsus lehrte, macht allein die Dosis das Gift! Die Frage des Maßes betrifft aus ayurvedischer Sicht zwei Aspekte, und zwar sowohl die Gesamtdosis als auch die Menge der einzelnen Bestandteile. Auch bei uns ist die Menge ein wichtiges Thema. Die meisten Menschen essen nicht nur insgesamt zu viel und zu häufig, sondern auch zu viel Weizen, zu viel Zucker, zu viel tierische Eiweiße, aber zu wenig Linsen etc. Oder sie neigen zum anderen Extrem und essen nur noch vegane Rohkost. Beides ist aus ayurvedischer Sicht nicht zu empfehlen. Die richtige Menge für sich zu finden, ist eine große Kunst. Im Ayurveda gelten keine Kalorienvorgaben. Es gilt zu spüren, was das eigene System leicht verdauen kann. Auch hier ist wieder die eigene Sinneswahrnehmung das Maß.

» *Essen, das in der richtigen Menge eingenommen wird, sorgt für Kraft, gute Hautfarbe und ein glückliches Leben der Person, ohne die Normalität zu stören.* «

Caraka Samhita Sutrasthana, Kap. 5: 8

Dabei kann die folgende Daumenregel ein Anhalt sein: Der halbe Magen sollte mit fester Nahrung gefüllt werden, ein Viertel mit Flüssigkeit. Ein Viertel sollte frei bleiben. So kann der Magen die Nahrungsmenge gut bewegen und damit dafür Sorge tragen, dass die aufgenommene Nahrung vollständig verstoffwechselt wird. Anders ausgedrückt sollte man nur so viel essen, wie man in vier bis sechs Stunden verdauen kann. Damit ist die richtige Menge individuell verschieden und auch intraindividuell immer abhängig vom Zustand des Hauptverdauungsfeuers.

In der richtigen Zubereitung

Zubereitungen verändern die Wirkung von Lebensmitteln. Wasser aus dem Hahn oder der Quelle direkt wirkt zum Beispiel kühlend und ist etwas schwer. Dies ist zwar aufbauend, aber kann auch schwer machen und zum Anschwellen von Geweben oder zu Durchfall führen. Dies kann man durch eine Zubereitung verändern. Kocht man beispielsweise das Wasser, vielleicht auch mit einem Gewürz wie Ingwer, verändert sich die Wirkung des Wassers: Es wird leichter aufgenommen, ist leichter verdaulich und kann sogar Durchfall stoppen. Wollen wir also Wasser leichter verdaulich machen, sollten wir es vor dem Trinken aufkochen.

In den klassischen Schriften werden die Veränderungen der Lebensmittelwirkungen durch die Zubereitung im Kapitel über die Lebensmittelherstellungen dargestellt. Man kann daraus ersehen, dass die Verarbeitung von rohen Lebensmitteln nicht nur zu einer geschmacklichen Veränderung führt, sondern das Aufspalten der Lebensmittel erleichtert.

» *Zubereitung bedeutet die Herstellung oder Verfeinerung der natürlichen Produkte, welches zu anderen Eigenschaften führt. Die Eigenschaften, die durch Kontakt zu Wasser und Feuer eingeführt werden, durch Reinigen, Reiben, Ort, Zeit, Ziehenlassen, Einweichen etc., auch durch lange Zeit, Werkzeuge etc.* «

Caraka Samhita Vimanasthana Kap. 1: 21, 2

Mahlzeiten sollten immer frisch zubereitet werden, damit die guten Eigenschaften der Nahrungsmittel beim Verzehr voll ausgeprägt sind. Ist die Herstellung der Speisen schon länger her, beginnt der Verwesungsprozess und damit tritt eine Verschlechterung des Wertes der Nahrung ein. Weiter empfiehlt man im Ayurveda, dass man im Sommer kühlenden, leichten Zubereitungen der Vorzug geben soll, im Winter wärmenden, schweren. Beispielsweise sind leichte Kokoscurrys und Gurkensuppen im Sommer gute Gerichte, im Winter kann man mit einer Lasagne oder einer Gänsekeule Kraft und Stärke geben. Diese Regel ist die Reaktion auf die Veränderung der Verdauungskraft durch Wetter und Klima. Genauer können Sie dies im Abschnitt über die richtige Ernährung zu den Jahreszeiten nachlesen (Seite 45). Auf die Zubereitungen und deren Wirkungen gehe ich weiter unten noch einmal ein, sowohl bei den individuellen Anpassungen als auch im Rezeptteil, in dem erklärt wird, wie sich welche Herstellungsform auswirkt.

In der richtigen Kombination

Kombination bedeutet die Verbindung von mindestens zwei Lebensmitteln (Substanzen). Sind diese miteinander verbunden, entstehen neue Eigenschaften.

» *Von Kombination spricht man, wenn zwei oder mehr Substanzen zusammenkommen. Dies führt zu Eigenschaften, die nicht in den einzelnen Substanzen zu sehen sind – so wie bei Honig und Ghi oder Honig, Fisch und Milch.* «

Caraka Samhita Vimanasthana Kap. 1: 21, 3

Auf diese Weise können unerwünschte Eigenschaften der Nahrungsmittel in Speisen reduziert werden. Beispielsweise wird Salat für austrocknend und schwer verdaulich gehalten. Wird ein rohes Blattgemüse mit einer Essig-Öl-Marinade mit Pfeffer, Salz und anderen Kräutern kombiniert, so wird durch das Öl die Rauigkeit gelindert und durch den Essig und die Gewürze die Verdaulichkeit erleichtert. Alle sechs Geschmacksrichtungen sollten in der Ernährung vertreten sein. Dadurch werden die drei *doshas* ausgeglichen. Alle Formen und Farben sollten auf dem Speiseplan stehen. So eine Kombination sorgt dafür, dass der Körper alle Eigenschaften zu sich nimmt und somit die *doshas* nicht einseitig gereizt werden.

Es gibt auch Kombinationen, die man vermeiden sollte. Fisch sollte beispielsweise nicht mit Milch gekocht werden. Kalte und heiße Lebensmittel sollen nicht gleichzeitig gegessen werden. Solche Kombinationen geben gegensätzliche Impulse. Sie werden daher »widersprüchlich« genannt. Widersprüchliche Ernährung reizt die *doshas*, schwächt den Körper, führt zu einem fehlerhaften und mangelnden Aufbau der Gewebe und wirkt auf die Biokanälchen blockierend. Eine Vielzahl von Erkrankungen wird aus ayurvedischer Sicht durch den Verzehr von widersprüchlicher Nahrung verursacht. Diese widersprüchlichen Nahrungsmittelkombinationen sollten in der täglichen Ernährung vermieden werden.

Klassische Beispiele für widersprüchliche Kombinationen sind:

- Fisch mit Milch
- alle sauren Lebensmittel mit Milch, z. B. Früchte und Säfte
- Fleisch mit Honig, Sesam, Rohrzucker, Milch, Uridlinsen, Rettich oder gekeimten Körnern
- Hülsenfrüchte, z. B. Bohnen, Linsen oder Erbsen, mit Milch

» *So wie man nicht Fisch und Milch zusammen nehmen sollte. Die Kombination von beiden ist süß im Geschmack, süß im Geschmack nach der Verdauung und blockiert die Kanäle stark, weil die kalte Milch und der heiße Fisch widersprüchlich hinsichtlich der Wirkpotenz sind. Durch die widersprechenden Potenzen verunreinigen sie das Blut und führen zu Blockierungen in den Kanälen.* «

Caraka Samhita Sutrasthana, Kap. 26: 82

Auch die Temperatur, mit der Nahrungsmittel zu sich genommen werden, kann zu einer widersprüchlichen Kombination führen, z. B. heißes Wasser nach Honig. Honig sollte nicht erhitzt werden, weil er sonst zu Hitzekrankheiten führen kann. Schon das Trinken von heißem Wasser nach dem Essen von Honig kann diese unerwünschte Wirkung hervorrufen. Für den Körper kann auch dann eine Lebensmittelkombination widersprüchlich sein, wenn die Mengen von Nahrungsmitteln mit verschiedenen Wirkungen gleich sind, sodass keine der beiden gegensätzlichen Wirkungen die resultierende Wirkrichtung bestimmen kann, z. B. die gleiche Menge von Honig und Ghi oder die gleiche Menge von Honig und Wasser.

Man sollte daher überprüfen, ob man widersprüchliche Kombinationen isst. Findet man solche, dann sollte man sie vom Speiseplan streichen. Es gibt typischerweise Alternativen, die nicht widersprüchlich sind. Essen Sie beispielsweise gern morgens ein Müsli mit Obst und Milch, ist das eine widersprüchliche Kombination. Nehmen Sie in diesem Falle statt der Milch einen veganen Milchersatz wie Hafer- oder Mandeldrinks, dann können Sie die Kombination gut genießen und sie schadet Ihnen nicht. Ähnliches gilt für eine Linsensuppe mit Milch. Auch diese können Sie mit veganer Milch oder Sahne herstellen und damit die Widersprüchlichkeit von Milch und Hülsenfrüchten vermeiden. Weitere Beispiele finden Sie im Rezeptteil.

In der richtigen Reihenfolge

Nicht nur die richtigen Lebensmittel helfen dem Menschen, sich gut zu stärken. Auch die Reihenfolge hilft, dass die Verdauungsfeuer (*agnis*) ihre Verdauungsarbeit sauber durchführen können.

» *Eine Portion für feste Nahrungsmittel, eine Portion für Flüssigkeiten und eine für vata, pitta und kapha.* «

Caraka Samhita Vimanasthana Kap. 2: 3

Konsistenz: Man empfiehlt harte Lebensmittel zuerst, weiche in der Mitte und flüssige am Ende. Dadurch wird dem Körper erst die Substanz gegeben, die den Speichel und die Verdauungssäfte stimuliert, und am Ende die Masse beweglicher und für *agni*, das Verdauungsfeuer, besser durchdringbar gemacht.

Geschmacksrichtung: Die Reihenfolge orientiert sich einerseits am Festigkeitsgrad der Speisen, andererseits auch an den Geschmacksrichtungen. Die Mahlzeit sollte süß anfangen, dann salzig und sauer sein und zum Abschluss bitter, scharf und zusammenziehend. Süß steigert *kapha*, den *dosha*, der für das erste Stadium der Verdauung zuständig ist, Salzig und Sauer stimulieren *pitta*, den *dosha*, der das

Ayurvedische Schätze

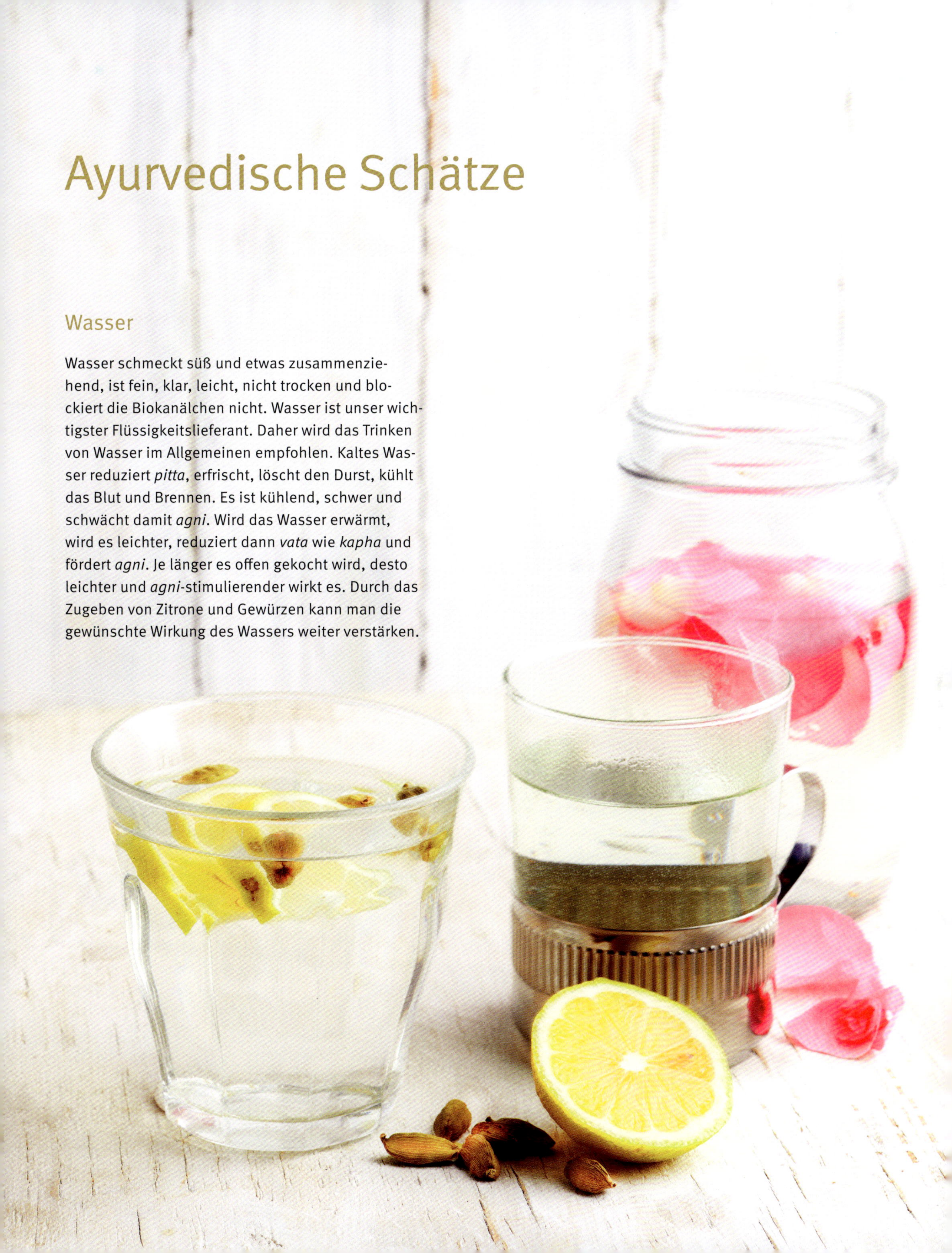

Wasser

Wasser schmeckt süß und etwas zusammenziehend, ist fein, klar, leicht, nicht trocken und blockiert die Biokanälchen nicht. Wasser ist unser wichtigster Flüssigkeitslieferant. Daher wird das Trinken von Wasser im Allgemeinen empfohlen. Kaltes Wasser reduziert *pitta*, erfrischt, löscht den Durst, kühlt das Blut und Brennen. Es ist kühlend, schwer und schwächt damit *agni*. Wird das Wasser erwärmt, wird es leichter, reduziert dann *vata* wie *kapha* und fördert *agni*. Je länger es offen gekocht wird, desto leichter und *agni*-stimulierender wirkt es. Durch das Zugeben von Zitrone und Gewürzen kann man die gewünschte Wirkung des Wassers weiter verstärken.

zentrale Verdauungsfeuer reguliert, und Bitter beendet durch seine Leichtheit den Verdauungsvorgang und fördert *vata*, den *dosha*, der die Stuhlformung und Ausscheidung bestimmt. Betrachten wir unsere Ernährungsgewohnheiten, dann bedeutet dies, dass wir am besten den süßen Nachtisch am Anfang der Mahlzeit zu uns nehmen, den bitteren Kaffee oder Kräutertee hingegen am Ende.

Nachgetränk: Ein weiterer wichtiger Aspekt der Reihenfolge ist das *anupana, was* »Nachtrinken« bedeutet. Es meint aber nicht nur das, was wir nach einer Mahlzeit oder einer Medikamenten-Einnahme trinken, sondern alle Flüssigkeitseinnahme in Beziehung zu festen Bestandteilen. Wenn keine Flüssigkeit getrunken wird, bleibt die Nahrung bewegungslos und unbefeuchtet. Dann führt sie zu Unwohlsein. Daher sollte aus ayurvedischer Sicht immer ein Nachgetränk eingenommen werden.

> » *Die Einnahme eines gesundheitsförderlichen Nachgetränks befriedigt die Person und verdaut die Nahrung einfach zur Förderung von Leben und Stärke.* «
>
> *Caraka Samhita Sutrasthana, Kap. 7: 326*

Das Nachgetränk hat viele Funktionen im Ayurveda. Je nach Auswahl des Nachgetränks kann man die eine oder andere Wirkung verstärken. Das Nachgetränk kann befeuchten, beim Verdauen unterstützen, die Nahrungsmasse herunterbrechen, Weichheit hervorrufen, sättigen und nähren, Energie geben, das Mahl vervollständigen, der leichten Transformation und der schnellen Absorption dienen und Körpermasse aufbauen.

Das einfachste Nachgetränk ist Wasser; mit der Wassertemperatur kann man die Wirkung variieren:
- Heißes Wasser setzt man ein bei einer Steigerung von *vata* und *kapha*,
- kaltes Wasser dagegen bei einer Reizung von *pitta* und Blut.

Wenn das Nachgetränk
- vor dem Essen genommen wird, führt es zum Abnehmen,
- während der Mahlzeit hält es das Gewicht stabil und
- nach der Mahlzeit fördert es Körpermasse.

In der richtigen Umgebung und Einstellung

Es ist wichtig, dass Sie an einem sauberen, ruhigen Ort und mit Achtsamkeit und Dankbarkeit essen. Niemals in Hetze oder abgelenkt essen! Auch sollten Sie nicht in einer angespannten Situation essen. Geschäftsessen sind beispielsweise aus ayurvedischer Sicht aus diesen Gründen nicht gesundheitsförderlich. Das Essen sollte weder zu schnell noch zu langsam erfolgen. Am besten sollten Sie die Nahrungsmittel essen, die dort wachsen, wo Sie selbst leben. Diese haben den gleichen Boden und die gleichen Umwelteinflüsse wie Sie. Das gibt Ihnen die besten Voraussetzungen, um den Einflüssen in dieser Gegend gewachsen zu sein.

In Deutschland herrscht oft die Vorstellung vor, »ayurvedische Ernährung« bedeute, dass man indisch koche. Diese wird von der Empfehlung der Regionalität der Ernährung widerlegt. Eine gute lokale Küche kann ayurvedisch eher richtig sein als indisches Curry. Daher finden Sie hinten im Rezeptbereich durchaus nicht primär indische Gerichte, sondern Gerichte aus aller Welt. Dazu ist es wichtig, lokal die Nahrungsmittel anzubauen, die dort auch günstige Bedingungen für das Wachstum haben. Beispielsweise sind Tomaten aus nordeuropäischen Ländern, die im Winter im Treibhaus angebaut werden, aus ayurvedischer Sicht nicht empfehlenswert.

Spezifische Empfehlungen

Neben dem Wohlempfinden der Sinne als wichtigem Auswahlkriterium gibt der Ayurveda auch spezifische Ernährungsempfehlungen in Abhängigkeit von der Eignung des Lebensmittels, der *dosha*-Verteilung in der Konstitution, dem Lebensalter und der Jahreszeit.

Die Ernährungsempfehlungen waren bis zu dieser Stelle allgemeingültig. Das bedeutet, dass sie für jeden Menschen und zu jeder Zeit gesundheitsförderlich sind. Wie wir schon gesehen haben, heißt dies allerdings nicht, dass jeder das Gleiche essen sollte! Daher handelt es sich dabei auch eher um allgemeine Ernährungsprinzipien als um konkrete Nennungen der Speisen und Mengen, die man essen soll. Jeder Mensch setzt diese Empfehlungen ein wenig anders um, auch wenn er sich an denselben Richtlinien orientiert. Nur dann ist es auch richtig, denn jeder Mensch ist in einer anderen Lebensphase, Lebenssituation, hat eine etwas andere Konstitution und einen anderen Zustand seiner Verdauungsfeuer.

Wohlempfinden der Sinne: Das entscheidende Kriterium für die Überprüfung dessen, ob wir uns unserem System entsprechend ernähren, ist aus ayurvedischer Sicht immer wieder das Wohlempfinden der Sinne. Fühlen wir uns nach einem Essen gut gestärkt und gesättigt, ohne »voll« und »schwer« zu sein, dann haben wir schon viel richtig gemacht. War das Essen wohlschmeckend und das Verspeisen ein Genuss, dann haben wir es richtiger gemacht! Um Ihnen noch mehr Anhalt dafür zu geben, wie Sie auf die aktuelle Situation eingehen können, kommt gleich im Folgenden die Differenzierung der Ernährungsempfehlung in Abhängigkeit von

- der Eignung,
- der *dosha*-Verteilung in der Konstitution,
- dem Lebensalter und
- der Jahreszeit.

Eignung

Eignung wird im Sankrit »*satmya*« genannt. Diese kann auf verschiedenen Weisen betrachtet werden. Eignung ist zunächst das, was von Natur aus für ein Individuum gesund ist. Für den Menschen mit *pitta*-Konstitution ist z. B. von Natur aus eine schwerere Kost geeigneter als für einen Menschen mit *vata*-Konstitution. Eignung ist auch das, woran sich ein Mensch durch jahrelange Gewöhnung adaptiert hat. Beispielsweise kann ein Mensch, der jahrelang täglich eine Stunde lang joggt, dies ohne große Erschöpfung tun, während einer, der daran nicht gewöhnt ist, davon erschöpft würde. In Bezug auf Ernährung heißt das auch, dass ein Mensch,

Ayurvedische Schätze

Linsen

Im Allgemeinen sind Hülsenfrüchte zusammenziehend und süß, trocken und kühlend. Sie sind leicht zu verdauen, antidiuretisch, wirken verstopfend, steigern *vata* im Darm. Sie reizen Fett, *kapha*, Blut und *pitta*. Außer Mungbohnen und gelben Linsen sind alle Formen blähend. Therapeutisch werden alle Bohnen eingesetzt. Jenseits der Ernährungsmedizin können sie auch äußerlich zur Anwendung kommen, z. B. zum Baden von Körperteilen. Frische Hülsenfrüchte verursachen Blockierungen in den Biokanälchen. Diejenigen, die älter als ein Jahr sind, sind leichter verdaulich. Die beste der Hülsenfrüchte ist die Mungbohne.

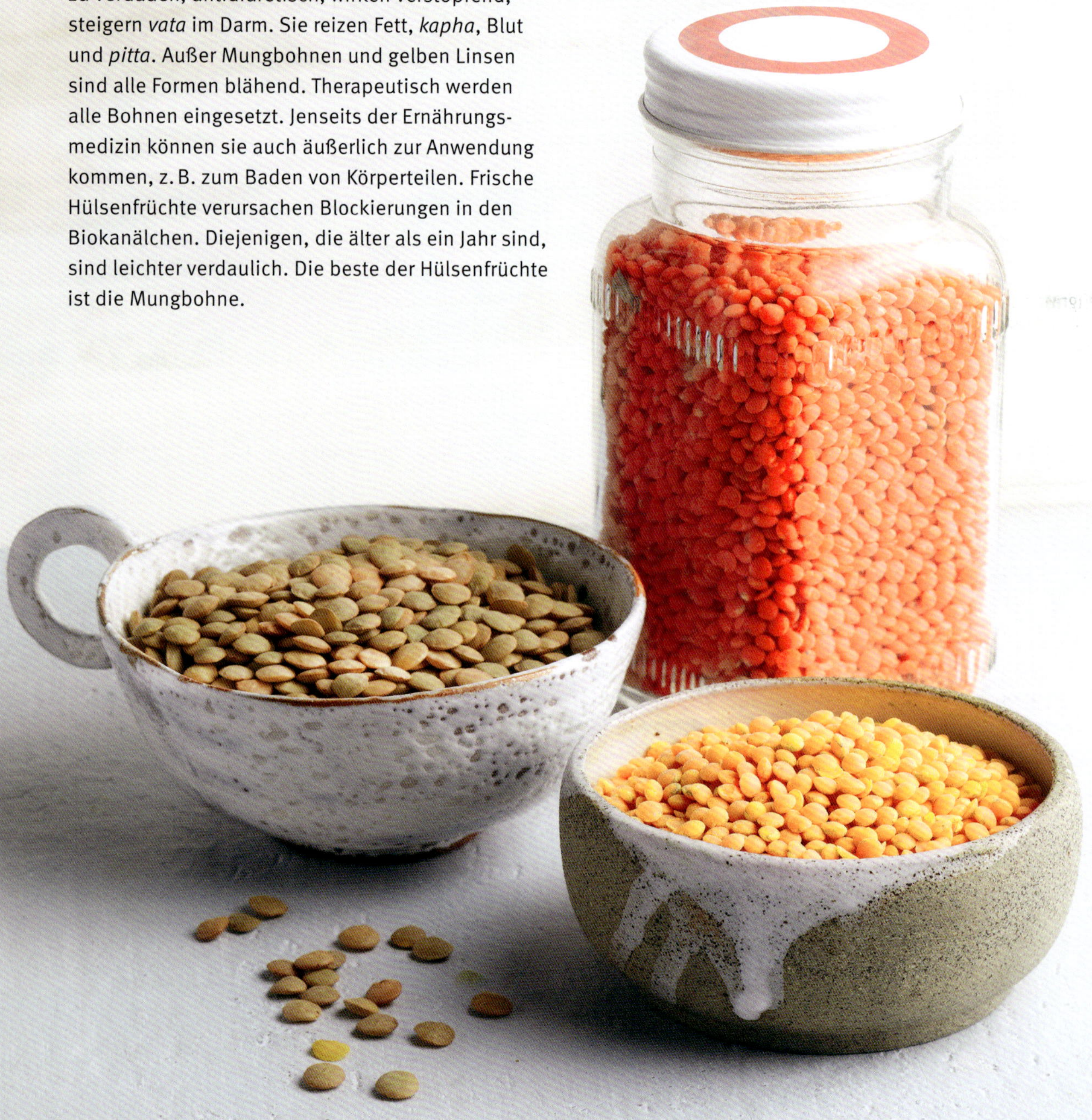

Zum Umgang mit nicht förderlichen Speisen

Liebe Leserinnen und Leser, die hier genannten Regeln sind keine Ernährungsverbote, sondern Tendenzen. Essen ist per se keine Sünde, sondern hoffentlich ein Genuss! Ein Mensch mit viel *vata* in der Konstitution darf sich im Sommer mal ein Eis gönnen oder, wenn er Hunger hat und keine Zeit für eine richtige Mahlzeit findet, ausnahmsweise mal einen Müsliriegel oder eine Maiswaffel knabbern. Die Ausnahme sorgt nicht gleich für Krankheit. Die gesunde Ernährung sollte reich an den gesundheitsförderlichen Lebensmitteln sein. Nicht förderliches Essen sollte eher vermieden werden. Die Routine sollte möglichst gesundheitsförderlich sein. Ausnahmen sind aber kein Verbrechen, sondern manchmal sogar wichtig dafür, dass man sich einerseits nicht zu eingeschränkt fühlt und andererseits auch mal spüren kann, wie es sich anfühlt, wenn man nicht optimal isst. Dann kann man die gesundheitsförderlichere Ernährung noch einmal anders wertschätzen und genießen!

der noch nie mit indischen Kräutern gewürzt gegessen hat, sondern an europäische Kost gewöhnt ist, nicht unbedingt gesünder wird, wenn er, um »richtig« ayurvedisch zu essen, nur noch indische Mungbohnensuppe isst.

Eignung meint außerdem die Fähigkeit eines Individuums, sich an Dinge anzupassen und neu zu gewöhnen. Das spielt im therapeutischen Kontext eine große Rolle: Wie viel Anpassung und Veränderung kann dieser Mensch vertragen? Man könnte das auch mit Stresstoleranz gegen Änderungsreize in Bezug setzen. Eignung kann sich leider auch pathologisch entwickeln. Zum Beispiel kann man sich daran gewöhnen, jeden Abend eine Flasche Wein zu trinken oder viele Süßigkeiten zu essen. In diesem Falle kann der Faktor Eignung einen Krankheitsprozess aufrechterhalten.

In welchen Zusammenhang auch immer, es ist wichtig, Eignung wahrzunehmen und darauf zu reagieren, indem man neue, gesundheitsförderliche Angewohnheiten langsam einführt. Es nutzt gar nichts, einem Menschen sein geliebtes und gewohntes Essen mit einem Schlag zu entziehen, damit er sich nun endlich »gesund« ernährt. Der betroffene Mensch kann sich entwickeln und verändern. Für eine stabile Veränderung der Gewöhnung muss man schrittweise vorgehen.

dosha-Verteilung in der Konstitution

Die Konstitution ist eine lebenslang wirkende Veranlagung. In Abhängigkeit davon, welcher *dosha* oder welche Kombination von *doshas* in dem Individuum vorherrschen, gilt es im Alltag die Ernährung so anzupassen, dass der dominante *dosha* nicht zu sehr verstärkt wird. Analog gilt dies übrigens auch bei Störungen: Ist ein *dosha* dominant, weil eine Erkrankung durch eine übermäßige Reizung dieses *doshas* vorliegt, dann wird man ebenso die dem *dosha* entgegengesetzten Eigenschaften fördern, um die Harmonie der *doshas* wiederherzustellen. Damit gelten die Empfehlungen bezüglich der *doshas* genaugenommen in der Gesunderhaltung wie in der Therapie.

vata

» *vata ist trocken, kalt, leicht, subtil, beweglich, klar und rau und wird besänftigt durch Substanzen mit den gegensätzlichen Eigenschaften.* «

Caraka Samhita Sutrasthana, Kap. 1: 59

Ernährungsempfehlungen entsprechend der *doshu*-Verteilung in der Konstitution

	gesundheitsförderlich	nicht förderlich
vata		
Geschmack	süß, sauer, salzig	bitter, zusammenziehend, scharf
Eigenschaft	schwer, feucht/fettig	leicht, trocken
Potenz	erwärmend	kühlend
Ernährungsbeispiele und -regeln	warme Suppen, Gemüse	kalte Speisen, Rohkost
	morgens einen süßen Porridge	Trockenobst, rohes Obst, Müsli
	in Ghi gekochte frische Gerichte	Fertigbrühen, Puffreis, Chips
	süße, salzige und leicht saure Gerichte	sehr bittere oder scharfe Kost
	den Magen schön ausfüllend	zu wenig, arm an Nährstoffen
	regelmäßige Mahlzeiten	unregelmäßige Ernährung
	Essen in Ruhe, am Tisch	Essen im Laufen, schnell essen
pitta		
Geschmack	süß, bitter, zusammenziehend	scharf, sauer, salzig
Eigenschaft	schwer, sanft	leicht, stechend
Potenz	kühlend	erwärmend
Ernährungsbeispiele und -regeln	Süßspeisen, Brei	scharfe, saure, salzige Kost
	Milch- oder Mehlspeisen	zu geringe Mengen, zu leicht
	bittere Gemüse	Joghurt, Tomaten, gepökeltes Essen
	Wasser in Raumtemperatur	scharfe Alkoholika
	Essen in ruhiger Atmosphäre	Arbeitsessen, Essen unter Druck
kapha		
Geschmack	bitter, scharf, zusammenziehend	süß, sauer, salzig
Eigenschaft	leicht, trocken, wenig	schwer, feucht/fettig, zu viel
Potenz	erwärmend	kühlend
Ernährungsbeispiele und -regeln	kleine Mahlzeiten, selten	große und häufige Mahlzeiten
	heiß und scharf gewürzt	süß, salzig und sauer
	gekochtes Gemüse, klare Brühen	Nudeln, Milch-/Mehlgerichte
	nur bei Hunger essen	bei Lust oder zum Trost essen
	Mahlzeiten mit bitter beenden	Mahlzeiten mit Süßspeisen oder Käse beenden

Aus diesem Satz ergibt sich, welche Eigenschaften die Ernährung für eine Person mit *vata*-Betonung in der Konstitution – oder auch in der Störung – verstärkt enthalten sollten, um *vata* zu besänftigen: Sie sollte im Geschmack süß, sauer oder salzig sein, von der Eigenschaft her schwer und feucht/fettig mit einer erwärmenden Potenz. Das sind z. B. warme Suppen und Gemüse, zum Frühstück ein süßer Porridge, in Ghi gekochte frische, süße, salzige und leicht saure Gerichte, die den Magen schön ausfüllen. Wichtig für eine Person mit *vata*-Betonung in der Konstitution – oder auch in der Störung – sind zudem regelmäßige Mahlzeiten und das Essen in Ruhe am Tisch.

pitta

» *pitta ist leicht feucht/fettig, heiß, stechend, flüssig, sauer, beweglich und scharf und wird sofort von Substanzen mit den gegensätzlichen Eigenschaften besänftigt.* «

Caraka Samhita Sutrasthana, Kap. 1: 60

In analoger Weise kann man sich aus den genannten Eigenschaften und dem Wissen über die Zusammensetzungen der *doshas* und der Geschmacksrichtungen aus den Elementen auch für *pitta* erarbeiten, was *pitta* besänftigt und damit eher gesundheitsförderlich ist und was auf der anderen Seite *pitta* verstärkt und daher eher vermieden werden sollte. Die Ernährung einer Person mit *pitta*-Betonung in der Konstitution – oder auch in der Störung – sollte vom Geschmack süß, bitter und zusammenziehend sein, von der Eigenschaft schwer und sanft und von der Potenz kühlend, um *pitta* zu besänftigen. Gesundheitsförderlich sind daher Süßspeisen und Brei, Milch- oder Mehlspeisen sowie bittere Gemüsesorten. Das Wasser zum Trinken sollte Raumtemperatur haben. Die Mahlzeiten sollten in einer ruhigen Atmosphäre eingenommen werden.

kapha

» *Schwer, kalt, weich, feucht/fettig, süß, unbeweglich und schleimig sind die Eigenschaften von kapha, die durch Substanzen mit den gegensätzlichen Eigenschaften vermindert werden.* «

Caraka Samhita Sutrasthana, Kap. 1: 61

Menschen mit *kapha*-Betonung in der Konstitution – oder auch in der Störung – sollten gemäß ayurvedischer Ernährungslehre verstärkt auf Lebensmittel mit bitterem, scharfem oder zusammenziehendendem Geschmack setzen. Die Eigenschaften der Lebensmittel sollten leicht und trocken sein, die Potenz erwärmend, um *kapha* zu vermindern. Kleine, seltene Mahlzeiten sind ideal, die sicher nur bei Hunger verzehrt werden sollten und nicht bei Esslust oder zum Trost. Fehlt der Hunger, kann einem Menschen mit *kapha*-Dominanz auch nur eine Mahlzeit am Tag ausreichen. Das Essen darf gern heiß und scharf gewürzt sein und z. B. aus gekochtem Gemüse und klaren Brühen bestehen. Die Mahlzeit sollte bitter sein und nicht mit Süßspeisen oder Käse beendet werden. Dabei zielt die differenzierende Ernährung nicht darauf, sich nun einseitig nur von den Speisen zu ernähren, die in der Tabelle unter »gesundheitsförderlich« genannt sind. Nur sollten diese Speisen und Speisen mit ähnlichen Eigenschaften häufiger und mehr eingenommen werden. Speisen und Ernährungsformen mit den in der Tabelle als »nicht förderlich« beschriebenen Eigenschaften sollten dagegen eher nicht auf dem täglichen Speiseplan stehen.

In gleicher Weise, wie man die Wirkung und die Eigenschaften der *doshas* in der täglichen Ernährung beachtet, sollte man auf die Wirkung der Zeit Rücksicht nehmen, und dies sowohl auf der Ebene des Lebensalters als auch der Jahreszeit.

Lebensalter

Das Lebensalter ist ein weiterer Faktor, auf den man bei der Ernährung achten sollte. Am unbekümmertsten können die essen, die sich mitten in der stabilsten Phase des Lebens zwischen dem zweiten und ca. sechsten Lebensjahrzehnt befinden. In dieser Phase ist *pitta* vorherrschend, die Gewebe sind stabil und voll ausgebildet und das *ojas* und die Lebenskraft sind maximal. Damit verzeiht das System Ernährungsfehler relativ gut. Das soll nicht heißen, dass man sich in dieser Phase nicht um Ernährung kümmern soll. Je länger und ausgeprägter man sich fehlerhaft ernährt, desto schwieriger wird zum einen die Umstellung später und desto ausgeprägter werden zum anderen die Störungen. Auch gelten die anderen Empfehlungen des Ayurveda ja für alle. Besonders Kinder und Senioren sind allerdings in einer Lebensphase, die eine besondere Achtsamkeit bei der Ernährung erfordert. In diesen beiden Phasen des Lebens sind Menschen eher fragil und erkranken leichter.

Das Kindesalter

Die Kindheit ist die Phase im Leben, in der *kapha* vorherrscht. Das Kind braucht vermehrt *kapha*, um sich zu entwickeln, kann aber durch *kapha* auch am leichtesten erkranken. Daher sollte *kapha* geschützt, aber nicht übermäßig gereizt werden. In dieser Lebensphase ist es wichtig, den gesunden Aufbau der Gewebe zu fördern. Dafür muss auch *agni* gestärkt werden. Diesen Zielen entsprechend lassen sich die Ausprägungen der Geschmacksrichtungen, Eigenschaften und der Potenz definieren, die in der Kindheit an Ernährung und Verhalten förderlich bzw. eben ungesund sind.

Gesundheitsförderlich sind im Kindesalter Lebensmittel mit süßem, saurem oder salzigem Geschmack, mit den Eigenschaften leicht und feucht/fettig sowie einer erwärmenden Potenz. Nicht förderlich sind dementsprechend die Geschmackrichtungen bitter, scharf und zusammenziehend, die Kinder meistens ohnehin nicht mögen. Ungünstige Eigenschaften sind schwer, trocken, zu viel oder zu wenig sowie eine kühlende Potenz.

Übersetzt in Ernährungsregeln bedeutet dies, dass Kinder regelmäßige, verlässliche Mahlzeiten erhalten und nicht unregelmäßig oder im Gehen essen sollten. Geeignet für Kinder sind süße oder salzige, einfache Speisen und ungeeignet bittere, zusammenziehende und scharfe Speisen. Kinder sollten genügend sanft gewürzte Kost erhalten. Es sollte sich um gekochte, feuchte Mahlzeiten handeln.

Ernährungsempfehlungen für die Kindheit und das Alter

	gesundheitsförderlich	nicht förderlich
Kindheit		
Geschmack	süß, sauer, salzig	bitter, scharf, zusammenziehend
Eigenschaft	leicht, feucht/fettig	schwer, trocken, zu viel oder zu wenig
Potenz	erwärmend	kühlend
Alter		
Geschmack	süß, sauer, salzig	bitter, zusammenziehend, scharf
Eigenschaft	schwer, feucht/fettig	leicht, trocken
Potenz	erwärmend	kühlend

Nicht förderlich sind dagegen zu wenig oder trockenes Essen, Rohkost und Fertigmahlzeiten.

Das höhere und hohe Alter

Das höhere und hohe Alter ist die Phase im Leben, in der *vata* dominiert. Daher sollte *vata* nicht übermäßig gereizt werden. Wegen der Gefahr des Abbaus von Substanz sollte auch in dieser Phase *agni* gut gehütet werden. Wenn *agni* sauber brennt, können sich die Gewebe ineinander umwandeln und sind vor Abbau und Minderung der Qualität geschützt. Daher gleichen die Geschmacksrichtungen, Eigenschaften und die Potenz denen der Empfehlungen für *vata*. Im Alter sind also süße, saure und salzige Speisen gesundheitsförderlich, die von den Eigenschaften her schwer und feucht/fettig und von der Potenz erwärmend sein sollten. Nicht förderlich sind dagegen bitterer, zusammenziehender und scharfer Geschmack, leichte und trockene Eigenschaften und kühlende Potenz. Empfohlene Speisen im Alter sind demzufolge Porridge, Brei, warme Suppen, Gemüse, Gerichte mit Ghi und Öl sowie süße und salzige Gerichte. Die Mahlzeit sollte dem Magen schmeicheln. Nicht förderlich im Alter sind Brot, Trockenobst, Müsli, kalte Speisen, Rohkost, Frittiertes, fettfreie Ernährung, sehr bittere oder scharfe Kost sowie zu geringe Mengen oder Mahlzeiten, die arm an Nährstoffen sind. Es sollten regelmäßige Mahlzeiten, die angenehm in der Menge sind, eingenommen werden. Unregelmäßig, zu wenig oder zu viel zu essen, ist nicht förderlich für die Gesundheit.

Jahreszeit

» *Die Ernährung eines Menschen führt nur dann zu der Förderung von Kraft und Ausstrahlung, wenn er weiß, was zu den Jahreszeiten an Verhalten und Ernährung gesundheitsförderlich ist.* «

Caraka Samhita Sutrasthana, Kap. 6: 3

Winter

Der Winter ist die kälteste Jahreszeit. Die Kälte und die kalten Winde sorgen dafür, dass der Stoffwechsel hochfährt. Der Umsatz erhöht sich. Also sollte man diesem Feuer hinreichend »Futter« geben. Die Ernährung darf gern süß, sauer oder salzig schmecken. Bitter zusammenziehend oder scharf sollte das Essen im Winter dagegen nicht sein. Gesundheitsförderliche Eigenschaften der Lebensmittel sind schwer sowie feucht/fettig. Leicht oder trocken sollten sie nicht sein. Die Potenz der Ernährung im Winter sollte erwärmend sein. Das bedeutet, dass man in dieser Jahreszeit all die schweren und süßen Dinge essen sollte, die auch in unserer Kultur üblich sind: warme Speisen, Lebkuchen, schwere Gerichte wie die Martinsgans, den Truthahn an Erntedank oder den Weihnachtskarpfen. Frische Brote wie die Silvesterbrezel sind jetzt leichter verdaubar. Gewürze helfen, die schweren Dinge zu verdauen. Der Mensch kann in dieser Phase gern etwas zunehmen. Fasten oder Abnehmversuche sind in dieser Jahreszeit nicht empfehlenswert. Auch kaltes Wasser, ein kühles Bier oder Sekt sind weniger günstig, weil diese das Verdauungsfeuer schwächen.

Frühling

kapha, das sich im Winter langsam ansammelt, wird durch die lange Einwirkzeit des Winters und die schwere Ernährung zunehmend vermehrt. Durch die Wärme der Sonne wird es gereizt und stört die Körperfunktionen. Es besteht die Gefahr, dass *kapha*-artige Störungen den Menschen belasten. Daher sollte sich die Ernährung mit den folgenden Eigenschaften den jahreszeitlichen Veränderungen anpassen: Im Frühling darf es bitter, zusammenziehend und scharf schmecken. Die Geschmackrichtungen süß, sauer und salzig sind jetzt nicht förderlich. Die Lebensmittel sollten leichte, trockene Eigenschaften haben, sie sollten nicht schwer und feucht/fettig sein. Die gesundheitsförderliche Potenz im Frühling ist erwärmend. Damit sind im Frühjahr

Fasten und eine Reduktionskost durchaus sinnvoll. Reduzierende Gerichte finden sich unter »Entschlackungskur« (Seite 82). Das Essen sollte leicht sein, eher mit Suppen und Brühen, gut gewürzt, eventuell eher stärker würzig, als Sie es sonst gewohnt sind. In dieser Zeit ist der *agni* besonders gut zu führen, damit er vollständig brennen und den übermäßigen *kapha* verstoffwechseln kann.

Sommer

Im Sommer trocknet die Sonne mit ihren Strahlen die Feuchtigkeit der Natur aus. Daher ist es dann wichtig, dass wir genügend leicht verdauliche Feuchtigkeit einnehmen. Unser Essen darf nun süß schmecken; es sollte nicht salzig, sauer oder scharf sein. Gesundheitsförderliche Eigenschaften sind flüssig sowie feucht/fettig; nicht förderlich sind leichte oder trockene Lebensmittel. Die Potenz sollte kühlend sein. Wichtig ist, dass man wirklich nur bei Hunger isst. Man braucht normalerweise im Sommer weniger zu essen als im Winter. Kühlende und befeuchtende Speisen mit gewürzter Milch und Ghi, frische Gemüse, gut abgelagerter Reis, all dies sind gute Gerichte in dieser Zeit. Trockenmahlzeiten wie Studentenfutter, Maiswaffeln, Knäckebrot etc. oder konzentriertere alkoholische Getränke sollten Sie meiden.

Ernährungsempfehlungen für die Jahreszeiten

	gesundheitsförderlich	nicht förderlich
Winter		
Geschmack	süß, sauer, salzig	bitter, zusammenziehend, scharf
Eigenschaft	schwer, feucht/fettig	leicht, trocken
Potenz	erwärmend	kühlend
Frühling		
Geschmack	bitter, zusammenziehend, scharf	süß, sauer, salzig
Eigenschaft	leicht, trocken	schwer, feucht/fettig
Potenz	erwärmend	kühlend
Sommer		
Geschmack	süß	salzig, sauer, scharf
Eigenschaft	flüssig, feucht/fettig	leicht, trocken
Potenz	kühlend	erwärmend
Herbst		
Geschmack	sauer, salzig, süß	bitter, zusammenziehend, scharf
Eigenschaft	feucht/fettig	trocken
Potenz	erwärmend	kühlend
Altweibersommer		
Geschmack	süß, bitter, zusammenziehend	sauer, salzig, scharf
Eigenschaft	leicht, feucht/fettig	schwer, trocken
Potenz	kühlend	erwärmend

Herbst

Durch die Schwächung im Sommer wird die Verdauung schwach, was durch die Zunahme von *vata* durch das instabile Herbstwetter verstärkt wird. Dies führt zu Reizung von *vata*. Darauf gehen wir mit den folgenden Anpassungen der Ernährung ein: Wir essen im Herbst wieder sauer, salzig und süß, nicht jedoch bitter, zusammenziehend und scharf. Die Eigenschaft sollte feucht/fettig und nicht trocken sein und die Potenz erwärmend. Im Herbst sollte der Speiseplan leicht verdauliche Gerichte enthalten, die *agni* nicht belasten, aber gleichzeitig frisch und feucht sind. Gemüsecurrys, Suppen, Kürbisgerichte, Speisen und Getränke, die mit Honig zubereitet sind, wären geeignet. Die traditionellen Wildgerichte sind im Herbst gut verdaulich, Getreide sollten gut abgelagert sein und stabilisieren. Nun können leichte Alkohole in mäßiger Menge eingesetzt werden. Ein wenig Alkohol gilt als warm und stechend und kann daher dem Verdauungsfeuer helfen, die Nahrung aufzuspalten.

Altweibersommer

Manchmal tritt nach dem Abkühlen im Herbst nochmal ein Altweibersommer auf. Dieser reizt dann das *pitta*. Ernährungstechnisch führt das wieder zur Veränderung der Empfehlungen: Gesundheitsförderlich sind dann die Geschmacksrichtungen süß, bitter und zusammenziehend; nicht förderlich sind sauer, salzig und scharf. Die Eigenschaften dürfen feucht/fettig sein, sollten aber leicht sein. Schwere und trockene Eigenschaften besser meiden. Wie im Sommer sollte die Potenz kühlend sein. Damit entspricht die ideale Ernährung in dieser Phase dem der *pitta*-Konstitution, nur mit dem Unterschied, dass das Essen eher in einer leicht verdaulichen Form gereicht werden sollte. Jetzt wäre eine Ernährung mit Süßspeisen sinnvoll. Auch leicht bittere Lebensmittel reduzieren *pitta* und sind gut verdaulich. Grüne Gemüse, Fenchel, Radicchio, Chicorée und andere können in dieser Phase am besten aufgenommen werden. Klares Wasser, das abgekocht und wieder auf Raumtemperatur gekühlt wurde, ist das ideale Getränk in dieser Jahreszeit.

Sondersituation von Frauen

Für Frauen gelten selbstverständlich alle diese Regeln auch. Durch die Besonderheiten der weiblichen Physiologie werden aber noch weitere Empfehlungen im Hinblick auf den Zeitpunkt in der Periode sowie speziell für die Schwangerschaft gegeben. Wer sich genauer mit den Besonderheiten der Ernährung für Frauen in verschiedenen Lebenssituationen in Gesundheit und Krankheit auseinandersetzen möchte, dem empfehle ich mein Buch »Ayurveda für Frauen«.

Dies sind die wichtigsten differenzierenden Empfehlung für die Ernährung Gesunder. Für manche wird aus den verschiedensten Gesichtspunkten immer wieder das Gleiche empfohlen. Zum Beispiel für eine siebzigjährige Person mit *vata*-Konstitution, die sich im Herbst richtig ernähren möchte. Sie findet immer wieder die Empfehlung für warm, feucht, würzig, aufbauend, aber nicht zu schwer.

Manchmal könnte man allerdings auch durch die Vielzahl der Empfehlungen aus unterschiedlichem Blickwinkel zunächst verwirrt werden. Was ist, wenn eine siebzigjährige Person mit *pitta*-Konstitution nun im Frühjahr ankommt? Gelten dann gleichzeitig die Empfehlungen, die *vata*, *pitta* und *kapha* reduzieren sollen? Was darf man dann noch essen? In solch einer Situation, wenn die differenzierenden Regeln widersprüchliche Empfehlungen geben, sollten diese nicht beachtet werden. Man sollte sich auf die allgemeingültigen Richtlinien zurückziehen. Diese sorgen dafür, dass *agni*, der Stoffwechsel, gut geschützt wird und der individuellen Verdauungskapazität entsprechend gegessen wird. Das Maß der Dinge ist dann – wie immer im Ayurveda – das individuelle Wohlempfinden der Sinne.

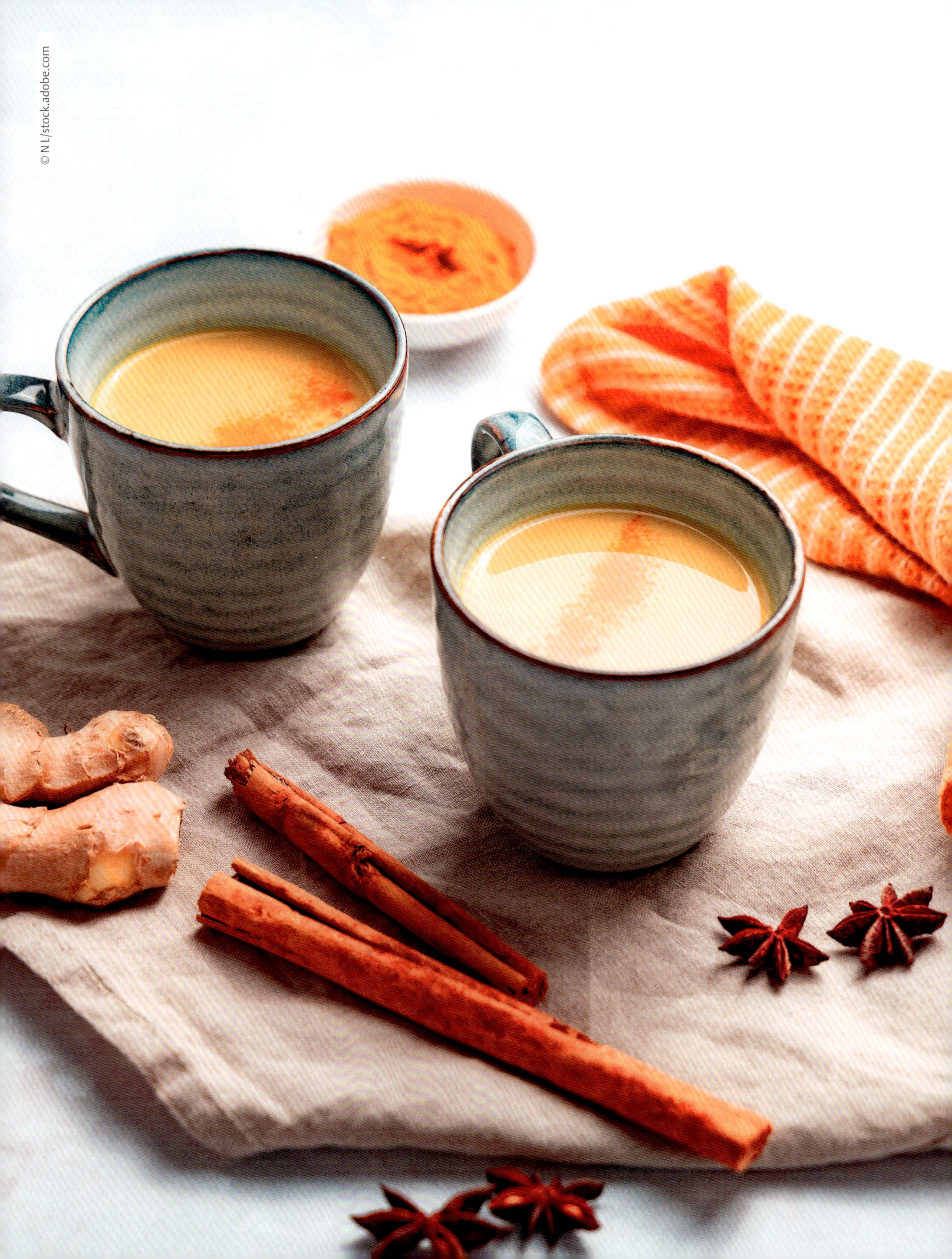

Ayurvedische Ernährung als Therapie

Die Erhaltung der Gesundheit ist das erste Ziel im Ayurveda. Lieber gesund bleiben, als das erkrankte System zu reparieren. Gesundheitsfürsorge ist damit der Plan A., Therapie von Krankheiten der Plan B.

Faktoren der Krankheitsentwicklung

Auch in der Therapie spielt die Ernährungsmedizin eine zentrale Rolle. Bedenken wir, dass man im Ayurveda die Ernährung für »*mahaushadhi*«, die größte Medizin hält. Ohne richtige Ernährung nutzen einem keine Medikamente, mit der richtigen Ernährung braucht man keine ... zumindest oft.

Aber was führt denn aus ayurvedischer Sicht zu Krankheit? Nun, es gibt fünf Faktoren, die den Krankheitsprozess gemeinsam voranbringen. Der erste ist das Ungleichgewicht der *doshas*. Werden die *doshas* durch die gleichartigen Eigenschaften in der Ernährung, im Verhalten und über andere Aspekte des Lebens immer stärker, dann können sie auf die Dauer in die Kanalsysteme und Gewebe eindringen und diese erkranken. Um die Stelle zu finden, an der die *doshas* einbrechen können, braucht es als zweiten Faktor eine Veränderung in den Kanalsystemen, die das Eindringen der *doshas* erleichtert. Dies ist die sogenannte Sollbruchstelle, die bestimmt, ob bei einem Menschen die *doshas* zu einer Krankheit des Magens, der Gelenke oder des Kopfes führen. Der dritte Faktor sind die Gewebe, Organe oder Kanalsysteme selbst, die von den *doshas* befallen werden. Sobald sie im Prozess der Erkrankung eine Rolle spielen, hat die Krankheit einen Sitz. Der ist meist erst funktionell betroffen und wird auf die Dauer zur Strukturerkrankung. Je stärker die Gewebe, Organe und Kanalsysteme erkranken, desto mehr tragen sie ihrerseits zum Krankheitsprozess bei.

Nicht zu vernachlässigen ist als vierter Faktor der Krankheitsentstehung der Einfluss des Zustands des Verdauungsfeuers, *agni*. Brennt dies zu scharf, brennt es die Substanz weg. Brennt es unregelmäßig oder zu langsam, kann es nur wenig verdauen. Wird darauf nicht geachtet, wird das, was aufgenommen wird, nicht bis zu Ende verdaut. Die nur teilverdauten Metaboliten, die wir *ama* nennen, werden dann aufgenommen und zirkulieren durch die Kanälchen, verkleben diese und verunreinigen die *doshas*. Dadurch wird der Krankheitsprozess beschleunigt und die Krankheit schwerer und klebriger.

Der fünfte Faktor der Krankheitsentwicklung ist die Schwäche des *ojas*, des Immunsystems, dass seine Pufferkapazität gegenüber den *doshas* verbraucht hat und damit die ursprüngliche Reizung der *doshas* nicht mehr abfangen kann. Betrachten wir im Verlauf dieses Kapitels, wie diese krankheitsverursachenden Faktoren bei welchen Störungen wie zusammenspielen – und nach welchen Prinzipien wir ernährungsmedizinisch darauf antworten können.

» *Nach der vollständigen Verdauung entsteht Plasma, aber durch unvollständigen Prozess der Verdauung entsteht ama.*
Plasma erwirbt Süße und Feuchtigkeit durch die Wirkung von dem Stoffwechselfeuer des Magen-Darm-Trakts und nährt all die anderen Gewebe, indem er wie göttlicher Nektar wirkt.
Wenn durch schwache Verdauungskapazität und schlechte Transformation Plasma entweder scharf oder sauer in seinen Eigenschaften wird, wirkt es wie Gift und lässt viele Krankheiten entstehen. «

Sharngadhara Samhita Abschnitt 1, Kap. 6: 5–6

Allgemeine Therapieprinzipien

Verhindern der Ursachen der Erkrankung: Die erste Maßnahme, die in der ayurvedischen Therapie ergriffen wird, ist immer das Verhindern der Ursachen der Erkrankung. Dabei wird die Lebens- und Ernährungsweise des Betroffenen auf die einseitige Betonung einzelner Eigenschaften hin durchleuchtet. Fallen diese auf, werden sie vermieden.

Verstärkung der gegensätzlichen Eigenschaften: Im Weiteren reduziert man die übermäßige Einwirkung einer Eigenschaft durch die Verstärkung der gegensätzlichen Eigenschaften. So wird zu viel kalt durch warm ausgeglichen und zu schwer durch leicht usw. Das harmonisiert die *doshas*.

Ausleitung (*pancakarma*-Behandlung): Sind die *doshas* sehr stark verändert, können sie auch ausgeleitet werden. Das erfolgt in speziellen Kliniken und Praxen in der *pancakarma*-Behandlung. Das ist ein aufwendiges Verfahren, dass nur unter Führung einer kompetenten Ärztin oder eines Heilpraktikers durchgeführt werden sollte.

ama im System erkennen

Wenn Sie ernährungsmedizinisch vorgehen möchten, dann sollten Sie *ama* diagnostizieren können. *ama* führt zu Erkrankungen und hält den Krankheitsprozess aufrecht, sodass es sehr wichtig ist, *ama* zu erkennen und aus dem System zu bringen, wenn es vorhanden ist.
Haben Sie *ama* im System, fühlen Sie sich appetitlos, haben eine leichte Übelkeit. Die Zunge ist klebrig belegt und Sie schmecken die Nahrung nicht so klar wie sonst. Eventuell haben Sie sogar Mundgeruch beziehungsweise einen übel riechenden Atem. Am Körper bekommen Sie durch *ama* Schwellungen und Verquellungen (also lokalisierte Schwellungen in Geweben). Wenn Sie versuchen, die Haut an Unterarm oder Unterschenkel abzuheben, wird das schmerzhaft, weil das Bindegewebe verklebt ist. Sie fühlen sich müde und kraftlos, aber Ruhe führt nur zu einem verstärkten Schweregefühl. Eher nach Bewegung oder nach Auslassen einer Mahlzeit fühlen Sie sich kräftiger. Dennoch neigen einige dazu, immer wieder zu versuchen, Kraft über – oft gerade zuckerhaltige und hochenergetische – Snacks zu bilden. Dadurch nimmt jedoch das Schwere- und Erschöpfungsgefühl nur zu. Der Stuhl ist schwer und klebrig, riecht intensiv faulig. Auch der Urin wird trüb und geruchsintensiv.
Wenn Sie an sich *ama* feststellen, sollten Sie mit entschlackenden Maßnahmen beginnen wie bei der Entschlackungskur (Seite 82) und bei einigen der Folgeerkrankungen beschrieben.

Ernährungstherapie der Faktoren der Krankheitsentwicklung

Das *dosha*-Ungleichgewicht wird durch die Verstärkung der gegensätzlichen Eigenschaften behandelt. Wie das ernährungsmedizinisch umgesetzt wird, konnten Sie schon bei den spezifischen Empfehlungen (Seite 39) sehen. Die Veränderungen im Kanalsystem können nicht direkt behandelt werden. Sind aber die *doshas* in einem harmonischen Zustand, dann führt die durch die Veränderung im Kanalsystem bestehende Krankheitsneigung nicht zum Ausbrechen einer Krankheit.

Krankheit in Geweben, Organen und Kanalsystemen wird nicht nur durch die *dosha*-Beruhigung, sondern auch durch spezifische Stärkung der erkrankten Gewebe und Organe behandelt. Zum Teil stützt man auch gezielt einzelne Funktionen der Gewebe, wie zum Beispiel das Voranbringen des Stuhls im Magen-Darm-Trakt oder die Entgiftung durch die Leber.

Bei einer Störung des Verdauungsfeuers mit Entstehung von *ama*, den Stoffwechselschlacken, sollte der Stoffwechsel verstärkt werden. Wie genau, können Sie unter den Verdauungsstörungen (Seite 54) nachlesen. Bei Schwächung des *ojas* wird dieses gezielt wieder durch die Ernährung aufgebaut, die in ihren Eigenschaften wie das *ojas* selbst aufgebaut ist.

Umgang mit dem Buch

Wir sehen uns im Folgenden die konkrete Umsetzung der ayurvedischen Ernährungsmedizin bei einigen häufigen Erkrankungen an. Zu jeder Erkrankung wird das ayurvedische Verständnis von Ursachen und Krankheitsentwicklung beschrieben. Dann werden die ernährungsmedizinische Vorgehensweise, die speziell für diese Störung beschriebene Kräuter- und Lebensmittelgruppen genannt mit den wichtigsten Vertretern davon. Jeweils eine Substanz wird genauer vorgestellt. Danach finden Sie ein paar einfache Rezepte, die Sie als Anregung verwenden können. Querverweise zum Rezeptteil helfen Ihnen bei der Verknüpfung der ernährungsmedizinischen Beschreibung mit der konkreten Umsetzung beim Kochen.

Lesen Sie nicht nur bei der Störung nach, die Sie ernährungsmedizinisch konkret interessiert. Lesen Sie das Buch von vorne nach hinten durch, dann können Sie die Prinzipien des ayurvedischen Medical Cookings verstehen und sich die sinnvolle Reaktion auch auf andere als die vorgestellten Erkrankungen selbst herleiten.

Die Rezepte dienen als Beispiele, anhand deren Sie die Überlegungen kennenlernen, die man im Ayurveda beim Kochen und Essen anstellt. Grundsätzlich kann jedes Gericht ein ayurvedisches sein. Entscheidend ist, dass Sie mit der ayurvedischen Logik die Speisen für ein medizinisches Ziel kombinieren.

Ich stelle hier einfache Grundrezepte mit verschiedenen Basiszutaten aus der ganzen Welt vor. Dies einerseits, um anzuregen, mit einer größeren Vielfalt von Kräutern, Gemüsen, Hülsenfrüchten und Getreiden zu kochen, und andererseits, um zu zeigen, dass die ayurvedische Küche weder regional begrenzt noch sehr aufwendig in der Herstellung ist. Zentral ist bei allen Rezepten, dass Sie Ihre Mahlzeit aus guten Lebensmitteln frisch herstellen. Sie können die Freude an der Vielfalt in der individuellen, zügig hergestellten und frischen Küche mit medizinischer Logik entwickeln. Sich überlegen, welche Wirkung Sie wie durch welche Lebensmittel und welche Herstellungen hervorrufen können. Wollen Sie stärken, nähren, aufbauen? Wollen Sie nähren, sind aber geschwächt und können nicht gut verdauen? Wollen Sie daher den Stoffwechsel fördern? Oder möchten Sie die Körpermasse reduzieren und entschlacken? All das können Sie leicht über die ayurvedische Ernährung erreichen! Und das mit Freunde und Wohlgeschmack!

Ayurvedische Schätze

Gewürze

Zimt schmeckt scharf, bitter und süß und ist leicht, trocken und stechend von den Eigenschaften. Zimt ist eines der am stärksten erwärmenden Gewürze. Er vermindert *vata* und *kapha* und fördert *agni*. Er ist ein fantastisches Immunotonikum, wirkt besonders befreiend auf die Atemwege und aktivierend auf Nerven, Leber, Herz und Kreislauf.

Nelke schmeckt bitter und scharf. Sie ist leicht, feucht und gehört zu den wenigen kühlenden Gewürzen, die *kapha* und *pitta* vermindern und dennoch *agni* steigern. Sie fördert alle Aspekte der Verdauung, wirkt anregend und reinigend auf Haut, Atemwege, Harnwege und Muttermilch.

Chili schmeckt nur scharf, ist leicht, trocken und stechend und erhitzt. Dadurch reduziert es *vata* und *kapha* deutlich, aber reizt *pitta* auch stark. Er sorgt für Schmerzlinderung, Hautrötung, Durchblutungsförderung und vermindert Gewebe.

Koriander ist zusammenziehend, bitter, süß und scharf im Geschmack und leicht und feucht in den Eigenschaften. Er beruhigt alle drei *doshas*. Der grüne Koriander wirkt kühlend und kann speziell *pitta* beruhigen. Koriander wird eingesetzt, um Durst und Fieber zu vermindern sowie Entzündungen zu lindern.

Kreuzkümmel ist scharf, leicht, trocken und erhitzend. Daher beruhigt er *kapha* und *vata* und vermehrt *pitta*. Er ist sehr förderlich für das Verdauungssystem, vermindert Bauchkrämpfe, stopft und ist antimikrobiell. Haut, Blut und Gebärmutter werden gereinigt und tonisiert.

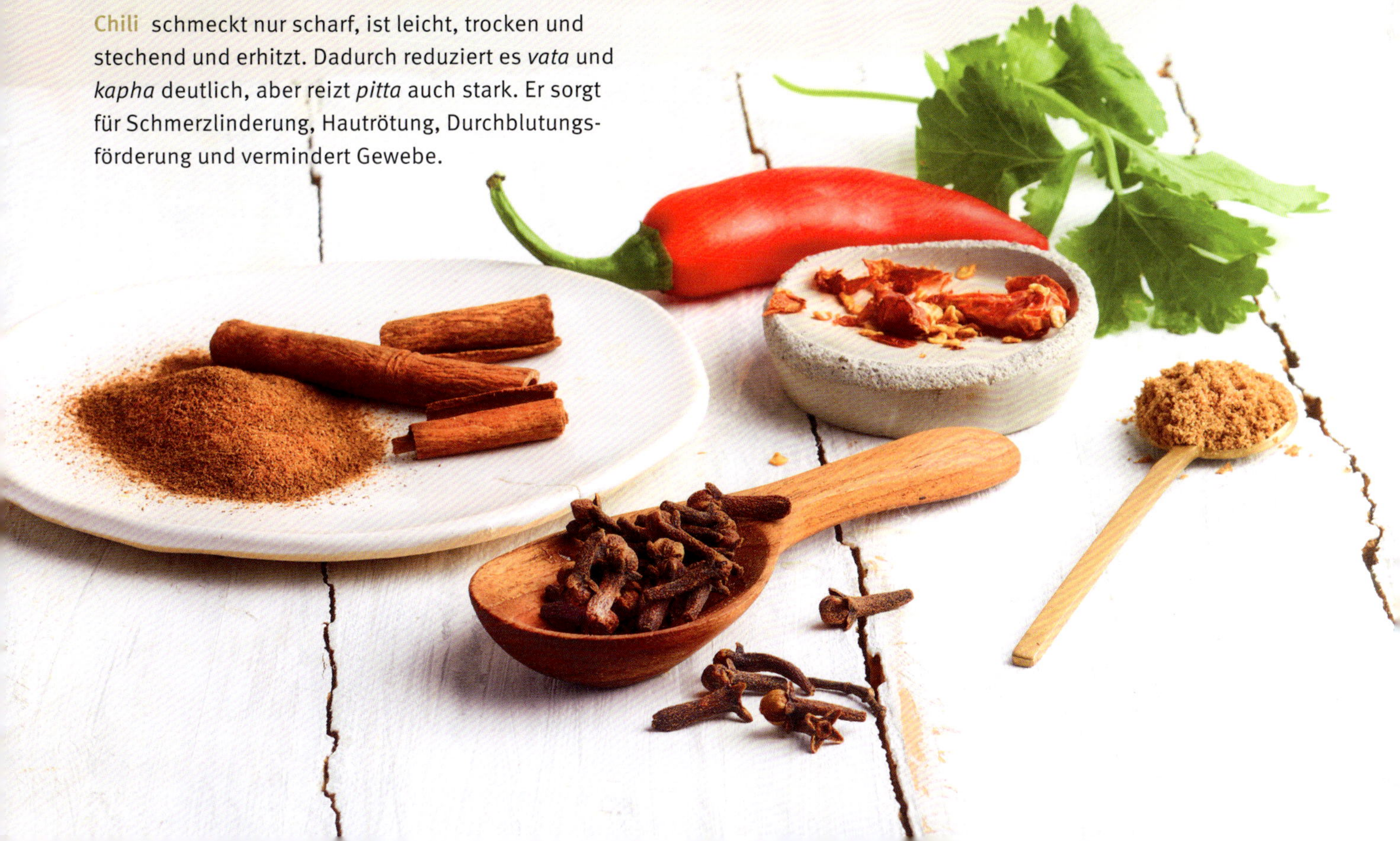

Störungen des Verdauungssystems

Der Ayurveda definiert Störungen oft schon, bevor wir in der Schulmedizin einem Geschehen überhaupt einen krankhaften Charakter attestieren. Da alle *doshas* im Verdauungssystem entstehen und hier auch das zentrale Verdauungsfeuer sitzt, achten wir im Ayurveda sehr genau auf jede kleine Veränderung im Magen-Darm-System.

Appetitlosigkeit

Das fängt mit der Appetitlosigkeit an. In dieser Situation wird der Geschmack der aufgenommenen Nahrung nicht mehr gut wahrgenommen. Die betroffene Person entwickelt keinen Hunger und keine Lust auf das Essen.

Ursache und Krankheitsentstehung

Die Ursache ist, dass *agni* mit der aufgenommenen Nahrung nicht fertig geworden ist. Übermäßiges Genießen von schwerem Essen, zu häufige Nahrungsaufnahme oder auch nur »normales« Essen in einer Situation, in der *agni*, das Stoffwechselfeuer, geschwächt ist, überlasten das System. *agni* kann auch durch einen plötzlichen Wechsel von Fasten zu normaler Ernährung oder das strenge Befolgen unterschiedlicher Ernährungsformen ohne Beachten der eigenen Verdauung geschwächt werden. Es kann auch durch Faktoren überlastet werden, die nicht körperlich sind und trotzdem nicht leicht »verdaulich« wie Angst, Sorge, Kummer etc. In der Folge kommt es zur Reizung aller *doshas*, die das Verdauungssystem angreifen und den Geschmackssinn nehmen.

Therapie

Die erste Handlung zur Therapie jedweder Störung im Ayurveda ist immer das Verhindern der Ursache. Hat die betroffene Person sich fehlerhaft ernährt, sollte sie ein paar Tage leichter, seltener und weniger essen, um die Überlastung des Systems auszugleichen. Geht es um psychische Ursachen, ist das Verhindern meist schwieriger und nicht nur mit Ernährungsmedizin zu bewerkstelligen. Dann hilft es auch in solchen Momenten, achtsam zu essen, statt den Kummer oder den Stress »in sich hineinzustopfen«. Im Weiteren sollte *agni*, das Verdauungsfeuer, gestärkt werden. Das geschieht zum einen, indem man sich genau an die allgemeinen Empfehlungen hält. Zentral ist es, nur bei Hunger zu essen und bis zur Sättigung. Das Essen sollte gekocht und warm sein, feucht, leicht fettig und gut gewürzt. Besonders Verdauungsfeuer stärkend wirken scharfe und erwärmende Gewürze wie Knoblauch, Pfeffer und Ingwer. Eine Zeit der Entschlackung wäre auf jeden Fall hilfreich, um *agni* zu entlasten und das System wieder für neue Nahrungsmittel vorzubereiten. Wie Sie dafür konkret vorgehen, finden Sie unter »Entschlackungskur« (Seite 82).

Gezielter Einsatz von Gewürzen

Hier und bei den folgenden Gesundheitsstörungen und Erkrankungen werden immer wieder Gewürze vorgestellt, die eine bestimmte Heilwirkung haben. Diese können Sie auf unterschiedliche Weise in Ihre Ernährung einbringen.

- Am einfachsten ist es, mit diesen Gewürzen Ihr Essen zu würzen. Einfach ein bisschen davon in jede Mahlzeit. Sie brauchen gar nicht immer alle diese Gewürze, sondern können sich immer zwei oder drei Gewürze der passenden Wirkgruppen aussuchen. Sie können sich auch eine Würzmischung selbst herstellen und damit nachwürzen, wenn Sie beispielsweise in der Kantine essen.
- Möchten Sie die Wirkung der Gewürze intensivieren, dann nehmen Sie einen flachen Teelöffel von einem oder einer Mischung und überbrühen Sie ihn und lassen Sie den Tee mindestens 10 Minuten ziehen.
- Noch intensiver wird die Wirkung, wenn Sie den flachen Teelöffel der Gewürze mit 500 ml Wasser so lange offen kochen lassen, bis ca. 125 ml Abkochung übriggeblieben sind.
- Schmecken Ihnen die Gewürze so nicht, dann können Sie die gleiche Menge auch in wenig Honig oder Ghi einrühren und so schlucken. Trinken Sie dann noch etwas warmes Wasser oder Tee nach.

Spezielle Heilmittel

Als spezielle Heilnahrung werden Lebensmittel empfohlen, die den Geschmack fördern. Diese steigern den Wohlgeschmack und reduzieren *kapha*, z. B. Zitrone, Mango, Granatapfel oder Steinsalz. Sie können als Säfte mit Gewürzen und etwas abgekochtem Wasser sehr gut die Wiedergewinnung des Geschmacks fördern.

Einfache Rezepte:

- Aperitif aus Zimt, Kardamom und Koriander in Honig
- Kauen von Nelken oder Fenchelsamen mit Steinsalz
- Granatapfelsaft mit Kreuzkümmel
- Bewusst den Duft des gekochten Essens wahrnehmen und sich darauf freuen!

Fehlverdauen

Die Störung von *agni* sorgt dafür, dass die Nahrung nicht korrekt aufgespalten wird. Jeder der *doshas* kann *agni* belasten. Ist *vata* vermehrt, wird der Stoffwechsel unregelmäßig, unzuverlässig und schwach. Ist *pitta* vermehrt, brennt der Stoffwechsel zu stark und kann die eigenen Gewebe »verdauen«. Bei einer Steigerung von *kapha* wird der Stoffwechsel zu langsam und kann selbst die normale Nahrung nicht mehr verbrennen.

Ursache und Krankheitsentstehung

Die Ursachen sind sehr unterschiedlich. Meist befolgen die Betroffenen nicht die Regeln der Ernährung. Oft wird zu schnell, zu oft, zu schwer oder zu viel gegessen. Auch die Art der Ernährung kann in Abhängigkeit von deren Eigenschaften jeweils die *doshas* reizen, deren Eigenschaften ähnlich sind. Auch die Lebensweise und das emotionale Empfinden können der Verdauung nicht zuträglich sein. Angst, Sorgen, Stress, Ärger, am schlimmsten noch unterdrückter Ärger und Ohnmacht, solche Gefühle lassen sich schlecht verdauen und belasten den *agni*. Dadurch findet der Stoffwechsel nicht mehr richtig statt, die Gewebe werden schwächer und können in der Folge auch erkranken. Das Fehlverdauen zeigt sich an Appetitverlust, Blähungen,

Wasser

Wasser besteht vor allem aus Wasser- und etwas Erd-Element. Die anderen Elemente sind in kleinen Mengen vorhanden und verursachen den Unterschied verschiedener Wasserarten. Wasser schmeckt süß und etwas zusammenziehend, ist fein, klar, leicht, nicht trocken und blockiert die Biokanälchen nicht. Wasser ist unser wichtigster Flüssigkeitslieferant. Daher wird das Trinken von Wasser im Allgemeinen empfohlen. Allerdings spielt es eine große Rolle, wer wann wie viel Wasser in welcher Temperatur trinkt. Kaltes Wasser reduziert *pitta*, erfrischt, löscht den Durst, kühlt das Blut und Brennen. Es ist kühlend, schwer und schwächt damit *agni*. Wird das Wasser erwärmt, wird es leichter, reduziert dann *vata* wie *kapha* und fördert *agni*. Je länger es offen gekocht wird, desto leichter und *agni*-stimulierender wirkt es. Ein hochgradig reduziertes Wasser kann trocknend wirken und den wässrigen Durchfall behandeln! Menschen mit Schwäche im *agni*, die daher zu Appetitlosigkeit, Fehlverdauen und *ama*-Erkrankungen neigen, sollten ausschließlich abgekochtes Wasser in Reinform oder als Tee trinken. Bitte schütten Sie nicht kühlschrankkaltes Wasser, Saft oder Limonaden in sich hinein. Sie geben sonst der Erkrankung immer wieder Nahrung!

dünnen Stühlen mit faulem Geruch, unregelmäßigem Wasserlassen, Reizbarkeit, Schlafstörungen oder schlechtem Atem.

Therapie

Am wichtigsten ist es, dem Hunger entsprechend zu essen. Essen Sie eher seltener. Achten Sie gut darauf, nur bei Hunger und nur bis zur Sättigung zu essen. Zum Lösen des Fehlverdauens ist eine Zeit der Entschlackungskur sinnvoll. Ist der Stoffwechsel eher durch *kapha* oder *vata* gestört, dann können Sie das gleich mit der Pippali-Treppenkur (Seite 83) kombinieren. Danach sollten Sie die Nahrungsaufnahme langsam, wie bei der Entschlackungskur (Seite 82) beschrieben, wieder aufbauen. Das Würzen ist wichtig. Wenn Sie Blähungen vermindern möchten, nehmen Sie Asafötida mit etwas heißem Wasser vor den Mahlzeiten. Oder Sie stellen sich die *hingvashtaka-curna*-Mischung mit Ghi her und nehmen einen halben Teelöffel davon mit heißem Wasser. Vermeiden Sie Rohkost und kalte, dichte Speisen wie Quark, Bananen oder Weizenprodukte. Lassen Sie den Industriezucker weg und essen Sie keine Fertiggerichte.

Spezielle Heilmittel

Spezifisch setzt man Kräuter und Gewürze ein, die den Appetit anregen und den *agni* auf die Mahlzeit vorbereiten. Diese sind scharf, eventuell sauer oder salzig und stechend, erhitzend und leicht. Beispielsweise Dill, schwarzer Pfeffer oder Steinsalz wirken so. Aperitifs werden typischerweise mit etwas warmem Wasser ein paar Minuten vor dem Essen eingenommen. Zum anderen werden Digestifs empfohlen. Dies sind Heilkräuter und Gewürze, die dem *agni* helfen, die aufgenommene Nahrung und eventuell schon vorhandenes *ama* zu verdauen. Sie bestehen aus Feuer- und etwas Wasser-Element und sind damit ebenfalls heiß, leicht und scharf. Beispielsweise gehören in diese Gruppe von Gewürzen Pippali, schwarzer Pfeffer, Ingwer, Muskatnuss und Steinsalz. Digestifs nimmt man am Ende der Mahlzeit, oft mit heißem Wasser oder Kräutertee.

Verstopfung (Obstipation)

Viele Menschen leiden an der Unfähigkeit, die Gedärme täglich zu leeren. Der Stuhl wird oft hart und bröckelig und die Ausscheidung ist mühsam oder schmerzt sogar. Verstopfung ist nicht banal: In der Folge können sich Divertikel, Hämorrhoiden oder Fissuren entwickeln.

Ursache und Krankheitsentstehung

Eine unregelmäßige, schwere, harte Ernährung, Fasten oder fermentierte Nahrung können den Darm verlangsamen. Wie immer, können die Ursachen auch im Verhalten und Erleben liegen: Der Mangel an Bewegung, Schlaf am Tag oder Schlafmangel in der Nacht, übermäßige sexuelle Aktivität, Unterdrückung der natürlichen Bedürfnisse oder Sorgen führen zur Verstopfung. Diese ist auch eine mögliche Folge des Fehlverdauens. Durch die Zunahme von *vata* und *kapha* werden Stühle trocken und können nicht ordentlich vorangebracht und regelmäßig ausgeschieden werden.

Therapie

Die Ursachen liegen bei der Verstopfung typischerweise im täglichen Leben der Betroffenen. Daher sind als erster Schritt der Behandlung die Ernährungsänderung und Lebensstiländerung wie in der Ernährung zur Gesunderhaltung (Seite 30) beschrieben extrem wichtig. Außerdem sollte der Stoffwechsel so gut gefördert werden wie beim Fehlverdauen (Seite 55) beschrieben. Das Essen sollte reich an grünem Gemüse sein. Die Speisen sollten nicht zu üppig, aber faserreich sein. Trinken Sie verhältnismäßig viel. Idealerweise sollte das Wasser gekocht sein, weil es dann leichter verdaulich ist. Auch Kupferwasser wird traditionell empfohlen: Dafür wird Wasser über Nacht in einem Kupfergefäß stehen gelassen.

Spezielle Heilmittel

Bleibt der Magen- oder Darminhalt im Verdauungstrakt liegen und wird nicht hinreichend weitertransportiert, dann zersetzt er sich und bildet dadurch *ama* und Schadstoffe. Hier gibt es als spezielle Heilkräuter die Propulsiva. Diese fördern nicht die Verdauung selbst, sondern die Darmfunktion, um den Speisebrei voranzutragen. Propulsiva wirken als sehr sanfte Abführmittel. Diese bringen den Stuhl und auch die Winde nach ordentlicher Verdauung nach unten und entfernen Obstruktionen. Sie sind scharf und eher feucht oder ölig. Dazu gehören nicht nur Asafötida, das entblähend wirkt

Asafötida

Asafötida, auch »Stinkasant« und auf Lateinisch »Ferula asafoetida« genannt, ist eine extrem hilfreiche Gewürz- und Heilpflanze. Das Gewürz besteht aus dem gereinigten Latex der Pflanze.
Ihr Geruch erklärt ihren Namen, aber in kleinen Mengen in der Nahrung sorgt sie dafür, dass der Geschmack runder und tiefer wird. Asafötida schmeckt scharf, ist stechend, leicht und feucht gleichzeitig und erwärmt. Dadurch beruhigt dieses Gewürz *vata* und *kapha*, kann *pitta* durch die Gleichartigkeit der Eigenschaften vermehren. Es verbessert den Appetit, den Geschmack und die Verdauung von Essen. Es reduziert Verstopfungen in den Biokanälchen durch *vata* und *kapha*, fördert die Peristaltik des Darmes und löst kolikartigen Schmerz. Asafötida ist das beste Gewürz, um Blähungen zu verhindern und zu vermindern. Jenseits des Magen-Darm-Systems stärkt es das Nervensystem, wirkt beruhigend auf Atemwegserkrankungen, vermindert Brennen beim Wasserlassen. Es ist ein Aphrodisiakum, reinigt die Gebärmutter und lindert Jucken der Haut. es wirkt als Bittertonikum und fördert Kraft.

und ein großer Helfer im Magen-Darm-System ist, sondern auch wieder Steinsalz, Dillsamen, Majoran, Fenchel, Kreuzkümmel und Knoblauch.

Einfache Rezepte:

- ein Glas warme Milch mit 1 TL Ghi oder 4 TL warmem Sesamöl
- 4 TL warmes Sesamöl zur Nacht
- warmes Wasser mit 2 TL Steinsalz

Durchfall (Diarrhoe)

Durchfall ist eine Störung, die aus ayurvedischer Sicht auf ganz verschiedenen Erkrankungsmechanismen beruht. Gemeinsam sind die erhöhte Stuhlfrequenz und die veränderte Stuhlkonsistenz.

Formen, Ursachen und Krankheitsentstehung

Im Ayurveda unterscheiden wir zwischen zwei grundsätzlich unterschiedlichen Störungen, die die häufigsten Formen von Durchfall hervorrufen. Die häufigste Form von akuten Durchfallerkrankungen entsteht durch den zu flüssigen Stuhl. Die häufigste Form, die eine chronische Durchfallerkrankung hervorruft, entsteht durch nicht verdauten Stuhl.

Zu flüssiger Stuhl: Bei dem Krankheitsbild, das im Ayurveda *atisara,* »zu flüssig«, heißt, wird der Stuhl zu wässrig. Dafür ist meist auch die fehlerhafte Ernährung verantwortlich mit zu viel zu schweren, zu fettigen, zu kalten und zu flüssigen Speisen oder Getränken. Auch Speisen mit widersprüchlichen Kombinationen können den Durchfall hervorrufen. Das geschieht zum Beispiel, wenn man gleichzeitig kalt und heiß isst. Auch zu essen, bevor die letzte Mahlzeit verdaut ist, kann zu Durchfall führen. Trinken von verunreinigtem Wasser, Mikroben oder die Aufnahme von Giftstoffen kann der Körper zum Anlass nehmen, alles schnell und mit viel Flüssigkeit wieder auszuscheiden. Kälte kann zu Durchfall führen, nicht nur, wenn das Essen oder die Getränke selbst kalt sind, sondern auch, wenn die Kälte von außen einwirkt. Durchfall kann auch durch Angst oder Sorge ausgelöst werden. In diesen Fällen wird aus ayurvedischer Sicht das Wasser-Element vermehrt. Der gereizte *vata* trägt das Wasser in den Darm und unterdrückt *agni*. Dies sorgt für eine vermehrte Flüssigkeit im Stuhl, die dann wieder vom gereizten *vata* nach unten gedrückt wird. Diese Art von Durchfall ist akut und plötzlich. Sie kann den Flüssigkeitshaushalt gefährden.

Nicht verdauter Stuhl: Bei der anderen Form von Durchfall wird der Nahrungsbrei nach der ersten Verdauung im Magen nicht richtig weiterprozessiert. Die weitere Verdauung und die Trennung in Nährstoffe und Abfallstoffe findet nicht vollständig statt. Der Dünndarm kann den Nahrungsbrei nicht halten und transportiert den unverdauten Stuhl nach unten. Diese Störung kann eine Folgeerkrankung vom akuten Durchfall sein. Sie kann aber auch direkt durch übermäßiges Fasten oder, umgekehrt, dauerndes Überessen, Essen während der Verdauung, Essen von kalter, schwerer und kontaminierter Nahrung entstehen. Auch die dauernde, übermäßige Kontrolle der Ausscheidung belastet das System. Durch dieses Verhalten wird *agni* geschwächt und der Mitteldarm, das Organ, in dem *agni* seinen Hauptsitz hat, auch. Der Dünndarm wird schwächer und schwächer und kommt seiner Funktion nicht mehr nach.

Dieser Durchfall ist also ein chronischer. Der sich auf eine lange Vorgeschichte der fehlerhaften Ernährungs- und Verhaltensweisen hin entwickelt. Erst entsteht die Verlangsamung der Verdauung. Dies führt zu Vergärung, vermehrter Speichelbildung, viel Durst, Müdigkeit, Appetitverlust, Schweregefühl, Blähungen und Schwindel. Es kommt zu Aufstoßen mit dem Geruch der unverdauten Nahrung, zu wechselnden Stühlen, mal fest oder mal weich, wobei diese einen fauligen Geruch haben. Der Durst wird mehr, das Essen schmeckt pappig, manchmal erbricht sich der Betroffene. Hände und Füße können anschwellen und schmerzen. Je schwerer verdaulich die aufgenommene Nahrung ist, desto ausgeprägter werden die Symptome. Auch hier kann man anhand der Frequenz und Art der Stühle sowie der Begleitsymptome die Dominanzen der verschiedenen *doshas* herausfiltern.

Therapie

Eigentlich sollte es gar nicht zu Durchfall kommen müssen, denn dieser ist im Allgemeinen Folge von Fehlern in der Ernährung oder der Lebensführung. Daher ist das Beachten der allgemeinen Ernährungsregeln wirklich wichtig und verhindert gleichzeitig schon die Entstehung der Ursache. Die Therapie vom Durchfall hängt davon ab, ob *ama* gebildet wurde. Insbesondere beim chronischen Durchfall, bei dem der Nahrungsbrei nicht weiter verstoffwechselt wird, ist schon fast davon auszugehen, dass *agni* geschwächt ist und *ama* vorhanden. Sie können *ama* feststellen, indem Sie überprüfen, ob Sie sich schwer fühlen, die Gewebe teigig verquollen sind und der Stuhl klebrig und geruchsintensiv ist und im Wasser absinkt.

Wenn *ama* vorhanden ist, darf man den Durchfall auf gar keinen Fall stoppen. Dann wird zur Therapie wieder eine leichte dünne Suppe angeboten. Vielleicht entschlacken Sie erstmal ein paar Tage wie unter »Entschlackungskur« (Seite 82) beschrieben. Achten Sie genau auf Ihren Hunger. Nehmen Sie gerade beim akuten Durchfall Wasser, das lange, lange abgekocht wurde. Offen, sodass der Dampf sich erheben kann. Je mehr das Wasser so »konzentriert« wurde, desto effektiver stoppt es den wässrigen Durchfall und fördert das Wegverstoffwechseln von *ama*. Wasser, das durch dieses offene Kochen auf 1/10 zusammengedampft wurde, gilt im Ayurveda als das Mittel der Wahl bei akutem Durchfall. Es fördert *agni*, ist extrem leicht und fein und trocknet den Stuhl leicht ein. Eventuell können Sie auch etwas Ingwerpulver oder Kreuzkümmel mitkochen lassen.

Wann der Durchfall gestoppt werden darf: Nur wenn nach dem Verdauen und Ausscheiden von *ama* noch eine zu hohe Durchfallfrequenz da ist, sollte der Durchfall gestoppt werden. Granatapfelsaft oder -schalen reduzieren die Stuhlfrequenz. Die Ernährung sollte aus leichten und flüssigen Gerichten wie Suppen oder gekochte Gemüse bestehen. Bitte vermeiden Sie alles Kalte und Rohe so lange bis der Stuhl sich normalisiert hat. Zum Trinken sind lange offen abgekochtes Wasser, eventuell mit etwas Fruchtsaft, v. a. Zitronen- und Granatap-

Buttermilch und Milchschaum

Buttermilch ist ein zentrales Heilmittel bei Erkrankungen des Dünndarms. Sie wirkt appetitanregend, etwas zusammenziehend und leicht. Sie kann bei Störungen des Dünndarms durch alle *doshas* eingesetzt werden.

- Buttermilch wirkt *pitta*-beruhigend, weil sie nach der Verdauung süß wirkt.
- Sie beruhigt *kapha* durch den zusammenziehenden Geschmack und die heißen und trockenen Eigenschaften.
- *vata*-beruhigend ist Buttermilch, da sie nach der Verdauung süß wirkt, dabei sauer schmeckt und fettig-feucht in ihrer Eigenschaft ist.

Milchschaum ist ein Stärkungsmittel für den Dickdarm. Er kühlt, ist unfettig, stimuliert die Verdauung und bildet Kraft. Milchschaum heilt kolikartigen Schmerz, Ödeme, *ama*-bedingtes und Wechselfieber. Er wird auch bei Husten und Asthma empfohlen.

felsaft oder Kokosnusswasser, geeignet. Ein hervorragendes Heilmittel für den Dünndarm ist Buttermilch. Milchschaum ist ein gutes Tonikum für den Dickdarm bei den zu flüssigen Durchfällen. Alle Speisen und Getränke sollten mit den passenden Heilgewürzen verfeinert werden. In der Phase des Durchfalls und für eine gewissen Zeit danach ist es hilfreich, wenn Sie immer mit etwas Asafötida kochen. Das ist ein Stärkungsmittel für den Darm.

Spezielle Heilmittel

Da der Durchfall durch die Schwäche des *agni* hervorgerufen und aufrechterhalten wird, werden zunächst die Aperitifs und Digestifs wieder wichtig. Die Kombination von beiden Wirkungen haben wir beispielsweise bei Gewürzen wie getrocknetem Ingwer, Pippali, schwarzem Pfeffer, Knoblauch und Asafötida. Im *ama*-Stadium arbeiten wir zum einen über die Entschlackungskur, zum anderen werden Gewürze verstärkt, die als Propulsiva wirken und so den *ama*-belasteten Stuhl aus dem System tragen. Dazu gehören Dill, Majoran, Fenchel und Kardamom. Wir fördern in diesem Stadium also konkret die Ausscheidung von Stuhl, um bei Durchfall durch *ama* dieses aus dem System zu putzen. Ist *ama* aus dem System entfernt und der Durchfall bleibt bestehen, werden Gewürze eingesetzt, die den Durchfall stoppen. Diese fördern *agni* und trocknen gleichzeitig die Gewebe und den Stuhl ein, wie Muskat, Safran und Kreuzkümmel. Stärkungsmittel für den Dünndarm, wie Buttermilch, und für den Dickdarm, wie Milchschaum, fördern den Wiederaufbau der normalen Darmfunktion im Anschluss an den Durchfall.

Einfache Rezepte:

- 1 Glas zimmerwarme Buttermilch mit Steinsalz und/oder Ingwerpulver
- 50 ml warmer Milchschaum mit etwas Safran oder Kardamom
- 100 ml durch offenes Abkochen auf ein Zehntel der Menge reduziertes Wasser mit 1 Prise Asafötida oder Kreuzkümmel
- 1 TL in Ghi gebratene Dillsamen und Fenchelsamen

Stoffwechselerkrankungen und Übergewicht

Stoffwechselerkrankungen und Störungen des Gewichts entstehen aus ayurvedischer Sicht besonders dann, wenn eine jahrelange Fehlernährung oder eine lange Lebensgewohnheit schrittweise den *agni*, das Stoffwechselfeuer, überlastet.

Wie wir schon beim Fehlverdauen (Seite 55) gesehen haben, kann auch eine angeborene Belastung durch eine unausgeglichene Konstitution einen schwachen *agni* hervorrufen, der dementsprechend viel leichter zu Stoffwechselstörungen führt. An dieser Stelle möchte ich noch einmal betonen, dass die ayurvedische Sicht auf Krankheiten, deren Verursachung und Entstehung oft sehr vom Verständnis der Schulmedizin abweicht. Die Schulmedizin versteht z. B. die Zuckenkrankheit als eine Störung des insulinabhängigen Stoffwechsels. Im Ayurveda beschreiben wir kein Insulin, keine Rezeptoren und auch keine anderen Hormone oder Enzyme. Man beschreibt aber das energetische Wirkprinzip. Das werde ich Ihnen im Folgenden weiter vorstellen. Die schulmedizinischen Beschreibungen entnehmen Sie bitte anderen Stellen.

Zuckerkrankheit (Diabetes mellitus)

Die Zuckerkrankheit bleibt zunächst oft unbemerkt, weil sie nicht schmerzt. Als Erstes fallen eher Schwäche, Konzentrationsstörungen und eine erhöhte Urinausscheidung auf.

Ursache und Krankheitsentstehung

Als ursächlich werden aus ayurvedischer Sicht einerseits Verhaltensweisen wie die primär sitzende Lebensweise mit Mangel an körperlicher Tätigkeit oder Schlaf am Tag gesehen. Zudem führt eine Ernährung, die zu süß, zu fettig, zu dicht, zu kalt und unreif ist, zur Zuckerkrankheit. Auch eine Ernährung mit vielen Produkten von Stalltieren, die sich selbst nicht bewegen dürfen und ihrerseits zu schwer ernährt werden, kann ursächlich sein. Diese Faktoren schwächen *agni* und reizen *kapha*. Dies verursacht eine Bildung der Gewebe mit zu viel Feuchtigkeit. Fettgewebe und Muskeln werden vermehrt aufgebaut, aber in einer ungesunden Qualität: Sie verlieren die Kompaktheit und beinhalten mehr Feuchtigkeit. Es wird vermehrt Urin produziert und ausgeschieden.

Therapie

Wie immer sollten die verursachenden Faktoren im Lebensstil und der Ernährung weggelassen werden. Und da die Zuckerkrankheit durch die Schwäche des Verdauungsfeuers entsteht, gelten alle Empfehlungen, die für das Fehlverdauen (Seite 55) genannt wurden. Es wird eine reduzierende Ernährung mit nur wenigen Mahlzeiten am Tag emp-

Honig

Anders als Zucker ist Honig nicht nur süß: Sein Nachgeschmack ist zusammenziehend. Er ist trocken und fein und wirkt damit beruhigend auf alle *doshas*. Besonders der dunklere, etwas scharfe Waldhonig wird im Ayurveda geschätzt. Honig gehört zu den Lebensmitteln, die besonders gut therapeutisch wirken, wenn sie älter als ein Jahr sind. Honig sollte nicht über ca. 40 Grad Celsius erwärmt werden. Honig ist ein sehr vielseitiges Therapeutikum, das *agni* steigert, und ein Tonikum für verschiedene Organe und Funktionen wie die Haut, die Knochen, die Nerven, die Stimme, die Augen, das Herz und das Geschlechtssystem darstellt. Dabei ist er gleichzeitig aufbauend wie reduzierend. Er unterstützt Entgiftungsprozesse im Körper. Honig ist ein günstiger Trägerstoff für Heilkräuter und Gewürze und verstärkt deren Wirkung.

fohlen, die eher warm, würzig und leicht sind. Die verzehrten Nahrungsmittel sollten möglichst keine *kapha*-artigen Eigenschaften haben. Wählen Sie gut gereifte Lebensmittel, die ihre Eigenschaften voll entwickelt haben, aus. Getreide und Hülsenfrüchte sollten ein Jahr trocken gelagert nachgereift sein, dann verlieren sie die feuchte Klebrigkeit und werden für Zuckerkranke besser verträglich. Insgesamt sollte sehr wenig süßer Geschmack in der Ernährung vorkommen. Wenn Sie trotz Zuckerkrankheit süßen möchten, dann erlaubt die ayurvedische Ernährungsmedizin ein wenig Honig. Besonders hilfreich sind bittere Lebensmittel wie Fenchel, bittere Gurken, Chicorée oder Blattspinat.

Spezielle Heilmittel

Auch bei Diabetes werden Aperitifs und Digestifs zum *agni*-Steigern wie Pfeffer, Ingwer etc. eingesetzt. Eine spezielle Kräutergruppe sind die Diabetes-stoppenden Substanzen. Diese reduzieren *kapha* und das Fettgewebe, schmecken bitter und zusammenziehend, sind stechend, scharf und erhitzend. Besonders hervorzuheben sind in dieser Gruppe Kurkuma (Seite 73), Lorbeerblätter und Bittergurken.

Hypercholesterinämie

Erhöhte Blutfette sind eine zunächst meist unbemerkte Stoffwechselstörung, die aber in der Entwicklung von Arteriosklerose und dem metabolischen Syndrom X eine wichtige Bedeutung haben. Aus ayurvedischer Sicht sind die erhöhten Blutfette – unabhängig davon, ob es Triglyzeride oder Cholesterine sind – immer ein Anzeichen für *ama*. *ama*, die unreifen Stoffwechselmetaboliten, sind klebrig, fadenziehend, reizend und säuernd. Sie verkleben die Kanälchen. So auch hier die Blutgefäße.

Ursachen und Krankheitsentwicklung

Die Ursachen entsprechen demnach denen für den Diabetes und das Fehlverdauen. Alles, was den *agni* überfordert, führt dazu, dass dieser nicht bis zu Ende verstoffwechselt und *ama* ins System aufgenommen wird. Dabei ist eine Ernährung, die betont süß, fettig, kalt, dicht und klebrig ist, für die *ama*-Bildung hilfreich. Alle hochverarbeiteten und industriell verdichteten Substanzen fördern die *ama*-Bildung. Das Essen während der Verdauung der letzten Mahlzeit, bevor man wieder hungrig ist, oder Essen kurz vor dem Schlafen oder bei Erschöpfung sowie die Aufnahme von Lebensmitteln mit gegensätzlichen Eigenschaften, all das überlastet und schwächt *agni* und fördert *ama*. Auch eine Lebensweise, die sich durch wenig Bewegung, viele Sorgen, Stress und Kopfarbeit oder auch geistige Unterforderung auszeichnet, führt zu Fehlverdauen und *ama*. *ama* setzt sich im Verlauf in den Gefäßen ab, die durch Veränderungen an der Gefäßinnenwand dafür prädisponiert sind. Dort verklebt *ama* das Gefäß und gefährdet auf die Dauer die Durchblutung.

Therapie

Das zentrale Ziel ist es, *agni* zu stärken und *ama* zu verbrennen. Dafür sollten auf jeden Fall die Ernährung umgestellt werden und der Lebensstil so gestaltet, dass *agni* durch ihn nicht geschwächt wird. Akut ist die Entschlackungskur (Seite 82) sinnvoll. Danach sollte die Ernährung leicht sein. Klare Suppen am Abend sind hilfreich. Sie sollten sich angewöhnen, nur abgekochtes Wasser, idealerweise mit Ingwer verkochtes Wasser, zu trinken. Die Ernährung sollte möglichst vegetarisch sein, mit etwas Ziegenmilch, sehr wenig warmer und gewürzter Milch und ohne Milchprodukte und Eier. Nehmen Sie möglichst nur zwei, maximal drei Mahlzeiten zu sich und verzichten Sie vollständig auf kleine Zwischenmahlzeiten. Bittere Kräuter, in Form von Tees oder Kaukörnern, am Ende der Mahlzeiten helfen, den *agni* zu regulieren.

Spezielle Heilmittel

Die zentrale Gruppe von Kräutern und Gewürzen sind auch hier die *ama*-verdauenden Mittel. Besonders wirksam sind Kurkuma, Ingwer, Bockshornklee, Kreuzkümmel und Knoblauch.

Einfache Rezepte:

- täglich morgens 1 mittelgroße Knoblauchzehe mit Honig einnehmen
- 1 TL Ingwer und Knoblauch gemischt und gerieben nüchtern schlucken
- nach jeder Mahlzeit ½ TL Bockshornkleesamen essen

Übergewicht

Übergewicht ist das große Problem unserer Zeit. Zusammen mit der Zuckerkrankheit, der Hypercholesterinämie und dem Bluthochdruck bildet es das Quartett von Krankheiten, dass man »Metabolisches Syndrom X« nennt, und das nicht nur für Erkrankungen wie Herzinfarkt und Schlaganfall ein wesentlicher Risikofaktor ist, sondern auch für die Entstehung von Fettleber, Gallensteinen, Entzündungen, Arthrose, Osteoporose, Morbus Parkinson und Krebs mitverantwortlich ist.

Knoblauch

Knoblauch schmeckt scharf und danach süß, salzig, bitter und zusammenziehend. Er hat also fünf von sechs Geschmacksrichtungen in sich. Er ist gleichzeitig feucht und stechend, schleimig-schwer und beweglich und am Ende erhitzend. Aufgrund dieser Kombination von Eigenschaften wirkt er *kapha*- und *vata*-beruhigend und gleichzeitig *pitta*- und Blut-vermehrend. Er wird vielseitig in der Ernährungsmedizin eingesetzt. Er regt Appetit und Verdauung an und verstoffwechselt *ama*. Dabei ist er sanft abführend, Bauchkrämpfe beruhigend, antimikrobiell und Leber-stimulierend. Er wirft Schleim aus, fördert das Wasserlassen und den Fluss der Monatsblutung, schärft die Sinne und lindert Schmerz und Schwellung. Er wirkt kräftigend, tonisierend und aphrodisierend.

Ingwer

Ingwer ist scharf und stechend und wirkt erhitzend. Frischer Ingwer trocknet und ist schwerer, Ingwerpulver ist milder, aufbauender und entzieht dem Körper nicht die Feuchtigkeit. Beide vermindern *kapha* und *vata*, steigern *pitta*. Ingwer hat eine große therapeutische Breite. Er ist appetitanregend, lindert Verdauungsstörungen und Blähungen, vermindert Übergewicht und Hypercholesterinämie. Er tonisiert das Herz und besänftigt Husten, rheumatische Erkrankungen und Schmerz.

Ursache und Krankheitsentstehung

Auch im Ayurveda meint man, dass die fehlerhafte Ernährung mit Übersättigung, Essen von schwerer, süßer, kalter und fettiger Nahrung eine wichtige Rolle bei der Entstehung von Übergewicht spielt. Aber auch körperliche wie geistige Untätigkeit, viel Stress oder Schlaf am Tag fördern die Fettansammlung. Natürlich gibt es auch Menschen, die genetisch prädisponiert sind. Durch die Ursachen wird übermäßiges Fett gebildet. Anders als sonst wird nur Fettgewebe aufgebaut, nicht aber die anderen Gewebe, weil durch das Fett die Kanäle verstopfen. *vata* wird gereizt und bewegt sich intensiviert durch den Bauch, facht *agni* an und trocknet den Stuhl aus. *agni* sorgt für übergroßen Hunger und Durst, sodass ein Kreislauf der Ursachen und Wirkungen entsteht.

Therapie

Zuerst sollte man die Essgewohnheiten durchleuchten, das Sättigungsgefühl kennenlernen, nur bei Hunger essen, Schlaf und Inaktivität am Tag vermeiden etc. Dabei ist die Stabilisierung von *agni* wichtig. Brennt *agni* unruhig, kann es nicht sicher verbrennen, Fettgewebe nicht weiter verstoffwechseln und damit das übermäßige und unreife Gewebe abbauen. Daher ist das Entlasten von *agni* mit leichter, warmer und würziger Nahrung nur bei Hunger und bis zur Sättigung wichtig. Geeignet sind vor allem Gemüse, insbesondere Blattgemüse, Munglinsen, kleine Mengen alter Reis, Gerste und Hirse. Essig in warmem Wasser auf nüchternen Magen oder Honigwasser helfen beim Abnehmen. Honig, der mindestens 1 Jahr gelagert wurde, wirkt fettreduzierend. Man sollte ausschließlich heiße Getränke aus offen gekochtem Wasser trinken, die den *agni* stärken und die Gewebe eher reduzieren.

Spezielle Heilmittel

Vor den Mahlzeiten *agni* mit einem Aperitif erwecken und nach den Mahlzeiten ein Digestif nehmen, um *agni* zu leiten und zu stärken. Spezielle Reinigungsmittel für das Fettgewebe sind Asafötida, Ingwer und *trikatu*, eine Mischung aus Ingwerpulver, schwarzem Pfeffer und Pippali.

Einfache Rezepte:

- Honigwasser mit Pippali morgens auf leeren Magen trinken
- ¼ TL *trikatu* in etwas Ghi vor den Mahlzeiten einnehmen
- ½ TL Knoblauchsaft mit 1 TL Ingwersaft vor den Mahlzeiten einnehmen
- Tulsitee als Digestif trinken

Herz-Kreislauf-Erkrankungen

Das Herz ist aus ayurvedischer Sicht nicht nur eine Saugpumpe für den Kreislauf, sondern auch der Sitz des Geistes und der Seele. Erkrankt das Herz und ist der Kreislauf gestört, führt das auch zu einer Instabilität auf geistig-spiritueller Ebene.

Bluthochdruck (Hypertonie)

Hypertonie ist eine Erkrankung, die zunächst auch keine Symptome hervorruft. Sie wurde in den alten ayurvedischen Zeiten nicht beschrieben. Und dennoch lässt sie sich ayurvedisch erklären und behandeln.

Ursache und Krankheitsentstehung

Wie immer sind Ernährung, Verhalten, psychische Faktoren und Veränderungen der Gewebe für die Entstehung verantwortlich. Jeder der *doshas* kann durch die ihm gleichenden Eigenschaften auf allen diesen Ebenen gereizt werden. *doshas* haben eine enge Assoziation mit bestimmten Geweben: Ein vermehrter *kapha* wird Plasma bilden und ein gereiztes *pitta* eher Blut erhitzen. Wenn der vermehrte *kapha* zu mehr Plasma führt, sorgt das zum Bluthochdruck durch ein Übermaß an Volumen. Das gereizte *pitta* sorgt für ein Übermaß an heißem Blut, das gegen die Gefäße drückt. Zu viel *vata* führt zu viel Druck im Herz-Kreislauf-System und somit zu Hypertonie.

Therapie

Gerade bei diesen sehr unterschiedlichen Formen von verursachenden Faktoren ist deren Verhinderung immer zentral, um eine chronische Erkrankung wie den Bluthochdruck dauerhaft zu behandeln. Ist der auslösende Faktor Stress, dann sollten Strategien zur Stressverminderung gewählt/angewandt werden. Besonders dem Schlaf sollte genügend Raum gegeben werden. Rhythmus, Regelmäßigkeit und Verlässlichkeit sind für das Stabilisieren des vegetativen Nervensystems wesentlich. Ist der auslösende Faktor die fehlerhafte Ernährung, ist es sinnvoll, sich wieder an den allgemeinen und spezifischen Empfehlungen für die Ernährung (Seite 30) zu orientieren. Bei Bluthochdruck sollte die Ernährung sanft, warm, leicht verdaulich und mäßig gewürzt sein. Regelmäßige Entlastungstage, z. B. mit Apfelreis oder *kicadi* (Seite 84), sind sinnvoll. Die Ernährung soll salzarm sein, weil das Salz Plasma bindet und vermehrt. Das Essen sollte mit Achtsamkeit, Ruhe und Freude eingenommen werden. Fokussieren Sie sich beim Essen auf das Schmecken und Genießen. Bleiben Sie nach dem Essen ein wenig sitzen, um der Verdauung etwas Raum zu geben. Das nimmt auch Druck aus dem Herz-Kreislauf-System.

Trauben

Trauben schmecken süß und leicht zusammenziehend am Ende. Sie sind schwer, feucht und leicht fettend und kühlen. Damit besänftigen sie *pitta, vata* und Blut. Die Traube ist ein viel genutztes Therapeutikum. Sie hat die verschiedensten therapeutischen Wirkungen. Sie lindert Durst und Atemnot, kühlt bei Fieber und Brennen, stoppt Blutungen, führt sanft ab und baut bei Gewichtsverlust auf. Sie tonisiert das Hirn, das Herz und die Augen. Sie gibt geistige Befriedigung, Frohsinn und stabilisiert im Leben. Dadurch ist sie für Schwangere, Geschwächte und alte Menschen besonders empfehlenswert.

Spezielle Heilmittel

Die Gruppe der durchblutungsfördernden Mittel sollte vor allem bei den kühlen Formen von Bluthochdruck eingesetzt werden. Diese erweitern die Blutgefäße, erhöhen damit den Gesamtquerschnitt und senken den Blutdruck, Beispiele sind schwarzer Pfeffer, Knoblauch und Senfsamen. Diese können auch bei verkrampften Blutgefäßen eingesetzt werden. Ist das Blut erhitzt, sind *pitta*-besänftigende Mittel wie Trauben oder Zuckerrohrsaft und das Blut klärende Mittel wie Fenchel, Kurkuma, Safran oder Majoran angezeigt. Bei einer Steigerung des Blutvolumens durch zu viel Plasma oder Blut können harntreibende Mittel wie Zwiebel, Gurken, Ananas, Koriander oder Dill und schweißtreibende Mittel wie Tulsi, Majoran oder Minze eingesetzt werden.

Einfache Rezepte

- 1 Glas Smoothie aus Gurke, Ananas und Fenchel mit etwas Minze und 1 TL Sesamöl
- 40 ml süßer Traubensaft mit ½ TL Kurkuma und 2 Fäden Safran mit etwas abgekochtem Wasser und 1 TL Ghi bei *pitta*-artigem Bluthochdruck
- 1 TL Zuckerrohrsirup mit Pfeffer und 1 Knoblauchzehe bei *vata*-artigem Bluthochdruck
- Bei *kapha*-artigem Bluthochdruck 1 TL alter Honig mit Pfeffer und Knoblauch

Herzschwäche (Herzinsuffizienz)

Wenn das Herz Mühe hat, hinreichend Blut mit ausreichendem Druck durch den Körper zu pumpen, nennt man das Herzschwäche.

Ursache und Krankheitsentstehung

Das Herz kann durch eine fehlerhafte Ernährung geschwächt werden. Durch die übermäßige Einnahme von heißer, schwerer, trockener, bitterer und zusammenziehender Nahrung, durch häufiges und exzessives Überessen, durch die Einnahme von Nahrung mit gegensätzlichen Eigenschaften kommt es zu Fehlverdauung. Das Herz bekommt nicht mehr die Kraft, die es für seine Arbeit benötigt. Auch durch zu intensive Therapien oder zehrende Emotionen wie Angst, Sorgen, Kummer oder geistige Anspannung kann das Herz geschwächt werden. Durch diese Faktoren werden alle drei *doshas* gereizt und reizen ihrerseits das Plasma, das durch das Herz zieht. Damit entsteht eine Verletzung im Herzen.

Therapie

Auch hier sollte versucht werden, die Ursachen aus dem Leben zu verbannen. Wie immer ist es sinnvoll, *agni* zu stärken. Gerade bei der Sanftheit des Organes Herz sollte das mit milden Methoden erfolgen wie z. B. Ghi zum Kochen nehmen und das Trinken von Ingwerwasser aus Ingwerpulver. Die Ernährung sollte leicht, klar, rein und frisch sein. Sie sollte mild gewürzt werden und sanft nährend sein. Die meisten im Rezeptteil angegebenen Gerichte sind hier geeignet, insbesondere die leichteren.

Spezielle Heilmittel

Herzstärkende Mittel sind bei Herzschwäche angezeigt. Diese haben eine kühlende Potenz und beruhigen *vata*. Zu diesen Heilmitteln gehören die Rose, Safran und Dillsamen. Wenn die Herzfrequenz zu langsam ist, können auch in geringem Maße herzstimulierende Lebensmittel eingesetzt werden, wie Pfeffer, frischer Ingwer oder auch Kaffee. Geben Sie bitte dem Herz auch immer genügend Zeit zur Erholung, wenn Sie es angeregt haben. Sonst laufen Sie Gefahr, dass Sie in der Folge der Herzstimulation das Herz weiter erschöpfen.

Einfache Rezepte:

- Rosenblättertee mit etwas Rohrzucker
- täglich 1 Tasse Milch trinken, die mit Safran gekocht wurde
- 1 TL aus einer Mischung, die je zu einem Drittel aus Dillsamen, Ingwerpulver und Nelken besteht, mit heißem Wasser abkochen und als Aperitif einnehmen

Erkrankungen des Atem- und Immunsystems

Der Atem ist ein wichtiger Lieferant von *prana*, der Lebenskraft. *prana* ist eine der fünf Formen von *vata*, der Brustraum Hauptsitz von *kapha*. Daher sind Erkrankungen des Atemsystems meist mit einer Störung von *vata* und *kapha* assoziiert.

Husten

Husten halten wir in der Schulmedizin nur für ein Symptom von verschiedenen Atemwegserkrankungen wie Bronchitis oder Lungenentzündung. Im Ayurveda beschreiben wir die Erkrankung direkt am Symptom.

Ursache und Krankheitsentstehung

Husten kann von den verschiedensten Reizen ausgelöst werden. Einatmen von Nahrung, Rauch oder Staub führt zum Hustenreflex. Trockener Husten kann aber auch durch zu trockene Nahrung oder körperliche Überanstrengung entstehen. Selbst psychische oder mentale Überlastung, zum Beispiel durch zu viel Lernen oder übermäßigen Druck, können den Menschen austrocknen. Die Zunahme an innerer Trockenheit steigert dann *vata* und sorgt für die ruckhafte Bewegung der Luft nach oben. Weil der Brustraum der Wurzelsitz von *kapha* ist, wird *kapha* ebenfalls gereizt und sorgt für Verschleimung der Atemwege. So entsteht eine Obstruktion mit Entzündung der Atemwege. Auf die Dauer erkranken auch die Lunge und das Herz.

Therapie

Je nachdem, ob durch *vata* ein trockener Husten entstanden ist oder die Verschleimung von *kapha* vorherrscht, sollten die gleichartigen Eigenschaften der verursachenden *doshas* im Alltag möglichst minimiert werden. Da beide *doshas* kalt sind und *agni* schwächen, sollte das Verdauungsfeuer gut geschützt werden. Insgesamt profitieren die Atemwege von warmer, gekochter, sanft würziger und feucht-fettiger Kost, die leicht verdaulich ist und Sie so nicht unnötig belastet. Die vermehrte Bildung von *ama* sollte vermieden und damit alle schwere, ölige, reizende und unreife Kost gemieden werden.

Spezielle Heilmittel

Einige Heilmittel wirken hustenstillend. Sie reduzieren *vata* und fördern den Ausgleich der Bewegungsrichtungen im Atemsystem. Dazu gehören Pippali, Traube und Koriander. Diese werden in Milch, Ghi oder Sirup gegeben, wenn der Husten trocken ist. Ist der Husten eher schleimig, werden schleimzerstörende Heilmittel eingesetzt. Diese sind leicht, scharf und heiß, und reduzieren damit

Pippali

Pippali, der lange Pfeffer, ist ein Verwandter des schwarzen Pfeffers und kann wie dieser zum Würzen eingesetzt werden. Pippali schmeckt scharf, ist stechend und leicht und kann damit Verschleimungen und *ama* durchdringen und Biokanäle öffnen. Anders als der schwarze Pfeffer ist dieses Gewürz nicht erhitzend und wirkt Gewebe aufbauend. Damit beruhigt es alle drei *doshas*, mindert aber hauptsächlich *kapha* und *vata*. Durch seine Milde kann Pippali auch bei geschwächten Menschen, Kindern und hitzigen Personen eingesetzt werden. Allerdings sollte man dieses Gewürz nicht länger als vier Wochen kontinuierlich in medizinischer Dosierung einsetzen, weil es sonst nicht mehr so gut wirkt und selbst eher verschleimt. Eine besondere Methode des medizinischen Einsatzes von Pippali ist die Treppenkur (Seite 83). Pippali fördert *agni*, wirkt appetitanregend, Völlegefühl beseitigend, Winde befreiend, Bauchkrämpfe beruhigend und sanft abführend. Es stimuliert die Leber, reinigt und stärkt das Blut, senkt Fieber wie Schwellungen und ist tonisch. Pippali stillt Husten, beendet Schluckauf und hilft beim Bekämpfen von Keimen im Körper.

kapha und Schleim, wie z. B. Zimt und Asafötida. Sitzt der Schleim fest, sollte man schleimverflüssigende Heilmittel einnehmen. Diese sind meist süß, schwer und kühlend. Sie führen zu mehr Wasser-Element, was den Schleim flüssiger werden lässt. Hierzu gehören Trauben, Zwiebeln, Nelken und Ajowan. Auch Salz führt zur Verflüssigung von festem Schleim, soll aber bei Bluthochdruck oder Hauterkrankungen nicht vermehrt eingenommen werden. Spezielle Tonika für die Atemwege sind Pippali und schwarzer Pfeffer.

Einfache Rezepte:

- Kurkuma mit Milch und Pippali vor dem Essen
- Mischung von Zimt, Nelke und Pippali in Honig
- zum Schleimlösen immer wieder kleine Menge Salz lutschen

Atopische Erkrankungen

Bei den atopischen Erkrankungen reagiert der Körper allergisch auf harmlose Reize wie Pollen. Zu diesen Erkrankungen gehören Heuschnupfen, allergisches Asthma, Neurodermitis und Nesselsucht. Die allergische Reaktion spielt sich damit in unterschiedlichen Systemen ab: den Binde- und Schleimhäuten, dem Atemsystem und der Haut.

Ursache und Krankheitsentstehung

Ähnlich wie beim Husten werden die atopischen Erkrankungen zunächst von Faktoren verursacht, die *vata* reizen. Das können – wie Sie längst wissen – verschiedenste Dinge sein wie übermäßiges Reden, Grübeln oder Sorgenmachen, Stress, Schlafmangel, übermäßiges Weinen, übermäßige sexuelle Betätigung, das Unterdrücken von natürlichen Bedürfnissen, die Exposition gegenüber kaltem Wetter oder Unfälle oder Therapien, die die Gewebe vermindern. Mit *vata* werden in der Folge auch *pitta* und *kapha* gereizt. Das wird gefördert, wenn im Leben auch noch *pitta*-reizende Faktoren wie übermäßiger Ärger, Fehlverdauung oder Hitze-Exposition des Kopfes oder *kapha*-reizende Faktoren wie Schlaf am Tag, Kälte-Exposition oder Trinken von übermäßig viel Wasser vorherrschen. Wo die drei gereizten *doshas* in das Kanalsystem eintreten und sich die atopische Reaktion abspielt, hängt von der Ähnlichkeit der Reize mit den be-

Kardamom

Kardamom ist ein vielseitiges Heilgewürz. Interessant ist, dass er auf der einen Seite scharf ist, daneben aber auch süß. Er ist leicht und trocken und dabei kühlend. In der Folge beruhigt er alle drei *doshas*. Er fördert *agni*, den Geschmack, den Appetit und die Verdauung und führt dabei Stuhl und Harn sanft ab. Er beendet Erbrechen und stillt den Durst. Auf die Atemwege wirkt er Atemnot beendend und Schleim auswerfend. Er beruhigt Brennen, senkt Fieber und kräftigt.

troffenen Geweben und der Sollbruchstelle in den Kanalsystemen ab.

Therapie

Natürlich sollte man – wie stets – die Behandlung damit beginnen, die ursächlichen Faktoren möglichst aus dem Leben zu entfernen. Dabei ist es auch wichtig, die Exposition gegenüber Kälte, Staub, Wind etc. zu vermeiden. Wenn alle *doshas* gereizt sind, ist die direkt *dosha*-vermindernde Therapie schwieriger. Daher ist das zentrale Ziel, *agni* zu stärken und *ama* zu verdauen. Das könnte durch einen Aperitif vor dem Essen, wie z. B. *trikatu* oder nur Pippali mit Honig, und einen Digestif nach dem Essen wie beispielsweise einen Tulsitee erreicht werden. Dann sollte die Ernährung gut an den aktuellen Hunger und die Verdauungsgeschwindigkeit angepasst werden. Sowohl zu leichte und trockene, unregelmäßige, als auch zu klebrige, saure und schwere Ernährung sollten vermieden werden. Leicht verdaulich und trotzdem nährend sind z. B. *kicadi* (Seite 84), leichte Gemüse-Reis-Gerichte oder Mungdal. Wasser sollte nur warm getrunken werden.

Spezielle Heilmittel

Da *ama* oft im Spiel ist, ist die Gruppe der *ama*-verdauenden Mittel hilfreich. Dazu gehören beispielsweise Knoblauch und Pippali. Betrifft die Atopie die Atemwege als Asthma, sind Heilmittel, die die Atemnot lindern, angezeigt, wie Zimt, Kardamom, Tulsi und Asafötida. Diese sind leicht, trocken und erwärmen und vermindern dadurch *vata* und *kapha*. Auch die schleimauflösenden Heilmittel wie Zimt und Asafötida sind bei asthmatischen Situationen wirkungsvoll. Belastet die Atopie die Haut, dann sind Heilmittel, die die Hautkrankheit lindern, indiziert, wie Kurkuma, Pippali und Tulsi. Entsteht eine Nesselsucht, gibt es spezifische Nesselsucht beruhigende Mittel wie Kardamom, Ingwerpulver und Minze. Heilmittel gegen Juckreiz sind schwarzer Pfeffer und gegen Brennen Kardamom und Koriander.

Lebensmittelunverträglichkeiten

Lebensmittelunverträglichkeiten sind klassisch im Ayurveda nicht beschrieben. Sie nehmen allerdings zu und spielen im praktischen Alltag eine immer größere Rolle. Sie lassen sich ayurvedisch wie folgt verstehen.

Ursache und Krankheitsentstehung

Die Nahrung und die Lebensweise, die trocknend, auskühlend, destabilisierend und fordernd wie überfordernd sind, führen zur Reizung von *vata* und eventuell zusätzlich zur Behinderung von *pitta*. Dies sorgt für eine Schwächung von *agni*, der nicht mehr in der Lage ist, die Lebensmittel korrekt zu verdauen. Dann kann *agni* zunächst nur wenige, sehr schwer verdauliche Lebensmittel nicht hinreichend verdauen wie Gluten oder Milcheiweiß.

Dies führt zur *ama*-Bildung, was auf die Dauer *agni* weiter schwächt. So erklärt sich aus ayurvedischer Sicht, dass bei einem Menschen mit einer Nahrungsmittelunverträglichkeit im Verlauf der Zeit häufig weitere Lebensmittel auffallen, die ebenfalls nicht mehr verdaut werden können.

Therapie

Die Therapie beginnt mit der Suche nach den auslösenden Faktoren und dem Versuch, diese zu verändern. Ernährungsmedizinisch ist nun eine Entschlackungskur notwendig. Ideal wäre eine Reduktionskost mit *kicadi* (Seite 84) und einer Pippali-Treppenkur (Seite 83). Wenn der Stoffwechsel stabil ist, werden langsam einzelne Lebensmittel, die leicht verdaulich sind, eingeführt. Man beginnt mit einzelnen Gemüsesorten, die die betroffene Person sicher verstoffwechseln kann, z. B. Kartoffeln, Hirse, Quinoa, alten Getreidesorten, Samen oder leichten Hülsenfrüchten. Dann werden Honig und natürliche Zucker eingeführt. Wenn das gutgeht, werden tierische Produkte hinzugefügt, angefangen mit Ziegenmilch und -produkten, dann die Milch vom Hof mit frei lebenden Kühen, später Eier, Fisch, Geflügel etc. Das Ziel ist, langsam die Ernährung so aufzubauen, dass *agni* es zunehmend schafft, auch bislang nicht vertragene Lebensmittel schrittweise und in zunächst kleinen Mengen wieder zu verdauen.

Bei Nahrungsmittelunverträglichkeit geht es um die Steigerung der Kraft von *agni*. Das fördert man zum einen durch die leicht genug verdauliche Nahrung, so wie oben diskutiert. Zum anderen durch die Aperitifs und Digestifs (Seite 100).

Erkrankungen von Knochen und Gelenken

Knochen als Gewebe haben aus ayurvedischer Sicht die Funktion zu stützen und zu halten. Sie geben dem Bewegungsapparat Halt, aber auch dem gesamten Menschen. Die Gelenke dagegen sorgen für die elastische Verbindung zwischen den festen Knochen.

Arthrose

Die Arthrose gehört zu den großen Volkskrankheiten unserer Zeit. Viele Menschen, besonders die im Alter über 50 Jahre, sind betroffen. Bei Frauen nimmt die Arthroserate insbesondere nach den Wechseljahren deutlich zu. Anfangs spürt man die Gelenke vor allem bei verstärkter Belastung oder beim Anlaufen nach Ruhephasen. Später kann es zu einem Dauerschmerz, Versteifung und Verformung der betroffenen Gelenke kommen.

Ursache und Krankheitsentwicklung

Die Arthrose entsteht aus ayurvedischer Sicht durch eine vermehrte Reizung des *dosha vata*. Faktoren wie zum Beispiel Überlastung, einseitige Belastung, heftige und zu schnelle Bewegungen, Kälte, langes Reisen, trockene, unregelmäßige oder auch zu wenig Ernährung führen über ihre Ähnlichkeit mit den Eigenschaften von *vata* zu einer Vermehrung und Steigerung dieses *doshas. vata* zieht durch die Biokanäle und setzt sich in den Gelenken ab. Dort führt dieser *dosha* zu Knorpel-

Bockshornklee

Bockshornklee ist ein hervorragendes Gewürz mit großer Heilwirkung. Er schmeckt scharf und ist gleichzeitig leicht, fettig und erwärmend. Damit wirkt er besänftigend auf *vata* und *kapha*.
Er ist ein gutes Nerventonikum, wirkt appetitanregend, leicht abführend und verdauungsfördernd. Er lindert Schmerz und Schwellung und kann hervorragend in allen Situationen eingesetzt werden, in denen Schmerz eine Rolle spielt. Auch in der Frauenheilkunde hat der Bockshornklee eine bedeutende Rolle als wichtigstes Heilmittel für die Frau nach der Geburt, weil es die Gebärmutter wieder reinigt und zusammenzieht und gleichzeitig den Milchfluss fördert. Menschen mit Magenübersäuerung und Magenschleimhautentzündung sollten allerdings Bockshornklee nur in sehr kleinen Mengen und mit Ghi kombiniert zu sich nehmen.

Kurkuma

Vom Geschmack her ist Kurkuma bitter und scharf, in seinen Eigenschaften trocken und leicht. Er wirkt erhitzend. Durch diese besondere Kombination ist er außer *vata*- und *kapha*-beruhigend gleich noch *pitta*-ausleitend und -beruhigend. Er wird therapeutisch sehr vielfältig eingesetzt. Am besten wirkt er, wenn er mit ein wenig Pfeffer oder Pippali verbunden wird. Kurkuma wirkt schmerzstillend und abschwellend. Gleichzeitig fördert er den Geschmack, führt leicht ab, sorgt für Gallenfluss, reinigt die Gewebe von Schleim, Mikroben und Gift und senkt Fieber. Kurkuma stoppt Hautkrankheiten und stillt Juckreiz.

abbau und trockener Reibung sowie Schmerzen und Verformung.

Therapie

Wie immer gilt es zuerst, die verursachenden Faktoren so weit wie möglich im Alltag zu vermindern. Gerade bei Störungen, die von *vata* dominiert werden, sollte *agni* gut beachtet werden, damit kein *ama* entsteht. Das Essen sollte warm, leicht fettig und gut gewürzt sein. Ernähren Sie sich so, wie es bei der *vata*-beruhigenden Ernährung beschrieben ist. Da bei dieser Erkrankung erst der Knorpel und später auch der Knochen abgebaut werden, sollten gezielt diese Gewebe aufgebaut werden. Das erfolgt am leichtesten durch die gleichen Gewebe in der Nahrung. Damit sind die Gerichte, die Sie unter aufbauenden Kuren (Seite 81) finden, gut geeignet wie die Hühnersuppe und die Fischsuppe. Wenn die Arthrose aktiviert ist, Sie also unter vermehrten Schwellungen und einer Überwärmung leiden, halten Sie sich bitte an die Ernährungsempfehlungen, die unter Rheuma (Seite 73) gegeben werden.

Spezielle Heilmittel

Zu den *vata*-besänftigenden Mitteln gehören Sesamöl, Ghi und Knoblauch. Zu den knochenaufbauenden Substanzen zählt man neben Knochen und Knorpel selbst auch Sesam, Milch, Butter und Ghi. Dann gibt es die Gruppe der Körperschmerz lindernden Substanzen. Hier ist besonders der Bockshornklee hervorzuheben.

Rheuma

Rheuma wird im Ayurveda genau so verstanden wie in der Bevölkerung: alle Erkrankungen, bei denen wechselnde Gelenke schmerzen und anschwellen und bei denen man sich schwer und leicht fiebrig fühlt, fallen aus ayurvedischer Sicht unter Rheuma.

Ursache und Krankheitsentstehung

Die Krankheit beginnt mit den gleichen Ursachen wie das Fehlverdauen (Seite 55) und die Stoffwechselstörungen (Seite 60), nämlich mit all dem, was ein schwaches Verdauungsfeuer hervorruft. Wenn jemand mit einem schwachen Verdauungsfeuer Nahrungsmittel mit widersprüchlichen Eigenschaften zu sich nimmt, sich überlastet – körperlich, geistig oder emotional – und sich nicht hinreichend körperlich bewegt, dann entsteht gleichzeitig eine Erregung von *ama* und *vata*. Plasma wird mit *ama* verunreinigt und wird sehr schleimig. *ama* wird durch *vata* durch den Körper bewegt, verklebt die Kanälchen und erreicht die Gelenke. Dort führt es zu Entzündung, Schwellung und Schmerz.

Therapie

Da *ama* eine Folge der mangelnden Reaktion auf einen geschwächten *agni* ist, ist es wichtig, den *agni* zu stabilisieren und zu stärken. Dafür ist es unvermeidbar, dass man nur bei Hunger isst und dann so lange pausiert, bis die letzte Mahlzeit vollständig verdaut ist. Die Mahlzeit selbst sollte leicht verdaulich, warm und mit hinreichend Gewürzen und dabei frisch gekocht sein. Ideal sind die klare Gemüsebrühe (Seite 140) oder das *kicadi* (Seite 84). Ist *ama* nicht verdaut, kommt man mit der weiteren Therapie nicht voran. Auf Lebensmittel wie Quark, Fisch, Zucker, Reis, Uridlinsen, Bananen, kaltes Essen und Trinken sollte vor allem in entzündlichen Phasen verzichtet werden.

Spezielle Heilmittel

Zuallererst sind die wichtigen Kräutergruppen wieder die Aperitifs und Digestifs sowie die *ama*-verdauenden Lebensmittel wie Ingwer, Pippali, Knoblauch und Kurkuma. Wie bei der Arthrose werden *vata*-beruhigende Heilmittel verstärkt eingenommen. Substanzen, die die Schwellung stoppen, bauen *ama* ab und öffnen die Biokanäle für den Abtransport der entzündlichen Flüssigkeiten. Hier ist insbesondere Kurkuma zu nennen. Zu allen Gruppen zugleich gehören außer dem »gelben Gold« Kurkuma auch Ingwer und Tulsi.

Einfache Rezepte:

- 3 TL Honig mit Kurkuma und etwas Pfeffer
- Mischung von Ingwerpulver mit Knoblauchpaste in 1 TL Ghi
- 1 TL Basilikumsamen im Wasser verquollen als Aufguss, mit Honig süßen

Osteoporose

Während bei der Arthrose aus ayurvedischer Sicht *vata* in den Gelenken sitzt, hat sich bei der Osteoporose *vata* tief im Knochengewebe eingenistet.

Ursachen und Krankheitsentstehung

Als Ursachen kommen alle *vata*-reizenden Faktoren auf allen Ebenen des Lebens infrage. Natürlich wird die Osteoporose, so wie andere *vata*-Störun-

Milch

Im Ayurveda wird die Milch klassisch als höchstwertiges Nahrungsmittel angesehen. Sie ist die erste Nahrung, die wir aufnehmen, und hat extrem stärkende und aufbauende Eigenschaften. Sie schmeckt süß und wird als schwer, schleimig, feucht, fettig, weich, flüssig, sanft und kühlend beschrieben. Damit ist sie *pitta*- und *vata*-beruhigend und vitalisierend. Verschiedene Milchsorten werden beschrieben. Kuhmilch gilt als die beste der Milchsorten. Sie ist eines der zentralen Mittel der Gruppe der lebensfördernden Substanzen und wirkt sehr kräftigend, fördert die Intelligenz und das Immunsystem.

Um eine optimale Milch zu erhalten, sollte man heute allerdings gut auf die Quelle achten: Die Milch sollte möglichst von einer Kuh stammen, die sich bewegen und sich ihr Futter auf der Weide suchen darf. Sie sollte ihre Hörner und ihr Kalb behalten dürfen. Die Milch sollte nicht von zu vielen Tieren gemischt und nicht homogenisiert werden. Eine solche Milch ist voll und ganz gesundheitsförderlich. Um die Schleimigkeit zu vermindern, sollte Milch immer warm und gewürzt und nicht gemeinsam mit Fisch, Fleisch oder Früchten eingenommen werden.

gen auch, mit zunehmendem Alter wahrscheinlicher, weil *vata* immer mehr der vorherrschende *dosha* in der Lebensphase ist. Ist *vata* vermehrt und gereizt, zieht er durch die Biokanäle und setzt sich im Knochengewebe fest. Dort führt er zu Schmerz und Gewebeabbau.

Therapie

Bedeutsam ist es, die Faktoren im Leben zu vermindern, die *vata* reizen. Wollen wir jetzt bei unverändert *vata*-fördernder Lebens- und Denkweise eine *vata*-vermindernde Ernährung einsetzen, dann kommen wir nicht an das Ziel. Um Knochengewebe wieder stärken zu können, müssen wir zudem *agni* fördern, ohne den Gewebeaufbau unmöglich ist. Die Ernährung sollte daher warm, weich, leicht verdaulich und nahrhaft sein. Sie ist idealerweise reich an Milch und Ghi, guten Ölen und Gewürzen.

Spezielle Heilmittel

Zum einen kommen auch hier wieder die *vata*-beruhigenden Mittel zum Einsatz wie Sesamöl, Ghi und Ingwer, Tulsi und Kurkuma. Dazu kommen ayurvedische Analgetika. Dies sind *vata*-besänftigende Mittel mit spezieller Wirkrichtung zum Nervensystem wie z. B. Zwiebel und Knoblauch. Als dritte Substanzgruppe werden knochenaufbauende Mittel verwandt. Dies sind natürliche Kalziumquellen, wenn man es modern ausdrücken möchte, nämlich Knochen selbst, Eierschalen, Milch, Mandeln oder Hülsenfrüchte. Auch Samen wie Selleriesamen, Dillsamen, Mohn oder Sesam bauen Knochen gut auf.

Einfache Rezepte:

- täglich 250 ml Kuhmilch oder Mandelmilch mit etwas Ingwerpulver und Kurkuma einnehmen
- täglich 1 TL Sesamsamen in die Mahlzeiten einmischen

Psychische und neurologische Erkrankungen

Im ayurvedischen Denken sind der Geist und der Körper nie ganz voneinander getrennt. Auch auf den Geist wirken die *doshas*, die im Magen-Darm-Trakt entstehen. So werden auch psychische Erkrankungen sinnvoll über die Ernährung mit behandelt.

Schlafstörungen

Schlaflosigkeit ist auch eine *vata*-Erkrankung. Bei ihr fehlt der aufbauende Schlaf, der durch die Süße und Schwere von *kapha* entsteht.

Ursachen und Krankheitsentstehung

Durch übermäßige Absorption in der Arbeit, Störungen des Tagesrhythmus durch Nachtdienste und Schichtarbeit, hohes Alter, zehrende Erkrankungen, starke Emotionen, Gedankenkreisen und alle anderen Faktoren, die *vata* reizen, wird verhindert, dass *kapha* zur Nacht wirken und den Betroffenen in die Tiefe des Schlafs tragen kann. Eine instabile Psyche und eine *vata*-Konstitution begünstigen das Auftreten von Schlafstörungen.

Therapie

Neben dem Verhindern der Ursachen ist eine gute Schlafhygiene wichtig, in der man im Schlafzimmer alle aktivierenden Handlungen und Gerätschaften vermeidet und sich liebevoll, wie das eigene Baby, ins Bett bringt. *agni* sollte gut geschützt werden – wie immer über warmes und nicht zu schweres Essen, weil zu schweres und zu spätes Essen zwar *kapha* fördert, aber leicht zu *ama* führt, was dann einen Kreislauf von morgendlicher Schwere und Aufputschmitteln und abendlichem Sich-schwer-Machen hervorrufen kann. Empfehlenswert ist eine nährende, weiche, warme und dabei möglichst noch leicht verdauliche Ernährung, z. B. mit Suppen mit Sahne oder Milchreis mit Gewürzen. Auch ein wenig Wein am Abend ist erlaubt. Mit »wenig« meint man im Ayurveda ca. 40–50 ml mit warmem Wasser.

Spezielle Heilmittel

Neben den *vata*-beruhigenden Kräutern sind die schlaffördernden Substanzen wesentlich. Diese haben die spezielle Wirkung, den Schlaf herbeizuführen, während sie gleichzeitig auch *vata* besänftigen. Hierzu zählt eine warme Milch, Ghi, Safran, Lavendel, Kardamom, Muskat und – in winzigen Mengen – Chili. Vermieden werden sollten alle aktivierenden und aufputschenden Mittel ab dem frühe Nachmitttag, dazu gehören neben Kaffee und Tee auch Pfeffer, Pippali und Ingwer.

Einfache Rezepte:

- ¼ TL geriebene Muskatnuss mit weißem Mandelmus und Rohrzucker in ca. 100 ml Milch kochen und ½ Stunde vor dem Schlafengehen einnehmen.
- 1 TL Ghi mit 3 Fäden Safran, Muskat und Kardamom und einer winzigen Prise Chili mit warmer Mandelmilch trinken.
- 1 Glas Tee aus Lavendel, Passionsblüte und Minze aufbrühen und mit einem Schluck Sahne trinken.

Depression

Depression kann sich sehr unterschiedlich zeigen. Manchmal wird man schwer und antriebsarm, interessiert sich für nichts und kann sich nicht freuen. Manchmal wird man ängstlich, unruhig und getrieben. Man kann sich nicht konzentrieren, aber auch nicht schlafen. Manchmal bekommt man Schmerzen im Körper oder in den Organen.

Ursachen und Krankheitsentstehung

Die verschiedenen Arten von Depression werden durch die unterschiedliche Belastung des Geistes durch die verschiedenen *doshas* verständlich. Schwer und antriebslos fühlt man sich, wenn *kapha* oder *ama* vermehrt sind. Unruhig und ängstlich oder auch schmerzbehaftet wird ein Mensch, dessen *vata* gestört ist. Dieses *dosha*-Ungleichgewicht entsteht wie bei den anderen beschriebenen Erkrankungen durch eine einseitige Präsenz der den *doshas* entsprechenden Eigenschaften in der Ernährung und im Alltag. Die *doshas* verändern in der Folge auch die Eigenschaften des Geistes und vermindern die Leichtheit und Klarheit, stattdessen entstehen Dumpfheit oder Unruhe.

Therapie

Wie immer betrachten wir zuerst den Alltag und versuchen, dort die Einseitigkeit der einwirkenden Eigenschaften, auch durch den Einsatz gegensätzlicher Eigenschaften, zu vermindern. Ernährungsmedizinisch geht es darum, die *doshas* wieder auszugleichen und den Stoffwechsel zu stärken. Das erfolgt zunächst durch die Beachtung der allgemeinen Ernährungsregeln. Wichtig ist der Hunger. Dieser sollte beachtet werden und die Sättigung erfolgen. Die Sinne sollten für den Wohlgeschmack des Essens geöffnet werden. Die Befriedigung, wenn der Hunger gestillt ist und man sich wohlfühlt. Essen sollte leicht verdaulich, warm, etwas fettend und würzig sein. Süß halten wir im Ayurveda für

Ghi

Ghi gilt als das Beste unter allen Fetten, weil es durch viele Reinigungsprozesse immer feiner geworden ist. Es ist durch Hitze entstanden und braucht nicht in den Kühlschrank. Wie Sie es selbst herstellen, wird im Ghi-Rezept (Seite 98) beschrieben.

Ghi schmeckt süß, ist schwer, weich, feucht, fettig und wirkt kühlend. Es wirkt wässrig und fettend. Ghi beruhigt *vata* und *pitta*. Eine der Besonderheiten von Ghi ist, dass es zwar auf der einen Seite *pitta* beruhigt, aber trotzdem *agni* fördert.

Abhängig von der *dosha*-Dominanz kann man Ghi differenziert nutzen, z. B.

- reines Ghi oder Ghi mit Zucker bei *pitta*-Konstitution oder -Erkrankungen,
- Ghi mit Steinsalz bei *vata*-Konstitution oder -Erkrankungen und
- Ghi mit *trikatu* bei *kapha*-Konstitution oder -Erkrankungen.

einen Geschmack, der den gesamten Menschen bis in die Tiefe nährt. Allerdings ist uns eine vollwertige Süße wichtig. Diese sollte nur so weit aufgenommen werden, wie sie *agni* nicht überfordert und mit den anderen Geschmacksrichtungen kombiniert wird.

Spezielle Heilmittel

Wenn der Hunger bei der Depression nicht eindeutig kommt, sind Aperitifs sehr wichtig, um *agni* zu stärken und *ama* zu verbrennen. Nehmen Sie nicht weniger als eine Mahlzeit, aber möglichst auch nicht mehr als vier pro Tag ein, damit Sie das Spiel von Hunger und Sättigung spüren können. Eine weitere wichtige Gruppe sind die Hirn- und Geistestonika, die speziell in Richtung des Geistes wirken. Sie stärken die emotionalen und intellektuellen Fähigkeiten. Einige von ihnen sind kühlend und aufbauend wie Milch und Ghi. Sie fördern die Entspannung und Ruhe. Andere sind eher erwärmend und tonisierend wie Safran und Zimt. Auch die Heilmittel, die das Mark stärken, sind bei emotionalen Erkrankungen indiziert. Dazu gehören süße Trockenfrüchte, Mandeln, Walnüsse, Pistazien, Kokosnuss, Okra, Reis, Sesam, Milch und Ghi.

Erschöpfung

Erschöpfungssyndrome haben unterschiedliche Hintergründe. Typisch ist, dass »nur« Ausruhen oder Schlafen die Erschöpfung nicht beenden und kleinste Anstrengungen sie sofort verstärken.

Ursachen und Krankheitsentstehung

Alle Ursachen, die die *doshas* destabilisieren, können die Erschöpfung auslösen. Sowohl zu viel Aktivität, Leistung und Anstrengung als auch zu viel Langeweile und Unterforderung. Alle Ursachen vermehren zunächst *vata*, der dann in Folge *pitta* und *kapha* stimuliert. Das Nicht-Beachten der Regeln der Ernährung sorgt dann für die Bildung von *ama*, dass sich in den Biokanal-Systemen verklebt, das Nähren der Gewebe behindert. Der Mensch erschöpft sich körperlich und geistig. Zuletzt leidet der Patient auch an einer immunologischen Insuffizienz.

Therapie

Zentral ist das Verhindern der Ursachen, die im Leben und in der Ernährung liegen. Der Stoffwechsel soll so angeregt werden, wie es unter der Appetitlosigkeit (Seite 54) und dem Fehlverdauen beschrieben ist. Ansonsten sollte die Ernährung aufbauend sein, nicht reizend, sanft und gut würzen: Pippali, Safran und Ingwerpulver sind ideal. Das Essen sollte immer frisch gekocht werden. Unter den Milchsorten gelten Ziegenmilch und -produkte als aufbauend und leichter verdaulich als Kuhmilch und deren Produkte. Aufbauende Früchte wie Trockenfrüchte, Mandeln, Nüsse, Trauben, Feigen und

Safran

Safran ist ein Bittertonikum. Er schmeckt scharf und bitter, ist feucht und erhitzend. Er beruhigt damit alle drei *doshas*. Therapeutisch wirkt er intellektfördernd, augentonisch, schmerz- und entzündungslindernd. Er fördert den Geschmack, den Appetit und die Verdauung. Er stopft leicht, wirkt gegen Erbrechen und Übelkeit und stimuliert die Leber und die Gebärmutter. Er tonisiert auch das Herz, regt den Kreislauf an und fördert die Harnausscheidung. Safran ist auch ein erwärmendes Aphrodisiakum. Man sollte täglich 3–5 möglichst dunkelorange Fäden einnehmen.

Kokosnuss

Die Kokosnuss ist der Same der Kokospalme. Sie schmeckt süß, ist schwer, feucht und kalt. Die Kokosnuss wirkt *pitta*-beruhigend. Therapeutisch wird die Kokosnuss traditionell eingesetzt, um Kraft und Muskeln zu steigern, das Herz zu tonisieren, Gewebe aufzubauen und die Harnblase zu reinigen. Sie fördert den Eisprung und wirkt aphrodisierend. Kokosnuss wird gern bei Hitze eingesetzt, weil sie kühlt. Das Kokoswasser ist leichter. Es stoppt Blutungen, beruhigt Schluckauf und sorgt für eine gute Urinproduktion und -ausscheidung. Kokosfett wird gern als veganer Ersatz von Ghi eingesetzt. Das passt, weil beide kühlend, süß und aufbauend sind, allerdings fehlt ihm die *agni*-steigernde und die Biokanal-reinigende Wirkung von Ghi, sodass der Ersatz nicht in allen Aspekten gleichwertig ist.

Granatapfel geben Kraft. Rezeptideen finden Sie unter Süßspeisen (Seite 148). Essen Sie davon gern, allerdings immer nur so viel, wie Sie essen können, ohne sich hinterher zu schwer und müde zu fühlen.

Spezielle Heilmittel

Die Basis sind immer wieder die Aperitifs und Digestifs, damit die weiteren Heilkräutergruppen überhaupt wirken können. Da sind dann die belebenden Mittel indiziert. Diese sind vitalisierend, wirken lebensspendend und bestehen aus Erd- und Wasser-Element. Sie schmecken süß und wirken eher kühlend, wie z. B. Milch, Ghi oder Kokosnuss (Kokosöl, Kokosfleisch usw.) Die kräftigenden Mittel wirken aufbauend auf alle Gewebe und auch speziell auf das *ojas*. Sie haben meist einen süßen Geschmack und sind auch eher kühlend wie die Traube. Bittertonika, als Untergruppe der kräftigenden Mittel sind bitter im Geschmack und erwärmend. Hier sind Safran und Fenchel Beispiele. Ist das Immunsystem besonders geschwächt, sind Immunotonika angezeigt. Diese sorgen direkt für den Aufbau von *ojas*, denn sie haben meist die gleichen Eigenschaften wie das *ojas* selbst. Typische Beispiele sind Zimt oder die immuntonisierende Marmelade, der Cyavanaprasham bzw. das Amlamus.

Einfache Rezepte:

- 1 Glas Milch mit etwas Safran und Rohrzucker
- 2 Fäden Safran mit Datteln
- Kokosnusswasser mit ein paar Tropfen Rosenwasser verfeinert trinken

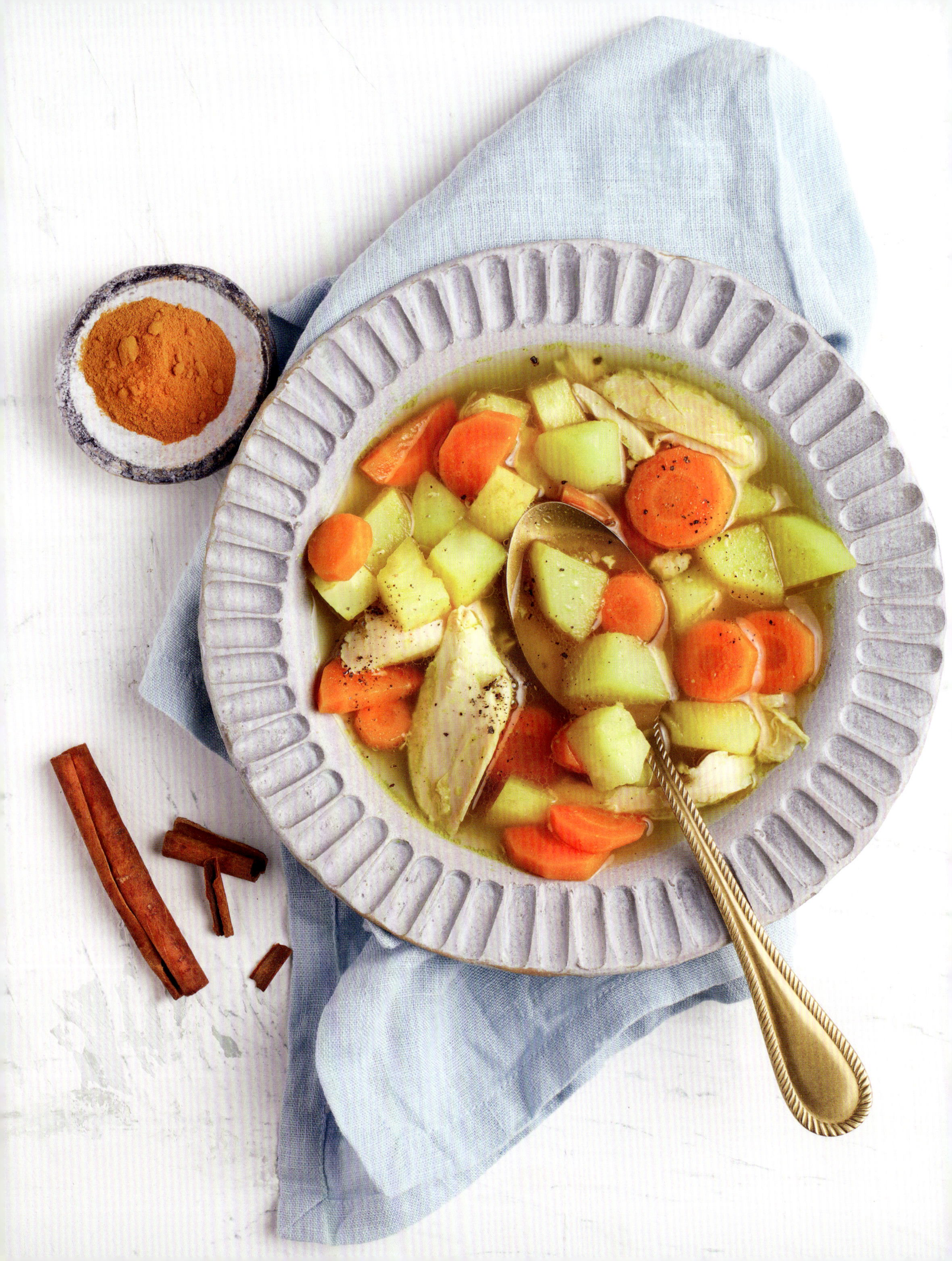

Ayurvedische Kuren

Viele Erkrankungen entstehen durch das unvollständige Verdauen der Nahrung. *ama*, unvollständig abgebaute Metabolite, verklebt die Kanalsysteme und verstopft die Gewebe. Die Folge ist, dass der Appetit schlechter und der Hunger weniger wird.

Entschlackungskur

Wird nur noch unvollständig verdaut, fühlt man sich müde und schwer. Ruhezeiten bringen keine Frische, sondern noch mehr Schwere. In der Folge können sich leicht Krankheiten entwickeln. Daher ist es empfehlenswert, das Gesamtsystem immer wieder zu entschlacken und zu entgiften.

Dabei ist der Ayurveda nicht für Vollfasten, weil man davon ausgeht, dass der Stoffwechsel beim Fasten langsamer und schwächer wird, zum Entschlacken aber kräftig genug sein muss, um das verbliebene *ama* zu verbrennen. Daher sollte immer und ausschließlich bei Hunger gegessen werden. Die Speisen sollten sehr flüssig, leicht fettig, würzig und warm sein.

In der ersten Phase der Entschlackung essen Sie eine klare Reis-Mung-Brühe, und zwar so lange, bis Sie sich durch die Suppe nicht mehr gesättigt fühlen. Wenn Sie die Reis-Mung-Brühe nicht mögen, können Sie alternativ das Entschlacken auch mit einer klaren Gemüsebrühe erreichen. Kommt der Hunger nicht gut in Gang, können Sie zusätzlich die Pippali-Treppenkur (Seite 83) machen, um den *agni* zu stimulieren.

Ist die Entschlackung so weit gediehen, dass der Stoffwechsel die Suppen schnell und leicht verdaut, dann sollten Sie zur nächsten Stufe übergehen. Dazu essen Sie in der folgenden Zeit den dichten Mung-Reis-Eintopf. Alternativ sind auch der Apfelreis oder der Haferflocken-Gemüse-Eintopf möglich. Bitte die Eintöpfe zum Entschlacken nicht mischen: Geben Sie Ihrem System die Chance, sich mit einem allein auseinanderzusetzen!

Ist das System hinreichend entschlackt, wird in der Folge langsam die Ernährung wieder normalisiert. Dazu wird zunächst Reis mit Dalsuppe gegessen. Dann kommen zu Mittag Wurzelgemüse, Kürbis oder Zucchini hinzu. Morgens kann dann ein Haferbrei mit Hafermilch eingenommen werden. Abends gibt es weiter Suppen aus je einem oder zwei Gemüsesorten. Der weitere Kostaufbau erfolgt langsam und schrittweise, bis Sie bei Ihrer neuen Normalität angekommen sind, die idealerweise so gestaltet ist, dass Ihr Stoffwechsel nicht mehr verschlackt.

Klare Reis-Mung-Brühe

» Die klare Reis-Mung-Brühe ist ideal geeignet, um auf der einen Seite das Verdauungsfeuer zu aktivieren sowie Schlacken zu verdauen und auf der anderen Seite die Kanälchen wieder weich und elastisch zu machen.

Für 1 Person (für 1 Tag)
⏲ 35 Min.

2 EL Ghi • 1 TL Gewürze wie Kurkuma, Pfeffer, Kreuzkümmel, Nelke, Ingwer und Asafötida • 1 TL Basmati-Reis • 1 TL geschälte Munglinsen • Steinsalz • 3 l Wasser

- Das Ghi auf niedriger Hitze erwärmen, die Gewürze darin anrösten. Den Reis und die Munglinsen waschen und ebenfalls kurz anbraten. Mit ca. 3 l Wasser und dem Steinsalz aufgießen.

- Ca. 25 Min. lang offen kochen lassen, sodass Reis und Munglinsen gut ausgekocht werden. Dann die festen Bestandteile abseihen und die klare Brühe in kleinen Schlucken bei Hunger trinken.

Anmerkung In der ersten Phase der Entschlackung sollten Sie nur bei Hunger und ausschließlich diese Brühe so lange essen, bis Sie sich dadurch nicht mehr gesättigt fühlen. Dann darf die Suppe schrittweise dichter werden, indem für die Tagesportion immer mehr Reis und Munglinsen eingekocht und nicht mehr herausfiltriert werden.

Pippali-Treppenkur

» Pippali fördert den Stoffwechsel, zündet *agni* an und fördert die Verdauung. Er ist leicht stechend und dringt damit mit seiner Hitze weit in die Gewebe ein, aktiviert jede Zelle. Durch den süßen Geschmack nach der Verdauung überhitzt Pippali eher nicht und erhält die gesunde Substanz.

Für 1 Person (über 14 Tage)
⏲ 1 Min.

½ g Pippali an Tag 1 • 1 g Pippali an Tag 2 • 1½ g Pippali an Tag 3 • 2 g Pippali an Tag 4 • 2½ g Pippali an Tag 5 • 3 g Pippali an Tag 6 • 3½ g Pippali an Tag 7 • 3½ g Pippali an Tag 8 • 3 g Pippali an Tag 9 • 2½ g Pippali an Tag 10 • 2 g Pippali an Tag 11 • 1½ g Pippali an Tag 12 • 1 g Pippali an Tag 13 • ½ g Pippali an Tag 14

- Pippali wird morgens früh, möglichst nüchtern, mit heißem Wasser, Honig oder in etwas Ghi eingenommen. Die erste Mahlzeit gibt es, sobald der Hunger deutlich vorhanden ist.

Anmerkung Wird die Pippali-Treppenkur für Sie zu scharf, sollten Sie eine Stufe zurückgehen und in der geringeren Dosis die 14 Tage vollenden. Nach 14 Tagen bitte auf jeden Fall die Kur beenden.

Klare Gemüsebrühe

» Durch den Einsatz von Ghi und Gewürzen gemeinsam mit Steinsalz und lange gekochtem Wasser wirkt auch die klare Gemüsebrühe stoffwechselanregend und entsäuernd.

Für 1 Person (für 1 Tag)
⏲ 30 Min.

1 Karotte • 1 Kartoffel • 2 EL Ghi • 1 TL Gewürze wie Knoblauch, Pfeffer, Petersilie und Gartenkresse-Samen • Steinsalz • 3 l Wasser

- Das Gemüse waschen, die Kartoffel eventuell schälen und in kleine Stücke schneiden.
- Das Ghi auf niedriger Hitze erwärmen. Kressesamen, Knoblauch und Pfeffer darin anrösten.
- Die Gemüse ebenfalls kurz im Ghi anbraten. Mit ca. 3 l Wasser und dem Steinsalz aufgießen. Ca. 20 Min. offen kochen lassen. Zum Schluss die blättrigen Gewürze hinzugeben.

Anmerkung Für diese Brühe sollten Sie die Gemüse der Saison und der Gegend verwenden. Je weniger Gemüse, desto leichter ist die Suppe. Kohl- oder Lauchgemüse sollten in der Entschlackungsphase nicht eingesetzt werden.

Reis-Mung-Eintopf (*kicadi*)

» *kicadi* wird eingesetzt, um den Stoffwechsel wiederherzustellen, z. B. bei *ama*-Zuständen und schwachem *agni*, Schwäche, Erschöpfung, Fieber, Schwindsucht oder zum Abnehmen und Entgiften.

Für 1 Person (für 1 Tag)
⏲ 30 Min.

2 EL Ghi • 1 Tasse Basmati-Reis • 2 Tassen Munglinsen • 1 TL Gewürze wie Ingwer, Kurkuma, Asafötida, Kreuzkümmel, Nelke, Kardamom • 2 l Wasser • Steinsalz

- Reis und Munglinsen mischen, waschen und in Wasser einweichen. Ghi 1 Min. im Topf erhitzen, Asafötida kurz darin anrösten. Kreuzkümmel, Nelken und Kardamom dazugeben. Auch den Ingwer einstreuen und mitrösten.
- Die eingeweichte Mischung von Reis und Linsen dazurühren und viermal so viel Wasser eingießen. Salz und Kurkuma dazugeben.
- Kochen lassen, bis der Reis sehr weich ist. Sollte der Eintopf zu dicht werden, kochendes Wasser untermischen und weiter kochen lassen.

Anmerkung Am Anfang der Entschlackungskur sollte der Eintopf eher breiig sein. Je weiter der Hunger gestärkt ist, kann mehr Reis und weniger Wasser eingesetzt werden, bis der Eintopf fast fest ist.

Apfelreis

» Auch der Apfelreis ist leicht verdaulich und entschlackt.

Für 1 Person (für 1 Tag)
25 Min.

2 süße, vollreife Äpfel • 2 EL Ghi • 1 TL Gewürze wie Ingwer, Kurkuma, wenig Pfeffer, Zimt, Kardamom • 2 Tassen Reis • Steinsalz • ca. 1 l Wasser

- Äpfel waschen, vierteln, die Kerngehäuse entfernen und die Viertel reiben. Ghi 1 Min. im Topf erhitzen, die Gewürze kurz darin anrösten.

- Geriebene Äpfel und Reis dazugeben, kurz rösten. Wasser und Steinsalz dazugeben und kochen lassen, bis der Reis sehr weich ist.

Anmerkung Wer Reis nicht verträgt, kann auch mit Hirse arbeiten. Dann sollte allerdings etwas mehr Ghi eingesetzt werden, weil Hirse relativ trocken ist.

Haferflocken-Gemüse-Brei

» Hafer ist ein Getreide, dass sich ebenfalls sehr zum Entschlacken eignet. Er wird insbesondere bei Stoffwechselstörungen wie Diabetes oder Hyperlipidämie eingesetzt.

Für 1 Person (für 1 Tag)
20 Min.

2 Karotten • 1 Kartoffel • 2 EL Ghi • 1 TL Gewürze wie Ingwer, Kurkuma, Pfeffer, Kreuzkümmel, Lorbeerblätter, Nelke • Steinsalz • 1 l Wasser • 2 Tassen Haferflocken

- Karotten und Kartoffeln waschen, dünn schälen und in sehr kleine Stücke schneiden. Ghi 1 Min. im Topf erhitzen. Die Gewürze kurz darin anrösten. Gemüse mitrösten. Wasser und Steinsalz dazugeben.

- Offen kochen lassen, bis die Gemüse weich sind. Haferflocken einstreuen und noch kurz mitkochen lassen.

Anmerkung Wenn Sie andere Gemüse der Saison gerade im Garten oder auf dem Markt finden, dann können Sie den Hafer-Gemüse-Eintopf auch damit zubereiten. Wenn Sie die indischen Gewürze nicht mögen, variieren Sie mit europäischen. Achten Sie dann darauf, dass Sie genügend Gewürze mit ätherischen Ölen einsetzen, damit die Verdauung gut angeregt wird. Blattgewürze werden eher nicht empfohlen.

Beenden der Entschlackungskur

Ist das System hinreichend entschlackt, wird in der Folge langsam die Ernährung wieder normalisiert. Dazu wird zunächst Reis mit Dalsuppe gegessen. Dann kommen zu Mittag Wurzelgemüse, Kürbis oder Zucchini hinzu. Morgens kann dann ein Haferbrei mit Hafermilch eingenommen werden. Abends gibt es weiter Suppen aus je einem oder zwei Gemüsesorten.

Nach einer Woche werden weitere Gemüsesorten wie Paprika, Zwiebeln, Tomaten, Brokkoli oder Lauchgemüse eingeführt. Auch Samen und Nüsse und verschiedene andere Getreide wie Gerste, Quinoa, Buchweizen oder Dinkel können wieder eingenommen werden.

Als nächster Schritt können süße Früchte, eingeweichtes Trockenobst und Ziegenmilch und -produkte verkocht werden. Danach können Sie auch Kuhmilch und -produkte, Eier und Fisch einsetzen. Im letzten Schritt entwickeln Sie wieder eine neue Normalität, idealerweise eine solche, die Sie nicht wieder verschlackt.

Kräftigungskur

Sind Sie erschöpft und schwach, überarbeitet oder übernächtigt? Haben Sie eine schwere Krankheit, eine Operation oder eine Geburt hinter sich? Dann denkt man im Ayurveda, dass Ihr *agni* geschwächt ist und Sie dennoch gerade die inneren Gewebe aufbauen sollten. In dieser Situation sind die Kräftigungskuren angezeigt.

Beginnen Sie Kräftigungskuren immer erst mit sehr kräftigenden Suppen – wie hier die Hühner- oder Munglinsen-Suppe (Seite 88), die Fischsuppe (Seite 89) oder die Wildfond-Suppe (Seite 90). Da können Sie für den Geschmack und die Freude am Essen immer ein wenig variieren.

Wenn der Hunger größer wird, können Sie mehr feste Bestandteile in die Suppe geben oder schon zum Kartoffelbrei übergehen – im besten Fall kombiniert mit einem Curry aus dem Rezeptteil.

Ist *agni* noch besser, dann können Sie noch dichtere und schwerere Aufbaunahrung einsetzen, so wie die schwer verdaulichen Uridlinsen (Seite 91) oder die anderen schwereren und aufbauenden Rezepte aus den ayurvedischen Mittagsmahlzeiten (Seite 118).

Eierkuchen, die Walnuss-Fruchtriegel oder die weiteren unter Süßspeisen genannten Rezepte (Seite 148) können zusätzlich helfen, die Körpermasse wieder langsam zu steigern. Zentral ist dabei, dass Sie nur so viel Aufbau geben, wie der *agni* verbrennen kann!

Ausgekochte Hühnersuppe

» Gleiches bewirkt nach ayurvedischer Logik Gleiches. Dementsprechend kräftigen Sie den ganzen Körper, insbesondere das Fleisch, die Knochen und das Mark, wenn Sie ein ganzes Huhn kochen. Als lang gekochte Suppe wird das Gericht zudem leicht verdaulich.

Für 2 Personen (für 2–3 Mahlzeiten)
ca. 2 Std. für die Hühnerknochenbrühe + 20 Min. Kochzeit

1 ganzes Biohuhn • 5 l Wasser • 2 Karotten • ½ Selleriewurzel • 2 Kartoffeln • 1 TL Gewürze wie Ingwer, Kurkuma, Pfeffer, Knoblauch, Zimt, brauner Kardamom • 1 EL Olivenöl • Steinsalz

• Das Huhn in Stücke schneiden und das Fleisch von den Knochen lösen. Die Knochen aufbrechen. Die Hühnerknochen in 5 l Wasser so lange offen auskochen lassen, bis sie rau werden und alles Fett, Bindegewebe, Knorpel und Mark in der Brühe sind. Dann abseihen.

• Karotten, Selleriewurzel und Kartoffeln schälen und in Stück schneiden. Die Gewürze in Olivenöl anrösten. Das Hühnerfleisch darin anbraten, die Gemüsestücke dazugeben.

• Mit der Hühnerknochenbrühe ablöschen und so lange kochen, bis das Fleisch zart und das Gemüse angenehm weich geworden sind. Mit Salz und Pfeffer abschmecken und portionsweise essen.

Anmerkung Aus ayurvedischer Sicht sollte man immer frisch kochen. Möchte man die Suppe länger haltbar machen, kann man sie steril in Einmachgläser abfüllen. Dann kann man sie, kühl gelagert, auch ein paar Tage verwenden.

Munglinsen-Suppe

» Sind Sie Vegetarier, können Sie statt Huhn, Fisch oder Wild Munglinsen einsetzen. Sie sind leicht verdaulich und kräftigen dennoch hervorragend.

Für 2 Personen
ca. 1 Std.

1 EL Ghi • 1 TL Gewürze wie Kreuzkümmel, Asafötida, Ingwer, Pfeffer, Nelke und Kardamom • 1 Knoblauchzehe • 1 Zwiebel • 1 Tomate • 60 g Munglinsen • ca. 500 ml Wasser • Salz • ein paar frische Korianderblätter

• Im Ghi die Gewürze in einem Topf anrösten. Zwiebel und Knoblauch schälen, klein schneiden und im Gewürzghi anbraten

• Die Tomate in kleine Stücke teilen und in den Topf geben. Die Munglinsen waschen und hinzufügen. Unter Rühren 5 Min. anrösten.

• Dann mit dem Wasser ablöschen. Kochen lassen, bis die Linsen weich sind. Mit Salz abschmecken und mit den Korianderblättern garniert servieren.

Anmerkung Munglinsen sind die Hülsenfrüchte, die am leichtesten verdaut werden können. Bei einem guten Verdauungsfeuer können Sie auch in gleicher Weise Masurlinsen oder rote Tellerlinsen verarbeiten.

Ausgekochte Fischsuppe

» Auch Fisch wirkt stärkend. Die Gräten entsprechen den Knochen, sodass auch die Suppe aus Fisch die Knochen und die Kraft gut wieder aufbaut.

Für 2 Personen (für 2–3 Mahlzeiten)
ca. 1 Std. für den Fischfond + 30 Min. Kochzeit

- 2 kg Fisch mit Gräten und Köpfen (z. B. Lachs, Forelle oder Dorade)

Für den Fischfond:

- 60 g Ghi
- 5 Schalotten
- ½ Lauchstange
- 1 Fenchelknolle
- 2 Pastinaken
- 1 l Wasser
- 250 ml fruchtiger Weißwein
- 2 Zweige Thymian
- ¼ TL Kurkuma oder 5 Fäden Safran
- Pfeffer
- Steinsalz
- 1 Lorbeerblatt

Für die Fischsuppe:

- 2 Karotten
- ¼ Knollensellerie
- 1 Kartoffel
- 1 Frühlingszwiebel
- 1 Knoblauchzwiebel
- Pfeffer
- Steinsalz
- ein wenig Petersilie

● **Zubereitung des Fischfonds:** Den Fisch in Filets und Karkassen (Gräten, Kopf und Flossen) trennen. Aus dem Kopf die Kiemen entfernen. Die Karkassen gut waschen, grob schneiden und gemeinsam mit der Fischhaut in Ghi bei geringer Hitze anbraten.

● Die Gemüse schälen, waschen und in Stücke schneiden. Die Karkassen mit kaltem Wasser und dem Wein ablöschen und die Gemüse wie die Gewürze hinzugeben.

● Bei offenem Topf ca. 30 Min. kochen lassen. Dabei den Schaum immer wieder abschöpfen, damit die Brühe klar bleibt. Dann die Zutaten abseihen. Eventuell den Fond weiter reduzieren, wenn er noch intensiver gewünscht wird.

● **Zubereitung der Fischsuppe:** Die Gemüse und den Knoblauch schälen, waschen und in die gewünschte Größe schneiden. Die Fischfilets in mundgerechte Würfel teilen.

● Gemüse und Knoblauch mit etwas Salz und Pfeffer im Fischfond kochen.

● Wenn diese fast fertig sind, kommen die Fischstücke hinzu. Noch kurz gemeinsam kochen, danach nur noch ziehen lassen. Die Fischsuppe auf 2 Teller verteilen und mit Petersilie garnieren.

Anmerkung Wählen Sie eine Fischsorte, die aktiv und kräftig ist, wie zum Beispiel Forelle, Dorade oder Lachs. Achten Sie darauf, dass die Tiere im Leben aktiv sein und Kraft aufbauen konnten. Verwenden Sie keine Tiefkühlkost. Wenn Sie mögen, können Sie den Fischfond auch in einer größeren Menge herstellen. Gut eingekocht und in einem sterilen Glas bleibt er im Kühlschrank einige Tage frisch.

Wildfond-Suppe

» Wild ist schwerer verdaulich als Huhn, aber immer noch viel leichter als Hof- und Stalltiere. Daher ist Wildfond eine gute Basis für alle Gerichte, die Sie zum Kräftigen einsetzen.

Für 2 Personen (für 4–5 Mahlzeiten)
ca. 2½ Std. für den Wildfond + 30 Min. Kochzeit

- 1 kg Wild mit Fleisch und Knochen, z. B. Reh oder Hase

Für den Wildfond:
- 60 g Ghi
- 2 Zwiebeln
- 2 Knoblauchzwiebeln
- ¼ Knollensellerie
- 2 Karotten
- 2 Tomaten
- ½ Lauchstange
- 1 l Wasser
- 250 ml trockener Rotwein
- 2 Lorbeerblätter
- Pfeffer
- Steinsalz

Für die Wildfond-Suppe:
- 1 Lauchstange
- 500 g Wurzelgemüse wie Karotte, Pastinake, Süßkartoffel oder Kartoffel

● Zubereitung des Wildfonds: Das zarte Fleisch von den Knochen lösen und in Stücke schneiden. Das Ghi gut erwärmen und das Fleisch darin anbraten, damit sich die Poren schließen. Die angebratenen Fleischstücke herausnehmen und zur Seite stellen.

● Die Knochen und sehnigen Anteile des Wilds in den Topf mit dem Ghi geben und 10 Min. anbraten.

● Das Gemüse schälen oder waschen und würfeln. Die Zwiebeln, den Knoblauch, die Karotten und den Sellerie zu den Knochen hinzugeben und mitanrösten.

● Dann mit kaltem Wasser und dem Wein ablöschen. Die Tomaten und die Gewürze hinzugeben und den Fondansatz über 2 Stunden köcheln lassen, bis die Sehnen und das knochennahe Fleisch vom Knochen abfallen und die Knochen etwas rau werden. Den Fond dann abseihen.

● Zubereitung der Wildfond-Suppe: Für die Wildsuppe die Lauchstange und eventuell weitere Wurzelgemüse waschen und in mundgerechte Stücke schneiden.

● Gemeinsam mit den angebratenen Fleischstücken in die Suppe geben und weich kochen.

Anmerkung Auch hier ist die Herstellung eines frischen Fonds die zentrale Aufgabe, die Zeit kostet, aber viel Kraft gibt. Daher empfiehlt es sich, mehr Fond zu kochen, als man für eine Mahlzeit braucht, und den übrigen Fond steril zu verpacken. Dann können Sie den Fond für alle Saucen, Gulasch oder Eintöpfe verwenden. Lassen Sie Ihrer Fantasie beim Aufbau mit den verschiedenen Fonds freien Lauf!

Kartoffel-Karotten-Brei

» Kartoffeln und Karotten sind süße Wurzelgemüse. Süß ist der einzige Geschmack, der alle Gewebe aufbaut. Die Wurzel als der Anteil, aus dem die Pflanze erwächst und der fest in der Erde steckt, verstärkt den Effekt des Aufbaus. Der Brei schließt die Wurzeln auf und macht sie leichter verdaulich.

Für 2 Personen
ca. 20 Min.

2 mittelgroße Kartoffeln • 2 mittelgroße Karotten • 1 Zwiebel • 1 Knoblauchzehe • 1 EL Ghi • etwas Wasser • Salz • Pfeffer • 1 Prise Muskat • 1 Prise Rosmarin

- Die Kartoffeln und Karotten waschen, ggf. dünn schälen und in grobe Stücke schneiden. Zwiebel und Knoblauch schälen und fein würfeln.

- Ghi erwärmen, Zwiebeln und Knoblauchwürfel glasig anbraten. Kartoffel- und Karottenstücke hinzufügen, mit etwas Wasser ablöschen. Mit den Gewürzen gemeinsam kochen.

Anmerkung Ist Ihr *agni* sehr schwach, sollten Sie viel Wasser nehmen und aus den Zutaten eher eine Suppe kochen. Ist der *agni* stark und Sie haben viel Hunger, können Sie statt Wasser Milch oder sogar Sahne verwenden, um sich umfassend zu sättigen.

Indische Uridlinsen

» Uridlinsen vermindern maximal *vata*, denn sie sind süß, feucht-fettig, schwer und erhitzend. Dadurch sind sie kräftigend, aphrodisierend, fördern die Milch- und Stuhlbildung. Allerdings sind sie auch schwer verdaulich und können die Biokanälchen verstopfen. Einweichen, Würzen und langes Kochen machen sie leichter verdaulich.

Für 2 Personen
35 Min. + 2 Std. Einweichzeit

50 g Uridlinsen • ca. 500 ml Wasser • 1 rote Zwiebel • 1 Knoblauchzehe • 2 cm Ingwerknolle • 1 Tomate • 1 EL Ghi • 1 TL Bockshornkleesamen, Korianderpulver, Chili, *hingvashtaka-curna* (Seite 99) • Steinsalz • ein wenig frischer grüner Koriander

- Die Uridlinsen erst waschen und dann in ca. 300 ml Wasser 2 Stunden zugedeckt einweichen lassen. Dann das Wasser abgießen.

- Zwiebel, Knoblauch und Ingwer schälen und gemeinsam mit der Tomate im Mixer zu einer Gemüsepaste pürieren.

- Das Ghi erwärmen, die Gewürze anrösten, die Gemüsepaste dazugeben und gemeinsam mit den eingeweichten Uridlinsen offen köcheln lassen. Dabei immer wieder etwas Wasser hinzugeben, sodass die Linsen wie bei einem Risottoreis langsam weichgekocht werden. Mit Korianderblättern bestreut servieren.

Anmerkung Sie können das Gericht noch würziger gestalten, indem Sie kurz vor dem Servieren noch etwas erwärmtes Ghi mit Chili, Kreuzkümmel oder *garam masala* untermischen. Das verstärkt den Geschmack und macht das Gericht noch aufbauender und cremiger.

Buchweizeneierkuchen

» Auch Eier sind eine hervorragende Aufbaukost. Wenn sie hart gekocht werden, sind sie allerdings sehr schwer verdaulich. Daher werden sie in diesem Rezept erst getrennt, das Eiweiß steif geschlagen und dann noch mit Sprudelwasser, wenig Mehl und Gewürzen verbunden und gebraten. So können sie leichter verdaut werden.

Für 2 Personen
40 Min.

2 Eier • 150 g Buchweizenmehl • 2 TL Ghi • 200 ml Sprudelwasser • 1 Msp. Kurkuma • ¼ TL Vanille als Extrakt oder getrocknete Stückchen • Ghi zum Braten • 2 TL Mandelmus

- Die Eier trennen, das Eiweiß steif schlagen. Aus den restlichen Zutaten einen Teig rühren, den Eischnee unterheben. Den Teig 30 Min. ruhen lassen.

- Dann aus dem Teig mit etwas Ghi mehrere Eierkuchen braten. Eierkuchen mit einem Klacks Mandelmus genießen.

Anmerkung Eier, Buchweizen und Mandeln gehören zu den aufbauenden Lebensmitteln. Dieses Aufbaugericht ist trotz der Herstellungsweise, die dem Körper hilft, die Substanzen aufzuspalten und leicht aufzunehmen, eines der schwereren Gerichte zur Aufbaukur. Wenn Ihr *agni* sehr schwach ist, sollten sie zunächst über die aufbauenden Suppen sich und den *agni* stärken und dann erst langsam zu den schwereren Aufbaugerichten übergehen.

Weißes Mandelmus

» Das Mandelmus ist eine wunderbare aufbauende Leckerei, sie kann gut vorbereitet werden und passt ebenso wie die für das Frühstück beschriebenen Brotaufstriche (Seite 108) auch zu einer ayurvedischen Morgenmahlzeit.

Für 250 g Mandelmus
15 Min. + Einweichzeit über Nacht

240 g Mandeln • ¼ TL Zimt • 1 EL Rübenzucker • 1 Prise Steinsalz

- Die Mandeln über Nacht in Wasser einweichen. Am Folgetag können sie einfach aus den braunen Schalen gelöst werden.

- Die geschälten Mandeln 5 Min. im auf 150 °C vorgeheizten Backofen rösten (nicht länger, sonst wird das Mus zu fest). Etwas abkühlen lassen.

- Alle Zutaten zusammen mit dem Hochleistungsmixer auf geringster Geschwindigkeit ca. 1 Min. zu Mehl zerkleinern. Die Masse nach unten drücken und ca. 1½ Min. lang mit dem Mixer von langsam bis sehr schnell rotierend zu einem Brei werden lassen. Dann eine kurze Pause, in der der Mandelbrei wieder nach unten gedrückt und erneut püriert wird. Diesen Vorgang so lange wiederholen, bis das Mus eine cremige Konsistenz hat. In sterilisierten Einmachgläsern hält sich das Mus über mehr als 4 Wochen.

Walnuss-Fruchtriegel

» Nüsse und Samen sind die Teile der Pflanzen, die die Energie in sich speichern, um die neue Pflanze wachsen zu lassen. Mit dieser Kraft, kombiniert mit süßen Früchten und Ghi, kann auch der Mensch gut wieder gekräftigt werden. So ein Riegel gibt daher mit wenig Volumen viel Kraft, allerdings ist er trotz der Gewürze und des Backens nicht gerade leicht verdaulich und sollte auf gar keinen Fall in Mengen gegessen werden!

Für 80 Riegel
⏲ 45 Min.

- 200 g Walnusskerne
- 200 g Haferflocken
- 30 g Dinkelmehl
- 1 TL Backpulver
- 1 TL Zimt
- 80 g Samenmischung (z. B. Kürbiskerne, Sonnenblumen oder Sesam)
- 100 g Datteln
- 50 g getrocknete Feigen
- 80 g getrocknete Aprikosen
- 50 g getrocknete Cranberrys
- 100 g Ghi
- 125 ml Löwenzahnsirup (Seite 105)

● Walnüsse grob hacken, mit Haferflocken, Mehl, Backpulver, Zimt und der Samenmischung vermischen. Datteln und Feigen im Hochleistungsmixer zu einem Mus rühren, Aprikosen und Cranberrys sehr fein hacken. Mit Ghi und Löwenzahnsirup zu einer Masse verrühren.

● Flocken-Körner-Mischung in die Masse geben und gut vermengen. Auf ein mit Backpapier ausgelegtes Backblech ca. 2 cm dick aufstreichen. Im vorgeheizten Backofen bei 160 °C ca. 40 Min. backen. Während des Abkühlens zu Riegeln schneiden.

Anmerkung Auch mit anderen Nüssen, insbesondere Mandeln, die mit Datteln und Feigen, Ghi und Zucker gemischt werden, kann man sehr aufbauende und stärkende Riegel oder Pralinés herstellen.

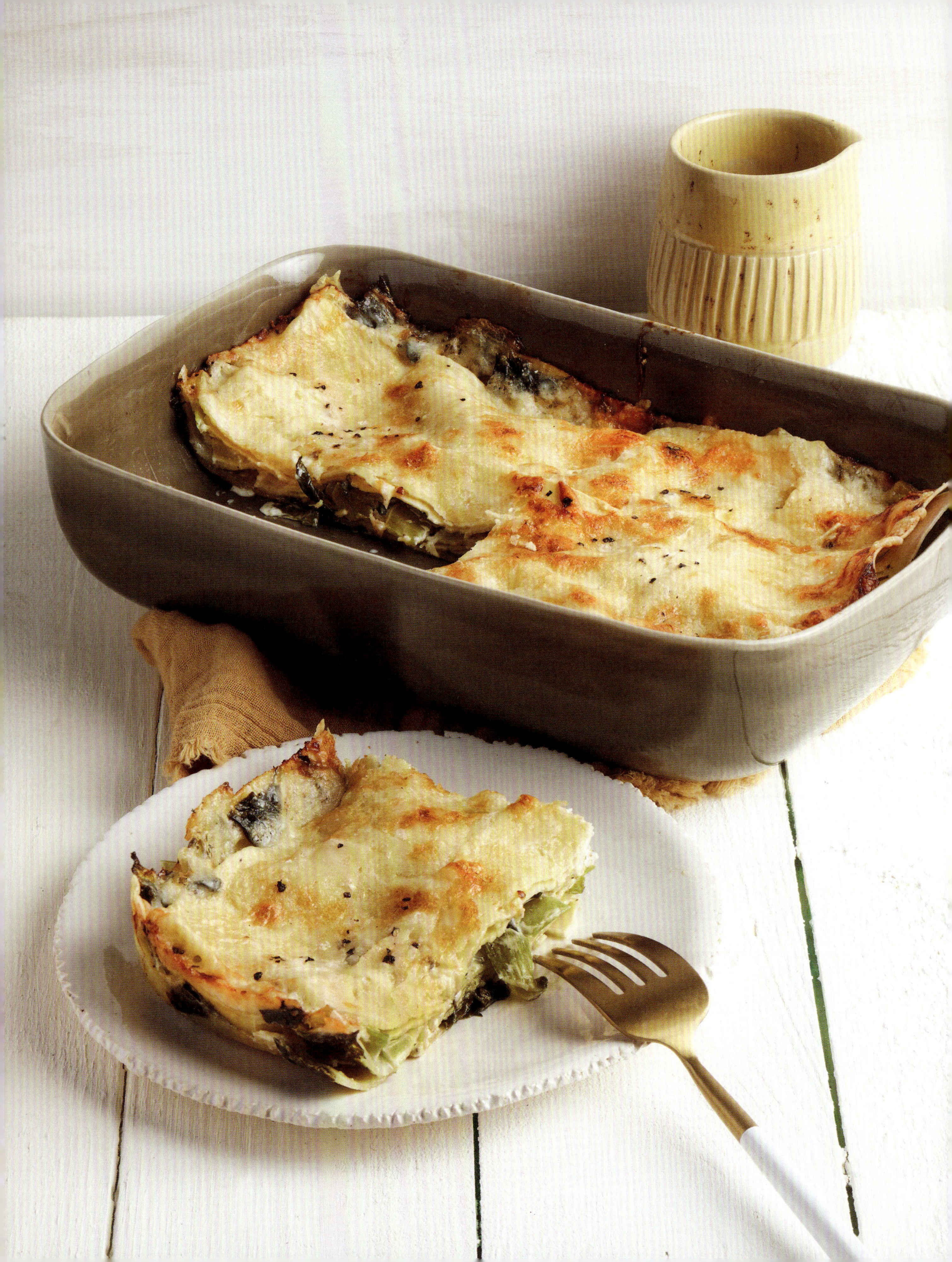

Ayurvedische Rezepte

Alle Speisen im Rezeptteil sind aufbauend und können bei hinreichendem *agni* eingesetzt werden, um den Menschen zu nähren und zu stärken. Sollte *ama* vorhanden sein oder der *agni* schwach, sind zunächst Aufbau- und Kräftigungskur erforderlich.

« Mangoldlasagne, Seite 130

GRUNDREZEPTE

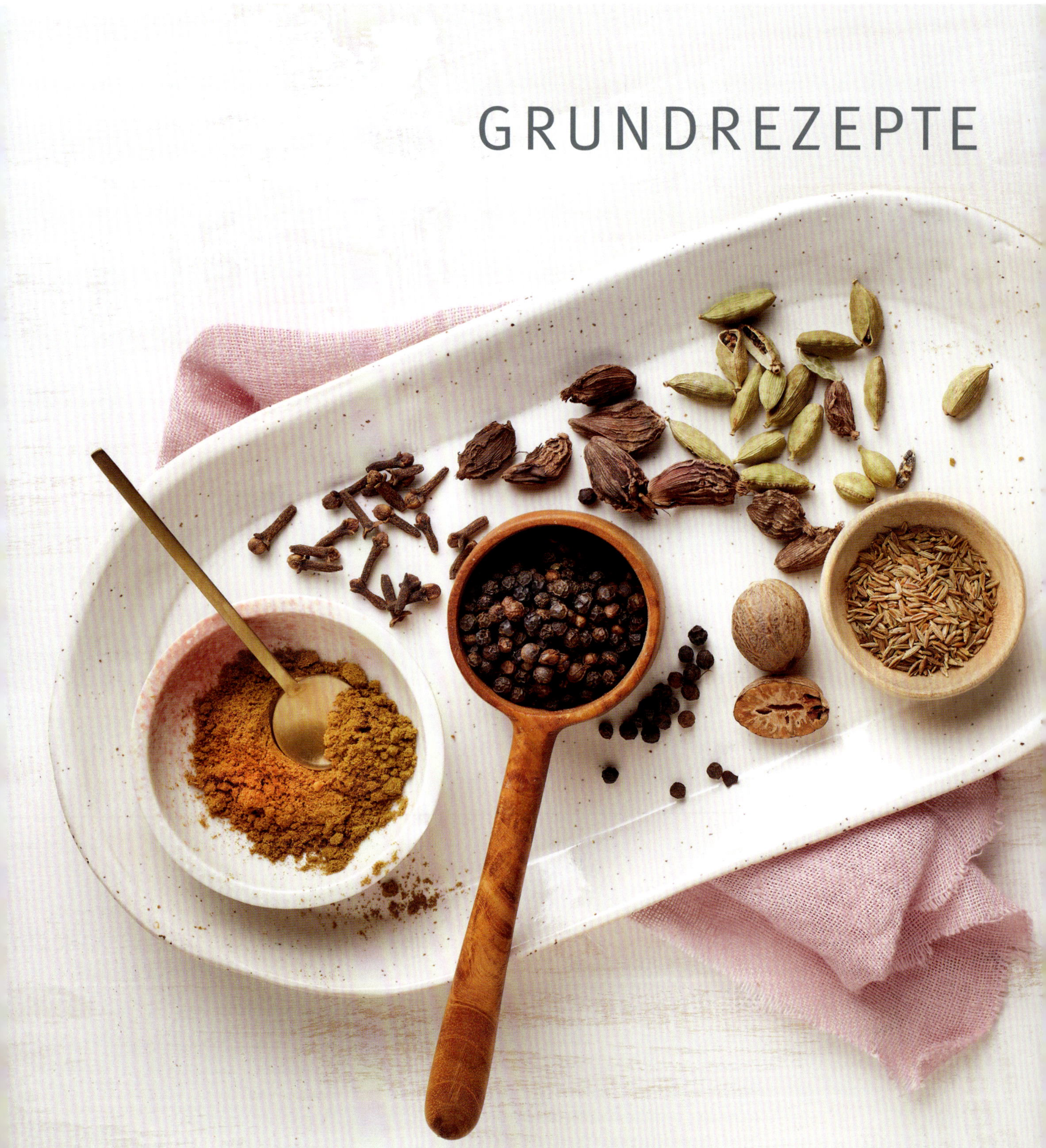

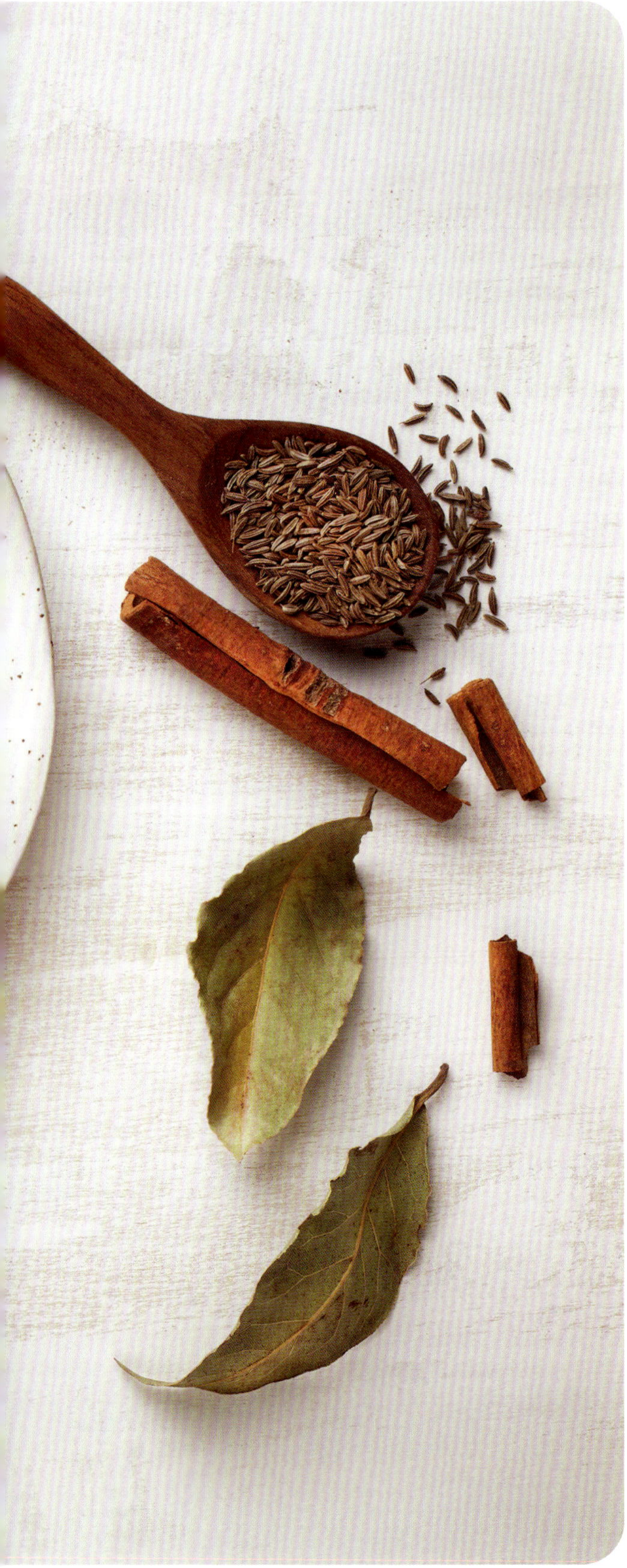

Zunächst möchte ich Ihnen vier ayurvedische Grundrezepte vorstellen, die Sie sich gerne auf Vorrat herstellen können, denn sie werden für diverse weitere Rezepte als Zutat benötigt.

Ghi ist Bestandteil fast jeden Rezepts, denn es wird als bestes der Fette angesehen. Es wird nicht nur als Nahrungs- und Heilmittel, sondern auch als fettige Trägersubstanz für Heilkräuter und Gewürze eingesetzt. Ghi entspricht in seinen Qualitäten der Milch, aus der die Butter hergestellt wird. Damit gilt Ziegenghi als leichter als Büffelghi, weil deren Milch so eingeordnet werden. Ghi aus Sauermilchbutter ist leichter verdaulich als Ghi aus Süßrahmbutter. Letzteres ist dafür stärker gewebeaufbauend und aphrodisierend. Ghi wird über die Zeit immer feiner und besser. Es kann daher über viele Jahrzehnte aufbewahrt werden und muss auch nicht im Kühlschrank stehen. Am besten schreiben Sie das Herstellungsdatum auf das Aufbewahrungsglas.

Die Gewürzmischungen *trikatu*, *garam-masala* und *hingvashtaka-curna* erfüllen spezifische Aufgaben in der ayurvedischen Ernährungsmedizin.

« *garam-masala*, Seite 99

Ghi (geklärte Butter)

» Ghi wird als süß, lindernd, weich, kühlend und fettend beschrieben. Es besänftigt *vata* und *pitta*, stärkt vor allem Plasma, Samen und das *ojas*. Es kühlt, verbessert die Haut und die Stimme. Ghi ist ein besonderes Mittel, das gleichzeitig *pitta* beruhigt und das Verdauungsfeuer (*agni*) fördert.

Für 400 g Ghi
20 Min.

500 g Butter

- Die Butter in einen Topf geben und sehr sanft erhitzen. Beobachten Sie die Butter beim Kochen. Gelegentlich den Schaum an der Oberfläche abschöpfen.

- Wenn die aufsteigenden Bläschen kleiner werden, die weiße Ablagerung am Rand des Topfes, die Eiweißfraktion, genau beobachten. Die Hitze ausstellen, sobald die Färbung der Eiweiße sich von weiß auf leicht gelblich verändert.

- Nun ist das Ghi fertig und kann durch ein Sieb mit einem Stofftuch abgeseiht und in ein steriles Glas gefüllt werden.

trikatu

» *trikatu* heißt Dreischarf. Dementsprechend wirkt diese klassische Gewürzmischung erhitzend, stoffwechselanregend, durchblutungs- und schweißfördernd und aktivierend. Sie reduziert *vata* und *kapha* und kann *pitta* reizen. *trikatu* wird medizinisch eingesetzt bei Atemnot, Husten, Schnupfen, Schwellungen, Diabetes und Übergewicht.

Für 45 g Gewürzmischung
6 Min.

15 g Ingwerpulver • 15 g schwarzer Pfeffer • 15 g Pippali (langer Pfeffer)

- Alle Gewürze ohne Fett in der Pfanne anrösten, dann gemeinsam im Mixer zerkleinern.

Anmerkung Bei Hitzestörungen, Entzündungen, Blutungen oder anderen *pitta*-Zuständen sollte auf *trikatu* verzichtet werden. Dann kann die stoffwechselfördernde Wirkung besser mit milderen Methoden, z. B. Ghi mit Kaukörnern, erreicht werden.

garam-masala

» Der Name weist schon auf die Wirkung hin: *garam* bedeutet »heiß«, *masala* »die Gewürzmischung«. Diese Gewürzmischung feuert *agni* an und fördert damit den Stoffwechsel und die Verdauung. Insbesondere der braune Kardamom und der Zimt sorgen für die erwärmende Wirkung.

Für 50 g Gewürzmischung
⏲ 6 Min.

1 EL Pfeffer • 2 EL Kreuzkümmel • 1 TL Kümmel • 5 Stück brauner Kardamom • 10 Stück grüner Kardamom • ½ TL Nelken • ½ Muskatnuss • 2 cm Zimtstangenrolle • 2 Blätter Lorbeer

● Alle Gewürze außer den Lorbeerblättern ohne Fett in der Pfanne rösten. Alles zusammen im Mixer zu einer Würzmischung pulverisieren.

Anmerkung Diese Gewürzmischung sollte vor allem in den kalten Jahreszeiten oder am kühlen Abend eingesetzt werden. Im heißen Sommer und am Mittag kann sie zu Überhitzung führen.

hingvashtaka-curna

» In diese Reihe der vielfach und medizinisch verwendeten Gewürzmischungen gehört auch der *hingvashtaka-curna*, die achtfache Gewürzkombination um Asafötida. Diese Gewürzmischung ist eine perfekte Kombination, die dem Darm hilft, die Speisen zu verdauen, ohne dass es zu Blähungen kommt.

Für 72 g Gewürzmischung (ca. 15 Portionen)
⏲ 15 Min.

2 g Ingwerpulver • 4 g Pfefferkörner • 6 g Pippali • 8 g Ajowan • 10 g Steinsalz • 12 g Kreuzkümmel • 14 g Schwarzkümmel • 16 g Asafötida

● Die Gewürze abwiegen, vermischen und ohne Fett in der Pfanne anrösten, bis der Duft der Gewürze sich entwickelt. Alles zusammen im Mixer zu einer Würzmischung pulverisieren.

Anmerkung Man kann 1 gestr. TL der Mischung mit etwas Ghi nach dem Essen als Digestif einnehmen. Wer die Gewürzmischung in dieser Form nicht gern mag, kann sie stattdessen in heißes Wasser einrühren oder kurz zu einer Brühe verkochen, das intensiviert die Wirkung.

AYURVEDISCHE APERITIFS UND DIGESTIFS

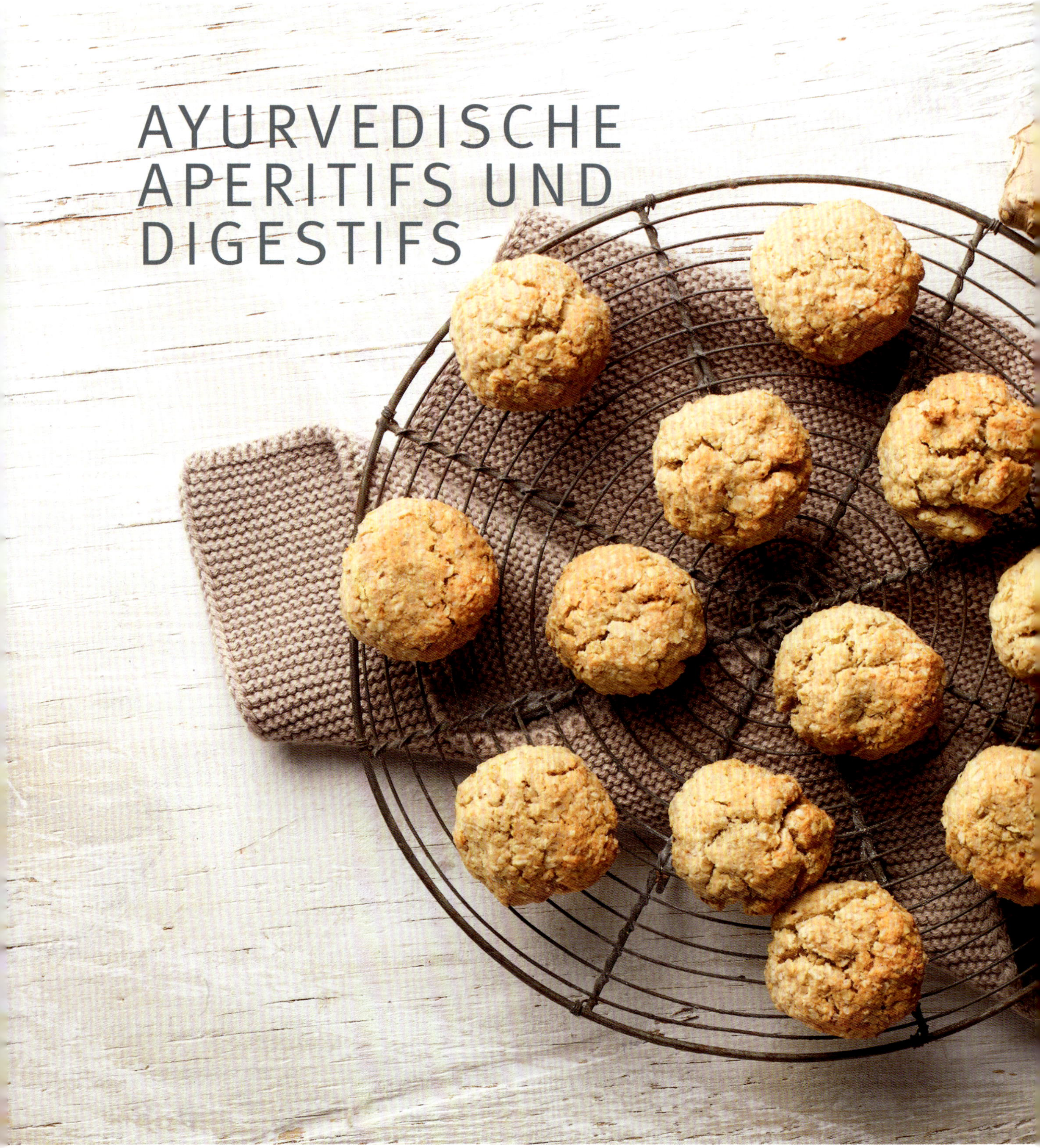

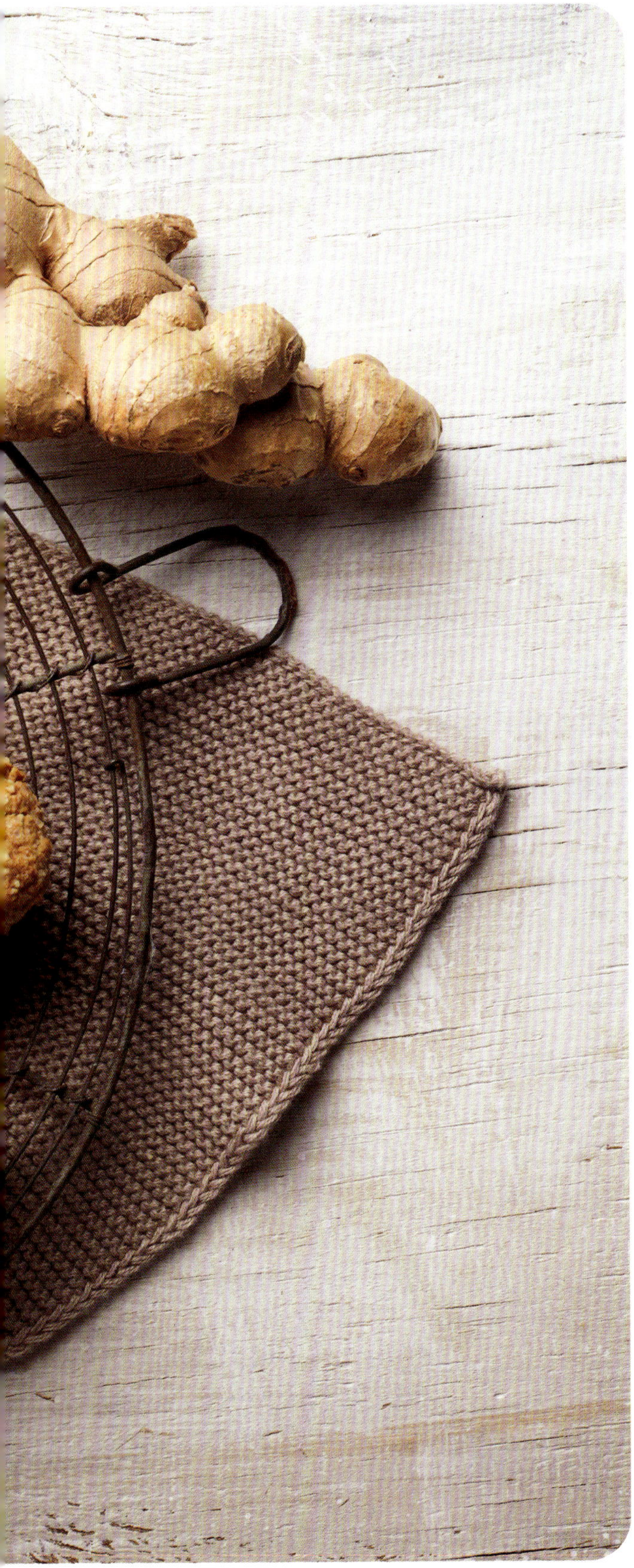

Im Ayurveda wird dringend empfohlen, nur bei Hunger zu essen. Das klingt leichter, als es ist! Manche kennen gar kein Hungerfühl, andere müssen essen, wenn sie gerade Zeit dafür finden, und können gar nicht auf den Hunger achten. Essen wir aber, wenn *agni* nicht bereit ist, entsteht meist *ama* – und man wird durch das gesündeste Essen krank. Daher sollte man, wenn es möglich ist, üben, den Hunger zu spüren und nur dann zu essen. Geht das nicht oder kommt der Hunger über zu lange Zeit – also mehr als 24 Stunden – nicht, dann sollte man mit einem Aperitif den Hunger herbeilocken und *agni* erwecken, wofür Sie hier einige Rezepte finden. Bei manchen Menschen reichen der Duft oder auch nur die Vorstellung eines guten Essens als Aperitif, um den Hunger ganz klar aufkommen zu lassen!

Die Aufgabe der Aperitifs ist es, den *agni* anzuzünden. Sie sind meist süß und scharf und werden vor der Mahlzeit eingenommen. Die der Digestifs ist es, dem *agni* eine vollständige Verdauung zu ermöglichen. Dafür sind scharfe und bittere Substanzen geeignet. Manchmal helfen auch süße oder salzige Zusätze, damit man den bitteren Geschmack besser aufnehmen kann. Digestifs werden am Ende der Mahlzeit eingenommen.

« Hafer-Ingwer-Kekse, Seite 104

Ingwer-Honig

» Vor den Mahlzeiten wirkt diese Verbindung von süß und scharf hervorragend appetitanregend. Honig ist süß und dabei fein, stechend und trocken. Ingwer ergänzt dazu die Schärfe und Hitze.

Für 2 Personen
⏲ 2 Min.

1 TL Honig • ½ TL fein geriebener Ingwer

- Den Ingwer mit dem Honig vermischen.

Anmerkung Je dunkler und schärfer der Honig ist, desto stärker fördert er *agni* und desto weniger baut er auf. Wer keinen rohen Ingwer mag oder verträgt, kann stattdessen 1 Prise Ingwerpulver nehmen. Auch etwas Pippali (langer Pfeffer) oder schwarzer Pfeffer sind möglich.

Zitrone mit Honig

» Auch die Kombination süß-scharf-sauer stimuliert den Appetit und sorgt für einen guten Geschmack.

Für 2 Personen
⏲ 2 Min.

1 Scheibe Bio-Zitrone • 1 TL Honig

- Die Zitrone waschen und eine Scheibe abschneiden. Die Zitronenscheibe halbieren, den Honig auf die Zitronenscheibe geben und direkt in den Mund nehmen und auslutschen.

Ingwer-Steinsalz-Kreuzkümmel-Abkochung

» Diese Abkochung aus Gewürzen ist ein typisches ayurvedisches Getränk, um den *agni* zu erwecken. Durch den langen offenen Kochprozess wird das Getränk auf der einen Seite sehr intensiv, aber auf der anderen Seite sehr leicht verdaulich, sodass es auch das schwächste Verdauungsfeuer erwecken kann.

Für 2 Personen
⏲ 16 Min.

½ TL Kreuzkümmel • ½ TL Steinsalz • 3–4 Scheiben Ingwer • 320 ml Wasser

- Kreuzkümmel – am besten im Mörser zerstößelt – mit dem Steinsalz in das Wasser geben. Ingwerscheiben zugeben. Offen so lange kochen lassen, bis ¾ des Wassers verdampft sind. Dann abseihen und warm trinken.

Anmerkung Sie können den Kreuzkümmel auch durch Fenchel-, Dill- oder Ajowansamen ersetzen.

Kandierter Ingwer

» Durch die Kombination von süß und scharf wird auch beim kandierten Ingwer *agni* gefördert. Der Zucker ist befeuchtend und vermindert damit die trocknende Wirkung des frischen Ingwers. Gleichzeitig mildert er die Schärfe und sorgt für die Haltbarkeit. Auch das Verkochen des Wassers beim Prozess des Kandierens sorgt für eine Anregung von *agni* und leichtere Verstoffwechselung des Aperitifs.

Für 20 Stücke
35 Min.

100 g frischer Ingwer • 150 g Rohzucker • ½ Zitrone, Saft • 250 ml Wasser

● Ingwer schälen und in Scheibchen oder Stifte schneiden. Mit etwas Wasser weich kochen und abkühlen lassen.

● Zucker und Zitronensaft ins Wasser geben, kurz aufkochen und bei geringer Hitze unter Umrühren weiterkochen lassen, bis das Wasser verdampft ist. Ingwerstücke auf einem Backpapier auslegen und trocknen lassen.

Anmerkung Der kandierte Ingwer lässt sich sehr gut vorbereiten und lagern. Daher ist er auch ein guter Aperitif zum Mitnehmen beim Auswärtsessen oder Verreisen.

Pippali-Dattel

» Hier wirkt die Dattel süß und sorgt schon einmal dafür, dass die Bewegung des Magen-Darm-Systems nach unten gefördert wird. Die Pippali hat mit ihrer feinen Schärfe eine appetitanregende Wirkung. Die Kombination ist damit wieder ein perfekter ayurvedischer Aperitif.

Für 2 Personen
1 Min.

2 Datteln • ca. 1 g Pippali

● Datteln entkernen und mit Pippali füllen. In den Mund nehmen und ausführlich und genüsslich zerkauen.

Anmerkung Dieser Aperitif ist immer wieder etwas überraschend – aber sehr wohlschmeckend und hilfreich. Man sollte dazu wenig heißes, offen abgekochtes Wasser trinken, um den Aperitif noch leichter zu gestalten.

Hafer-Ingwer-Kekse

» Ideal, wenn man mit einem Bärenhunger nach Hause kommt und sich fragt, wie man die Kochzeit überstehen soll. Ein Haferkeks gibt dann die erwünschte Süße mit ein wenig nahrhafter Substanz, gleichzeitig die Schärfe, die den *agni* anregt und den Magen für eine Mahlzeit 15–20 Min. später vorbereitet.

Für 30 Kekse
55 Min.

- 2 cm Ingwerwurzel
- 150 g Haferflocken
- 1 TL Vanilleextrakt
- 2 TL Ingwerpulver
- 60 g Ghi
- 60 g Rohrzucker
- ½ Zitrone, Schalenabrieb
- 70 g Dinkelmehl
- ½ TL Backpulver
- 1 Prise Steinsalz

● Die Ingwer schälen und fein reiben. Haferflocken mit Vanilleextrakt und Ingwer in einer Pfanne ohne Fett leicht rösten. Ghi mit Zucker schaumig schlagen. Zitronenschalenabrieb, Mehl, Backpulver und Salz einrühren. Zuletzt die abgekühlte Haferflockenmischung hinzufügen.

● Den Teig kalt stellen und ca. 30 Min. ruhen lassen, damit er fest wird. Dann kleine Kugeln formen und etwas plattdrücken. Diese auf einem Backblech verteilen und 15 Min. bei 180 °C (Umluft) backen.

Anmerkung Idealerweise sollte man den trockenen Keks mit etwas warmem Wasser genießen, um den Saft zum Verdauen zu fördern. Im Sommer statt des frischen Ingwers lieber etwas mehr vom Ingwerpulver einsetzen. Das macht den Keks milder und weniger trocknend. Auch das Einrühren von 1 Ei oder etwas mehr Ghi fördert die Feuchtigkeit.

Löwenzahnsirup mit Chili

» Löwenzahnsirup wird gern als veganer Honigersatz genommen, weil er auch süß und würzig ist. Es gibt allerdings auch Unterschiede: Während Honig zusammenziehend ist, wirkt Löwenzahnsirup etwas scharf – insbesondere, wenn er mit etwas Chili hergestellt ist – und etwas bitter. Löwenzahn und der Kochprozess machen den Zuckersirup leichter, trockener, stechender und wärmer. Löwenzahn wirkt sehr gut auf das Gesamtsystem: Er regt den Leberstoffwechsel an, lässt die Galle fließen, führt leicht ab, treibt den Schweiß und den Urin. Er ist blutreinigend, entgiftend und entzündungshemmend. Ein Bittertonikum. Damit ist ein Löffelchen Löwenzahnsirup ein geeigneter Aperitif – auch für Nicht-Veganer!

Für 1 l Löwenzahnsirup
10 Min. + 12 Std. Ruhezeit + 45 Min. Kochzeit

- 3 Handvoll Löwenzahnblüten
- 5 Löwenzahnwurzeln
- 1250 ml Wasser
- 1 kg Rohzucker
- ½ TL Chilipulver
- 1 Zitrone, Saft

- Die Löwenzahnblüten gut von den Stängeln ablösen, gründlich waschen, mit 1 l Wasser bedeckt in einen Topf geben und zugedeckt ziehen lassen.

- Die Wurzeln gründlich waschen, grob schneiden und mit dem Mörser zerquetschen.

- In einen Topf mit 250 ml Wasser geben und offen kochen lassen, bis ca. 65 ml übrig sind. Dann die eingeweichten Blüten mit deren Wasser hinzufügen und alles kurz gemeinsam zum Kochen bringen. Abkühlen und über Nacht stehen lassen.

- Am nächsten Morgen durch ein Mulltuch abseihen.

- Zucker, Zitronensaft und Chili zum Löwenzahnwasser hinzufügen und auf kleiner Flamme unter Rühren köcheln lassen, bis so viel Wasser verkocht ist, dass der Sirup beim Herausheben des Rührlöffels in einem Strang langsam abfließt.

- Dann in sterile Gläser wie Marmelade abfüllen.

Anmerkung Der Löwenzahnsirup kann natürlich auch mit anderen Gewürzen wie Ingwer oder Pfeffer hergestellt werden. Wem die Löwenzahnwurzeln zu viel bitteren Geschmack in den Sirup bringen, der kann die Menge vermindern oder die Wurzeln nur einweichen, nicht aber intensiv vorkochen lassen. Den Löwenzahnsirup kann man in einem sterilen Glas sehr lange aufbewahren und auch als Brotaufstrich oder zur Herstellung von Süßspeisen oder einer gesunden Limonade statt Honig oder Zucker verwenden. Anders als Honig darf Löwenzahnsirup auch erhitzt werden und kann so zum Kochen und Backen verwendet werden.

Kaukörner (*tambul*)

» 1 TL Kaukörner wird nach dem Essen eingenommen zur Förderung der Verdauung.

Für 55 g (ca. 10 Portionen)
⏲ 15 Min.

20 g Fenchelsamen • 15 g Dillsamen • 10 g Koriandersamen • 5 g Sesamsamen • 3 g Kurkuma • 2 g Steinsalz

● Die Gewürze werden abgewogen und vermischt. Sie werden in eine Pfanne gegeben und einige Minuten ohne Fett erwärmt.

Anmerkung Man kann auch weitere verdauungsfördernde Zutaten in diese Mischung hineingeben. Auch Anis oder Kümmel können zum Beispiel passen. Manche nehmen statt Steinsalz lieber etwas kleinstückigen Kandiszucker. Insbesondere für Menschen mit Hauterkrankungen oder Bluthochdruck könnte die süße Variante besser sein.

hingvashtaka-curna mit Ghi

» Der *hingvashtaka-curna* ist der Digestif, den man therapeutisch vor allem bei Blähungen und Bauchschmerzen einsetzt, um dem Darm zu helfen, ohne die übermäßige Luftproduktion den Darm sanft voranzubringen. Mit ein wenig Ghi wirkt er noch stärker *vata*-vermindernd und lässt sich leicht mit etwas warmem Wasser schlucken.

Für 2 Personen
⏲ 1 Min.

10 g *hingvashtaka-curna* (Seite 99) • 2 TL Ghi

● Die Gewürzmischung mit dem Ghi verrühren und 1 TL pro Person davon als Digestif einnehmen.

Kräuter-Verdauungstee

» Aus ayurvedischer Sicht sind Kräutertees und auch grüner Tee bitter, etwas scharf und beenden die Nahrungsaufnahme optimal. Bitterstoffe aktivieren die Verdauungssäfte und aktivieren Leber und Gallenfluss. Der Heißhunger auf Süßes wird beendet.

Für 2 Personen
⏲ 12 Min.

2 TL Teekraut (Verbene, Zitronenmelisse, Fenchel, Anis oder Kümmel) • 300–400 ml Wasser

● Das Wasser zum Kochen bringen und die Teekräuter überbrühen. 10 Min. ziehen lassen.

Bitterkräuter-Essig

» Bitterkräuter beenden die Mahlzeiten. Sie schließen den Verdauungsprozess ab und helfen bei der Sekretion von Verdauungssäften. Der Essig löst die Bitterstoffe gut aus den Pflanzen heraus und fördert seinerseits auch die Verdauung.

Für 100 ml (ca. 15 Portionen)
⏲ 5 Min. + 3 Wochen Ziehzeit

20 g Löwenzahnwurzel • 15 g Kurkumawurzel • 5 g Ingwerwurzel • 25 g Fenchelsamen • 25 g Kümmelsamen • 10 g Nelken • 100 ml Apfelessig

- Die Wurzeln gründlich waschen waschen, schälen und in Stücke schneiden.

- Samen und Nelken mörsern und alles in in ein dunkles Glas mit Schaubverschluss geben. Den Apfelessig dazugießen und das Glas verschließen. Aufschütteln. Dann 3 Wochen lang ziehen lassen.

- Den Essigauszug durch ein Tuch abseihen und den Bitterkräuter-Essig in ein steriles Schraubglas füllen. Davon jeweils 1 TL (eventuell in heißem Wasser) nach dem Essen einnehmen.

Anmerkung Sie können auch andere Bitterkräuter nehmen. Achten Sie allerdings darauf, dass die Mischung nicht so bitter wird, dass Sie sie in dieser Form nicht mehr mögen. Das Wohlempfinden der Sinne ist wie immer das Kriterium, das uns im Ayurveda den Weg weist.

Ayurvedischer Espresso

» Espresso erwärmt und ist bitter. Gleichzeitig aktiviert er den Kreislauf und den Geist. Damit ist er ein guter Digestif. Was an Kaffee aller Art aus ayurvedischer Sicht ungünstig ist, ist einerseits die Menge, in der wir ihn zu uns nehmen, und andererseits die Tatsache, dass er brennend und säuernd wirkt. Er kann damit *pitta*-Störungen hervorrufen. Um das zu verhindern, würzen wir den Kaffee mit dem kühlenden Kardamom. Und trinken genussvoll eine kleine Tasse nach der Morgen- oder Mittagsmahlzeit.

Für 2 Personen
⏲ 7 Min.

2 TL mild geröstete Kaffeebohnen, die für Espresso geeignet sind • ¼ TL Kardamompulver • ca. 100 ml warmes Wasser

- Die Kaffeebohnen am besten frisch mahlen. Warmes Wasser in den Espressokocher bis unter das Ventil füllen. Das Sieb aufsetzen und bis zum Rand mit Espressopulver auffüllen. Kardamompulver daraufgeben. Dann den oberen Teil des Espressokochers festschrauben.

- Den Kocher auf mittlerer Hitze erhitzen und vom Herd nehmen, bevor alles Wasser aus dem unteren Teil des Kochers verdampft ist.

Anmerkung Sie können den Espresso auch mit anderen kühlenden Zutaten wie Rosenblättern oder Nelkenpulver kochen. Auch ein wenig geschäumte Milch oder Kokoswasser können hinzugegeben werden.

DIE MORGENMAHLZEIT

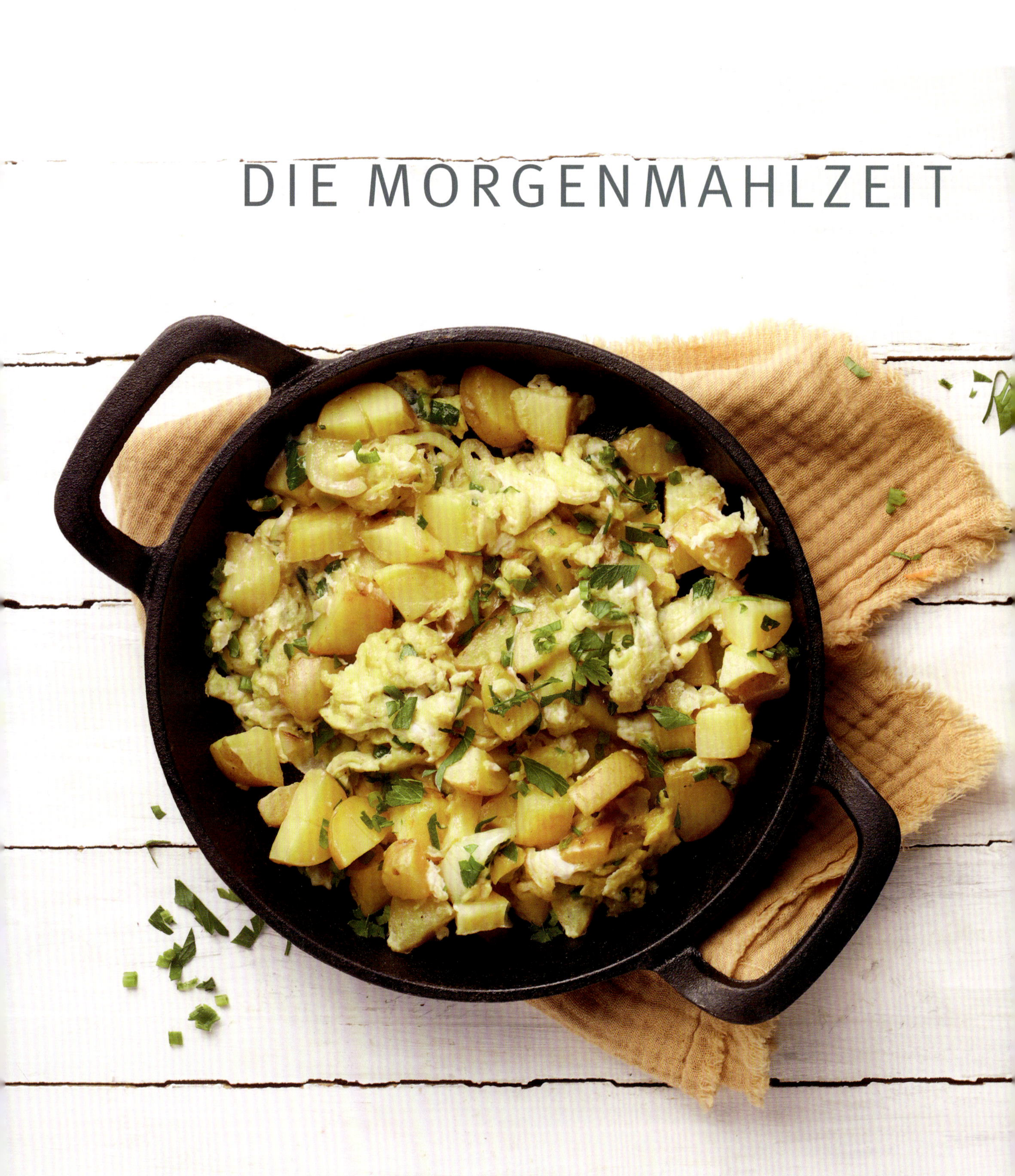

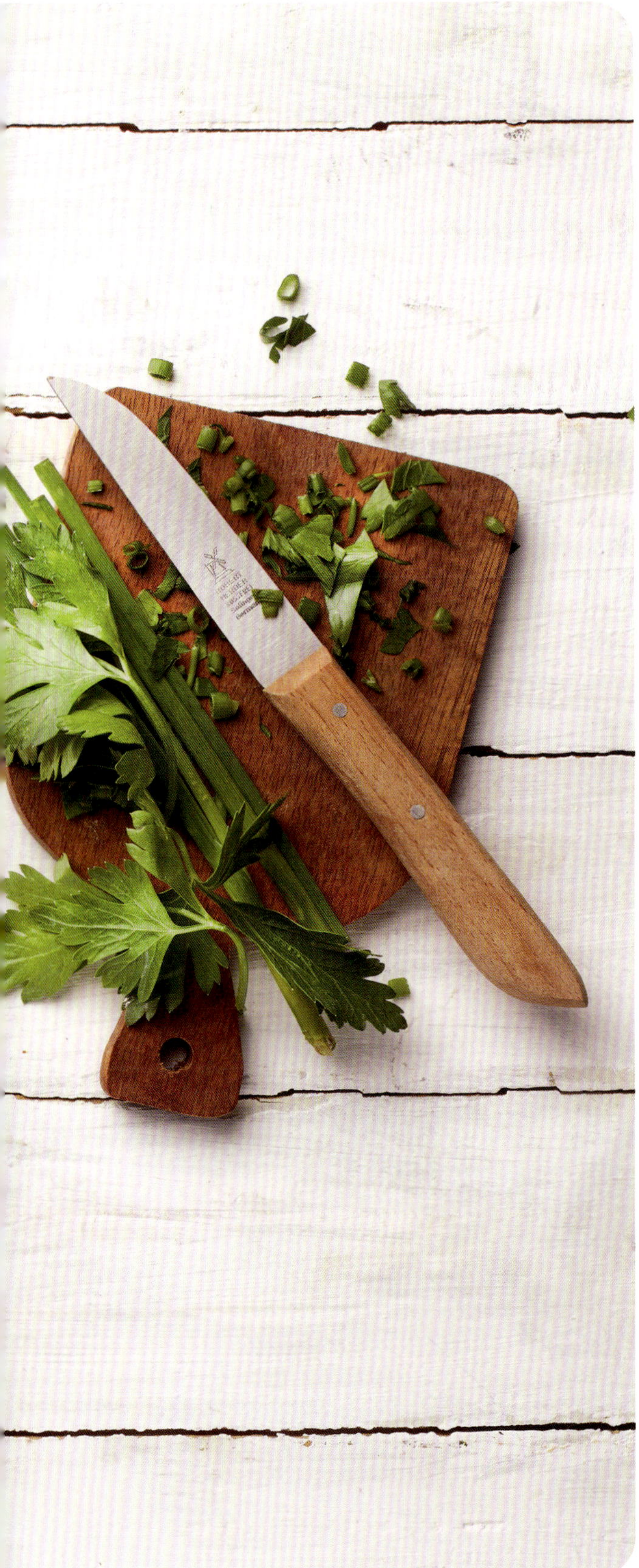

Wenn Sie morgens Hunger haben, sollten Sie mit dem Frühstück eine gute Grundlage für den Tag legen. Da morgens früh *agni* noch nicht so stark ist, empfiehlt man im Ayurveda typischerweise, die Morgenmahlzeit warm, feucht und sanft gewürzt zu halten. Leicht verdaulich und typisch sind die verschiedenen Formen von Porridge oder Brei. Wer später frühstückt oder auch bruncht, der kann auch Brot essen – ideal selbst gemacht und getoastet – oder ein Bauernfrühstück mit Eiern und Kartoffeln essen.

Bitte trinken Sie warm am Morgen! Achten Sie darauf, dass Sie Früchte nicht mit Milch kombinieren und nur dann Rohkost im Frühstück verwenden, wenn Sie ein wirklich hervorragendes Verdauungsfeuer haben.

Die zurzeit so beliebten Smoothies sind aus ayurvedischer Sicht schwer verdaulich, kalt und rau. Man sollte solche Rohkostsäfte daher nur dann als Morgenmahlzeit einsetzen, wenn man spät frühstückt und einen starken *agni* hat. Ein ayurvedisches Smoothie-Rezept stelle ich Ihnen dazu vor. Verträglicher werden Smoothies, wenn man sie erwärmt oder mit kochendem Wasser verdünnt.

Sie finden hier auch einige süße und herzhafte Aufstriche. Auch Mandelmus und Honig sind gut zum Frühstück geeignet. Genauso die ayurvedischen Süßspeisen (Seite 148) und die Rezepte der ayurvedischen Aufbaukur (Seite 87).

« Bauernfrühstück, Seite 111

Porridge mit Milch

›› Der Porridge ist ein herrliches Frühstück und extrem variabel. Der Hafer ist sättigend, aber nicht besonders schwer, durch die Wärme und die Gewürze wird das Gericht leichter verdaulich.

Für 2 Personen
⏲ 10 Min.

2 TL Ghi • ¼ TL Gewürze wie Kardamom, Zimt, Ingwerpulver, Kurkuma, Pfeffer • 1 TL gestiftete weiße Mandeln oder Kokosflocken • 1 TL Leinsamen oder Flohsamen • 4 EL Haferflocken • 400–600 ml nicht homogenisierte Frischmilch

- Das Ghi bei milder Hitze erwärmen und Gewürze darin leicht anrösten. Mandeln und Samen hinzugeben und ein wenig brutzeln lassen. Die Haferflocken hinzugeben und gut umrühren.

- Mit der Milch auffüllen und unter Rühren kochen lassen, bis die Haferflocken weich sind. Bei Bedarf kann mit einem naturbelassenen Zucker gesüßt werden.

Anmerkung Dieses Grundrezept können Sie im Winter stärker mit wärmenden Gewürzen wie Zimt, Ingwer und Pfeffer, im Sommer mit Kardamom, Nelken und Rosenblüten variieren. Sie können je nach Belieben auch Flocken aus anderen Getreiden verwenden wie Hirse, Roggen, Reis oder Dinkel. Sie können variieren, indem Sie verschiedene Nüsse und Samen einsetzen und unterschiedliche Süßungsmittel. Bitte bringen Sie jedoch kein Obst in diese Mischung!

Porridge mit Obst

›› Obst ist erfrischend und wohlschmeckend. Es sollte jedoch nicht mit Milch kombiniert werden. Daher verwenden wir für die Herstellung eines Porridges mit Obst lieber vegane Drinks. Gerade mit weißen Mandeln sind solche Drinks sehr aufbauend, befeuchtend, hirntonisch und markstärkend.

Für 2 Personen
⏲ 10 Min.

2 TL Ghi • ¼ TL Gewürze wie Kardamom, Zimt, Ingwerpulver, Kurkuma, Pfeffer • 1 TL gestiftete weiße Mandeln oder Kokosflocken • ½ vollreifer Apfel oder Birne • 4 EL Haferflocken • 400–600 ml Mandelmilch • 1 EL frische Beeren oder eingeweichtes Trockenobst

- Das Ghi bei milder Hitze erwärmen und Gewürze darin leicht anrösten. Mandeln hinzugeben und ein wenig brutzeln lassen. Das feste Obst in Stücke schneiden und mitschmoren. Die Haferflocken hinzugeben und gut umrühren.

- Mit der Mandelmilch auffüllen und unter Rühren kochen lassen, bis die Haferflocken weich sind. Zuletzt die Beeren oder die eingeweichten Trockenfrüchte hinzugeben und erwärmen lassen.

Anmerkung Soll der Porridge leichter werden, können Sie ihn einfach mit Wasser kochen. Nährender wird er mit etwas Mandelmus. Analog zum Porridge mit Milch können Sie hier mit allen Getreidearten, Nüssen, Samen variieren. Zusätzlich bei der Variation ohne Milch können Sie die Obstsorten nach Geschmack und Saison verwenden. Wenn Sie den veganen Drink lieber aus einem Getreide wie Reis oder Hafer mögen, sollten Sie etwas mehr Öl oder Ghi verwenden, um die feuchtigkeitsspendende Wirkung zu vertiefen.

Indische Reisflocken mit Erbsen (*poha*)

» Indische Reisflocken sind eine leicht verdauliche Morgenmahlzeit, die schnell hergestellt ist. Sie sättigt, nährt und befeuchtet und ist für Menschen geeignet, deren *agni* morgens Hunger meldet, aber noch nicht viel verdauen kann.

Für 2 Personen
⏲ 10 Min.

150 g Reisflocken • 2–3 Kardamomkapseln • 2–3 cm Ingwerwurzel • ½ grüne Chilischote • 1 EL Kokosöl • 1 TL Senfsamen (am besten schwarze) • ½ TL Kurkuma • 1 Msp. Chilipulver • 6 Curryblätter • Steinsalz • 150 g Erbsen • 4 halbe Zitronenscheiben

- Reisflocken in ein Sieb geben und waschen, dann abtropfen lassen. Kardamom im Mörser leicht aufstoßen, den Ingwer schälen und klein würfeln, die Chilischote längs öffnen, entkernen und in feine Stücke schneiden.

- Kokosöl erhitzen, Senfsamen hineingeben und den Deckel vorhalten, um die springenden Senfsamen in der Pfanne zu halten. Danach Ingwer und Chili anbraten, dann Kurkuma, Chilipulver, Curryblätter und Kardamom sowie die Erbsen hinzufügen.

- Wenn diese gar sind, die Reisflocken hinzugeben und kurz mitbraten lassen. Eventuell etwas Wasser hinzufügen. Mit den Zitronenscheiben garnieren.

Anmerkung Wer möchte, kann auch Karotten oder Mais als Gemüse hinzufügen. Wer keine Curryblätter hat, könnte am Ende Korianderblätter aufstreuen. Die Reisflocken können bei Bedarf auch mittags oder am frühen Abend gegessen werden.

Bauernfrühstück

» Das Bauernfrühstück ist stark kräftigend und aufbauend. Eier sind süß, dicht, schwer und tonisierend, aphrodisierend. Kartoffeln als Wurzeln verstehen wir als süß, erdend und wachstumsfördernd. Um das Gericht leichter zu gestalten, sind das Aufschlagen der Eier, das Braten und das Würzen wieder essenziell.

Für 2 Personen
⏲ 15 Min.

200 g gekochte und wieder erkaltete Kartoffeln • 1 Zwiebel • 4 Eier • 1 Handvoll Schnittlauch, Petersilie und andere Gartenkräuter • 1 EL Olivenöl • schwarzer Pfeffer • Steinsalz

- Die Kartoffeln (gern auch mit Schale, wenn diese fein ist) in mundgerechte Stücke schneiden. Die Zwiebel schälen und in Ringe schneiden, die frischen Gartenkräuter waschen und grob hacken. Die Eier schaumig schlagen.

- Das Öl erwärmen, die Zwiebel darin glasig braten. Die Kartoffeln mitbraten. Wenn diese etwas gebräunt sind, die geschäumten Eier mit den Gewürzen hinzufügen und unter Rühren stocken lassen.

Anmerkung Noch leichter wird das Bauernfrühstück, wenn man die Eier trennt und nur das Eiweiß schlägt. Dieses Frühstück eignet sich für Menschen, die spät die erste Mahlzeit am Tage zu sich nehmen, die einen starken *agni* haben und körperlich aktiv sind. Man kann es selbstverständlich auch als Mittagsmahlzeit ansehen. Nur für den Abend halten wir es im Ayurveda für zu schwer verdaulich.

Hummus

» Hummus wirkt aufbauend und kräftigend, ohne sehr schwer und klebrig zu sein. Sesam ist süß, bitter und zusammenziehend und trotzdem erwärmend. Er gilt als Tonikum für den Geist, die Haare, die Knochen und die Kraft. Kichererbsen sind süß, leicht bitter und kühlend und schützen so vor der Überhitzung durch Sesam. Durch das Öl wird es hinreichend befeuchtend und durch die Gewürze leichter verdaulich.

Für 200 g Hummus
15 Min. + 12 Std. Einweichzeit

75 g getrocknete Kichererbsen • 1 TL Natron bzw. Backpulver • ca. 300 ml Wasser • 2 Knoblauchzehen • 50 g Sesampaste (Tahin) • ¼ TL Kreuzkümmel • 1 TL Zitronensaft • 1 EL Öl (aus Walnuss, Olive oder Sesam) • ¼ TL Steinsalz • Pfeffer • etwas Paprikapulver

- Kichererbsen über Nacht in ca. 200 ml Wasser zugedeckt quellen lassen. Wer es zarter mag, kann dem Quellwasser etwas Natron oder Backpulver zugeben. Vor dem Kochen das Wasser abgießen und die Kichererbsen abwaschen.

- Kichererbsen mit der doppelten Menge an Wasser langsam bei milder Hitze kochen, dann abtropfen und auskühlen lassen.

- Knoblauch schälen und klein schneiden. Alle Zutaten im Mixer zu einer cremigen Paste verarbeiten. Ist sie zu steif, noch etwas Einweichwasser zugeben. Mit den Gewürzen abschmecken.

Anmerkung Zum Hummus können ein paar getrocknete Tomaten, Rote Bete oder ein paar schwarze Oliven gegeben werden, dann entstehen nicht nur Geschmacks-, sondern auch Farbvarianten.

Ayurvedischer Smoothie

» Smoothies sind als Frischsäfte im Ayurveda unter den pharmazeutischen Grundherstellungen beschrieben. Sie sind sehr wirkungsstark – allerdings auch schwer verdaulich, kalt und rau. Durch die Zugabe von etwas Fett und sehr süßen Früchten wird die Rauigkeit der Gemüse etwas abgefangen. Durch Gewürze, das Ghi sowie durch das Saften wird ein Smoothie etwas leichter zu verdauen.

Für 2 Personen
10 Min.

1 Karotte • 1 Rote Bete • 1 Stangensellerie • 1 Gurke • 50 g Melone • 100 g Trauben • 2 cm Ingwerwurzel • 2 cm Kurkumawurzel • 2 Zitronenmelisse-Blätter • ¼ TL Vanille, Zimt oder Kardamom • 2 TL Ghi

- Die frischen Zutaten gründlich waschen, gegebenenfalls schälen und in grobe Stücke schneiden.

- Im Hochleistungsmixer gemeinsam mit allen weiteren Zutaten zu einem Smoothie pürieren. Möglichst sofort konsumieren.

Anmerkung Sie können ganz nach Herzenslust verschiedene Gemüse und Früchte miteinander kombinieren. Allerdings sind aus ayurvedischer Sicht insbesondere Blatt- und Kohlgemüse sehr trocken und führen gern zu Blähungen, sodass wir auf sie eher verzichten würden. Bei den Obstsorten sollten Sie darauf achten, dass sie saisonal passend und reif geerntet sind. Bananen würden wir lieber nicht in roher Form verwenden, weil sie besonders schwer verdaulich sind. Alle Zutaten sollten in Raumtemperatur vorliegen.

» Ayurvedischer Smoothie

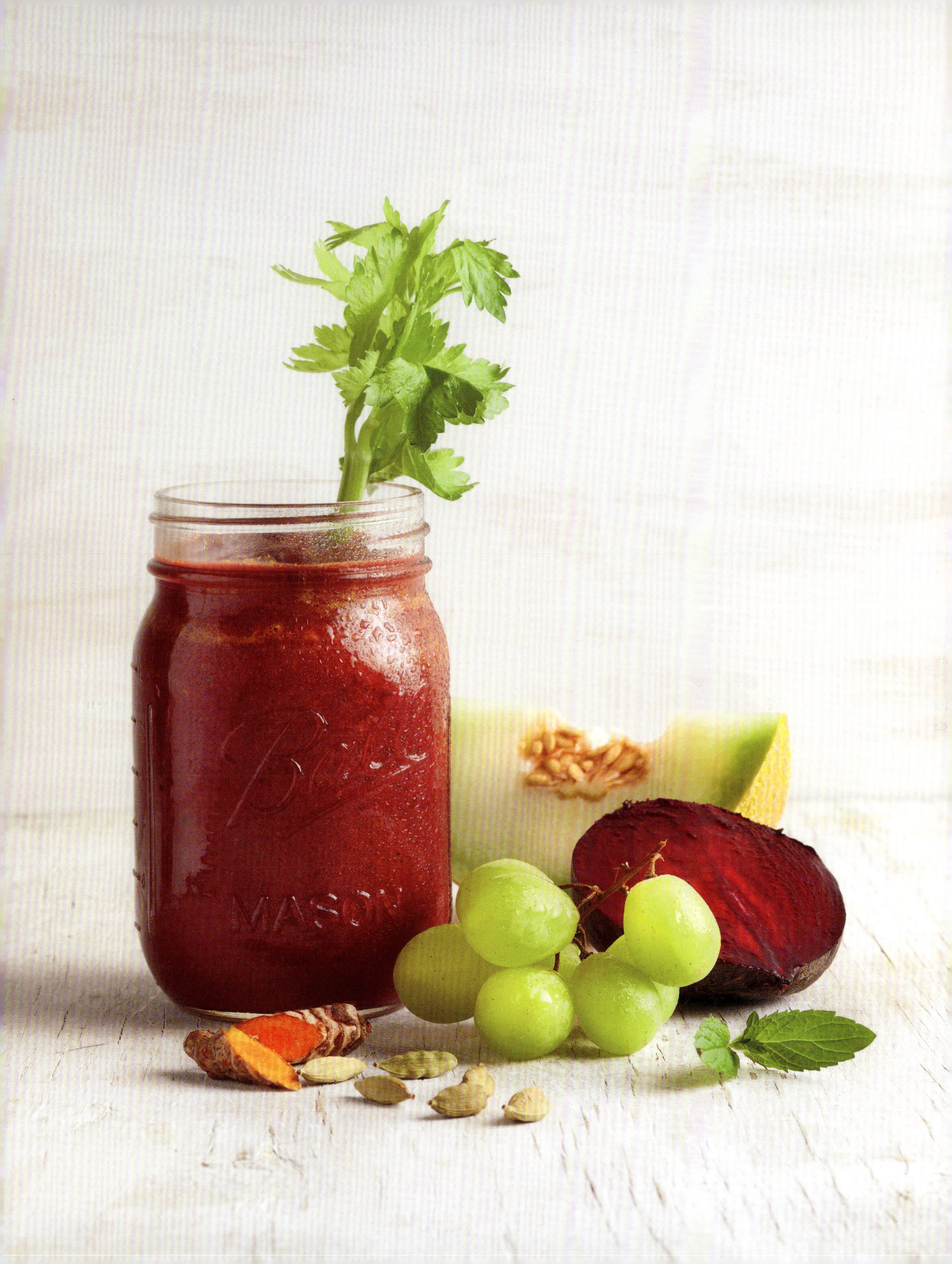
Ball
MASON

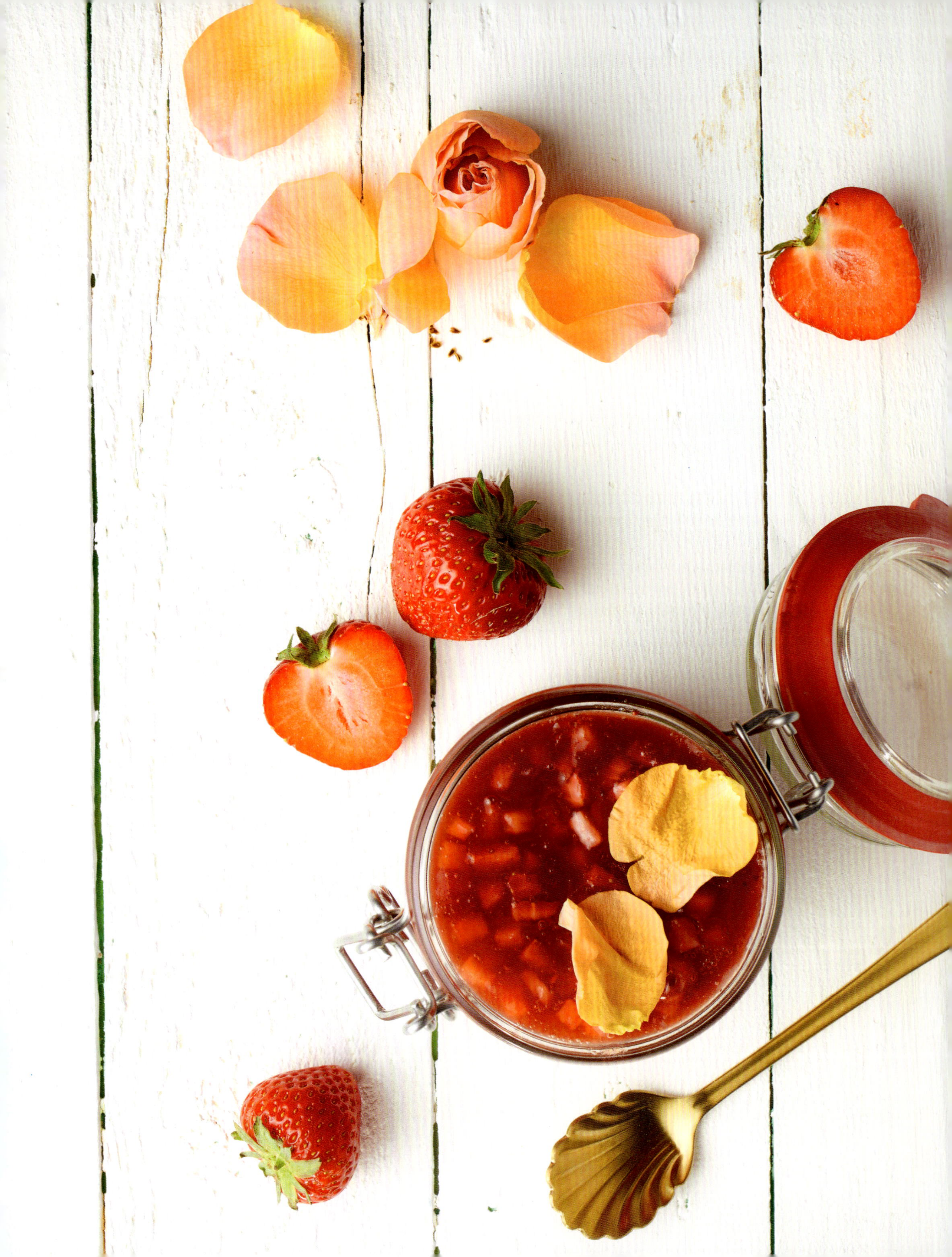

Erdbeermarmelade mit Rosenblättern

» Neben Honig, der biologisch und regional sein sollte, ist auch eine Marmelade ein wunderbarer und gesunder süßer Aufstrich für unser Brot. Wir bevorzugen im Ayurveda eine selbstgemachte Marmelade aus vollreifen, hinreichend süßen Früchten, die immer beim Kochen ein wenig gewürzt werden sollte.

Für 200 g Marmelade
10 Min.

- 200 g reife Erdbeeren
- ½ TL Zitronensaft
- 1 TL Flohsamenschalenpulver
- ½ TL Rosenwasser
- 1 EL Rohr- oder Rübenzucker
- 4 gewaschene ungespritzte Rosenblätter

- Die Erdbeeren waschen, ausschneiden und in kleine Stücke schneiden. In einen Topf geben und mit dem Zucker ca. 3 Min. aufkochen lassen.

- Flohsamenschalenpulver und Zitronensaft ca. 1 Min. mitkochen lassen, bis die Marmelade sich eindickt. Das Rosenwasser untermischen.

- Abfüllen, die Rosenblätter auf die Marmelade legen, das Glas stehend verschließen und abkühlen lassen.

Anmerkung Traditionell verwenden wir für ayurvedische Marmeladen 50 % Früchte und 50 % Zucker. Manchmal wird am Ende in die abkühlende Masse noch Honig hinzugefügt. Da wir insgesamt heute zu viel Zucker essen, wird hier eine zuckerarme Variante vorgestellt. Verwenden Sie Zucker am liebsten in einer natürlichen Form, wie z. B. als Sirup, Rübenzucker oder gewaschenen Rohrzucker. Statt Zucker können Sie auch Flohsamenschalenpulver, Guarkernmehl oder Agar-Agar für das Andicken der Marmelade verwenden. Diese Marmelade ist im Kühlschrank ca. 4 Tage haltbar. Marmeladekochen dauert nicht lange. Bereiten Sie sich daher lieber immer wieder kleine Mengen frisch zu, als dass Sie aufpassen müssen, dass sie nicht verdirbt. Sie können Marmeladen unendlich variieren und über die Gewürze neue Geschmackskombinationen entstehen lassen, z. B. Apfel mit Ingwer, Zwetschge mit Vanille, Birne mit Zimt … Probieren Sie aus, was Ihnen bekommt und schmeckt. Selbst Chili oder Pfeffer können in kleinen Mengen in der Marmelade für eine Vertiefung des Geschmacks und eine verbesserte Aufnahme der Marmelade führen.

Sauerteigbrot

» Brot ist ein hervorragendes Lebensmittel. Je nach Getreide, Vollständigkeit des Kornes und Herstellungsart ist es stärker aufbauend und schwerer verdaulich oder etwas leichter, aber weniger sättigend. Je mehr kühlende und schwere Getreidesorten wie Weizen im Brot verarbeitet sind, desto schwerer ist das Brot. Durch den Sauerteig, das Backen und das Würzen wird das Brot wieder leichter verdaulich.

Für 2 Brote

⏲ 5 Std. Vorbereitung/Teigruhe + 5 Tage Ruhezeit Sauerteigansatz + 1 Std. Backzeit

Für den Sauerteigansatz:
- 160 g Vollkornmehl (z. B. Roggen, Dinkel, Emmer)
- 160 ml lauwarmes Wasser

Für die Brote:
- 600 ml Wasser
- 1 kg grob gemahlenes Vollkornmehl (z. B. Roggenmehl, Type 1150)
- 1 TL Gewürze wie Kreuzkümmel, Kümmel, Anis, Fenchel oder Koriander
- 1 Prise Asafötida
- 10 g Steinsalz

● Zubereitung des Ansatzes: An Tag 1 30 g Mehl mit ca. 30 ml Wasser so für den Ansatz verrühren, dass ein dickflüssiger Teig entsteht. Diesen in ein großes Schraubglas füllen und an einen dunklen Ort stellen.

● Am dritten Tag (nach 72 Stunden) erneut 30 g Mehl und ca. 30 ml Wasser unterrühren und das verschlossene Glas dann wieder ins Dunkle stellen. Am vierten Tag (24 Stunden nach der letzten Zugabe) 100 g Mehl und ca. 100 ml Wasser hinzurühren und wieder im Dunklen ruhen lassen.

● Am fünften Tag ist der Ansatz fertig, duftet leicht säuerlich wie Hefe und wirft Blasen. Wenn das noch nicht der Fall ist, sollte ihm noch ein weiterer Tag zum Reifen gegeben werden. Ist er vergoren, muss er leider verworfen werden.

● Zubereitung des Brotes: 200 g vom Sauerteigansatz mit dem lauwarmen Wasser verdünnen. Mehl und Gewürze darunterheben und 3–5 Min. kneten oder falten. Mit einem Tuch abdecken und 4 Stunden gehen lassen. Der Teig sollte sich ungefähr verdoppeln. Anschließend den Teig halbieren und zwei Laibe formen.

● Auf dem Backblech erneut 20 Min. gehen lassen, währenddessen den Ofen auf 240 °C vorheizen und eine feuerfeste, wassergefüllte Schüssel unten in den Ofen stellen. Nach 30 Min. Backzeit die Hitze auf 150 °C reduzieren und bei dieser Hitze weitere 30 Min. backen, bis das Brot beim Beklopfen hohl klingt. Aus dem Ofen nehmen und abkühlen lassen.

Anmerkung Den Rest des Sauerteigansatzes können Sie mit 30 g Mehl und 30 ml Wasser vermischt erweitern und für das nächste Brot verwenden.

Avocadocreme

» Avocado ist keine in den Klassikern beschriebene Frucht. Ich würde sie als süß und etwas bitter, dicht und klebrig einstufen. Daher braucht eine Avocado, um leichter verdaulich zu sein, Gewürze und die mechanische Behandlung in Form von Zerkleinern und Schlagen.

Für 100 g Avocadocreme
6 Min.

2 vollreife Avocados • 1 Knoblauchzehe • ½ TL Zitrone • ½ TL Steinsalz • ½ TL Pfeffer • ½ TL Chili • ½ TL Kreuzkümmelpulver

- Die Avocados entkernen, schälen und in Stücke schneiden. Die Knoblauchzehe schälen. Avocados, Knoblauch und Zitronensaft im Mixgerät pürieren und mit den Gewürzen abschmecken.

Anmerkung Wenn Sie die Avocadocreme mit Crème fraîche vermengen, wird sie schwerer, aber milder. Wenn Sie rohen Knoblauch nicht vertragen, könnten Sie auch eine Zwiebel schälen, zerkleinern und mit sehr wenig Wasser andünsten, dadurch wird die Creme leichter und saftiger. Sie können die Avocadocreme auch in Richtung Guacamole weiterführen, indem Sie eine Tomate und eventuell eine halbe Zwiebel mit in die Masse geben.
Beim Einkauf von Avocados sollten Sie auf die Herkunft achten. Kommen die Avocados aus Amerika, sind sie typischerweise unreif geerntet und führen leicht zu *ama*. In Südeuropa, vor allem in Spanien, werden auch Avocados angebaut. Diese sind frischer und daher besser, wenn sie bei uns ankommen.

Kräuter-Frischkäse

» Als Sauermilchprodukt ist Frischkäse zunächst sauer, schwer und erhitzend. Er wirkt aufbauend, geschmacksfördernd und kann die Biokanälchen leicht verkleben. Diese Art des selbstgemachten Frischkäses ist durch das Erwärmen, das beständige Rühren und – wie immer – die Gewürze hingegen recht leicht verdaulich und sehr wohlschmeckend.

Für 200 g Frischkäse
20 Min.

1 l naturbelassene Frischmilch (Kuh oder Ziege) • 3 TL Zitronensaft • Steinsalz • 1 Prise Asafötida • Pfeffer • 1 Handvoll grob gehackte Kräuter (z. B. Petersilie, Dill, Schnittlauch)

- Die Milch in einen Topf geben und langsam bei sehr milder Hitze unter ständigem Rühren erhitzen. Bitte nicht aufkochen! In die warme Milch unter weiterem langsamen Rühren den Zitronensaft träufeln lassen, bis sie langsam stockt.

- Die gestockte Masse in ein mit einem Küchentuch bedecktes Sieb geben und über einer Schüssel abtropfen und auskühlen lassen. (Die Molke gern auffangen und bei Gelegenheit trinken. Sie ist ein leicht verdauliches Tonikum.) Den Frischkäse nach Geschmack mit Gewürzen und Kräutern vermischen.

Anmerkung Ziegenfrischkäse ist leichter verdaulich, beruhigend für alle drei *doshas* und heilsam bei Atemwegserkrankungen. Der Frischkäse wird cremiger, wenn Sie etwas geschlagene Sahne darunterheben. Als Gewürze passen auch Kurkuma und *hingvashtaka-curna* gut. Sie können den Frischkäse auch mit getrockneten Tomaten oder Roter Bete anfärben.

DIE MITTAGSMAHLZEIT

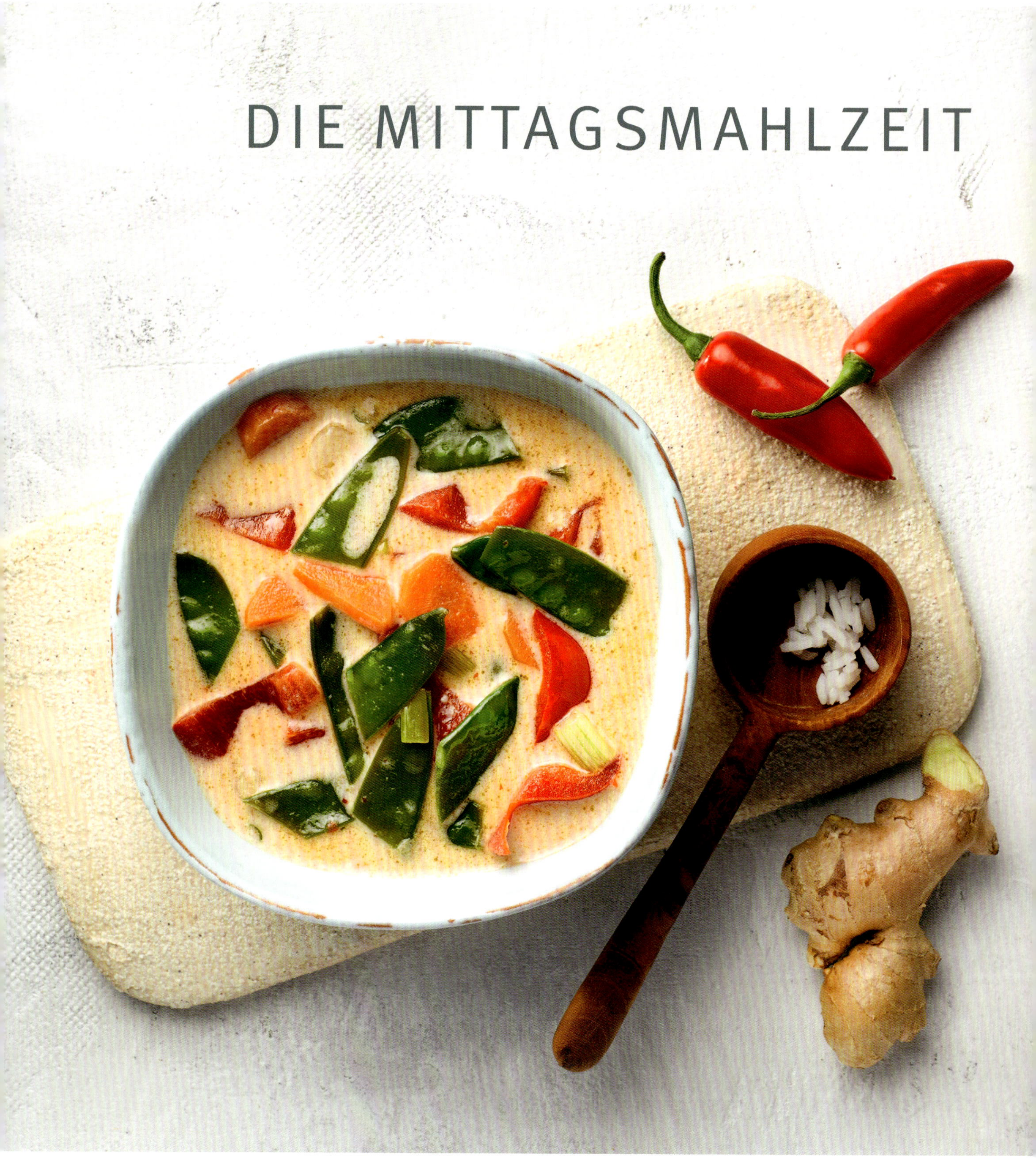

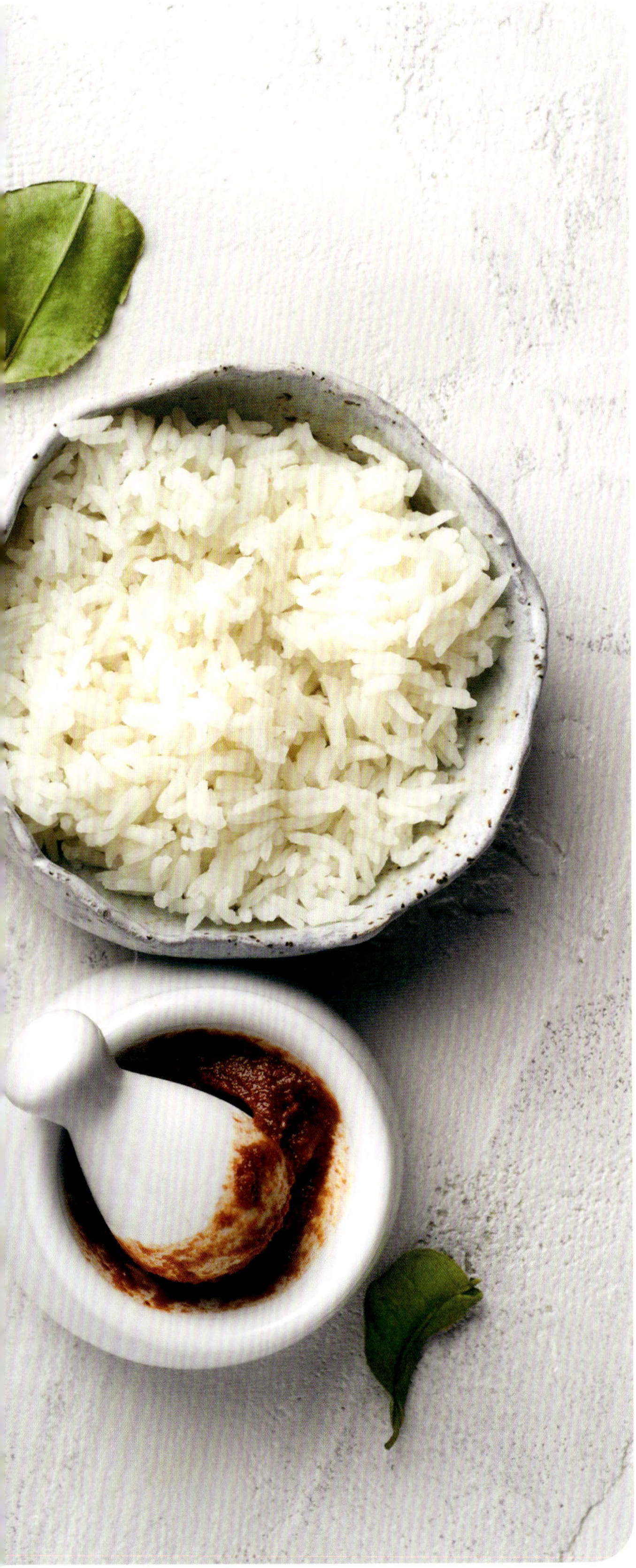

Wenn Sie morgens noch keinen Hunger haben, können Sie aus ayurvedischer Sicht auch sehr gut die erste Mahlzeit am Mittag zu sich nehmen. Oder nach einer eher kleinen Morgenmahlzeit noch ein kräftigendes Mittagessen zu sich nehmen. Im Grunde können fast alle Gerichte der Welt ayurvedisch sinnvoll am Mittag bei gutem Hunger in die Nahrung integriert werden. Wichtig ist immer, darauf zu achten, dass Sie sich möglichst vielseitig, frisch und immer gut gewürzt ernähren. Im Folgenden finden Sie Rezeptideen, die diese Prinzipien widerspiegeln und Ihre Fantasie und Neugierde wecken sollen.

Achten Sie bitte darauf, keine eiskalten Getränke vor, zu oder nach dem Essen zu sich zu nehmen. Und essen Sie in Ruhe und Andacht. Bleiben Sie nach der Mahlzeit etwas sitzen und geben Sie dem Körper Zeit, den Verdauungsprozess zu initiieren. Und achten Sie immer auf eine gute Atmosphäre beim Essen. Sie essen die Stimmung mit!

« Rotes Thaicurry mit Jasminreis, Seite 122

Ofengemüse

» Gemüse ist allgemein eher trocken und nicht unbedingt leicht verdaulich. Durch das Überbacken mit etwas Öl und Kräutern wird es nährend und kann dennoch gut verdaut werden.

Für 2 Personen
25 Min.

2 Karotten • 1 Zucchini • 1 Süßkartoffel • 1 EL Olivenöl • 1/4 TL Pfeffer • 1/4 TL Steinsalz • 2–3 Zweige frischer Rosmarin • 2–3 Knoblauchzehen

- Die Gemüse waschen und in mundgerechte Stücke schneiden. Mit dem Öl und den Gewürzen vermischt in eine feuerfeste Form geben. 20 Min. bei 160 °C im Backofen backen.

Anmerkung Je nachdem, welche Gemüse und welche Gewürze Sie einsetzen, kann dieses Gericht sättigender und damit aufbauender oder leichter und damit reduzierender gestaltet werden.

Aubergine mit Kartoffeln

» Aubergine und Kartoffeln sind Nachtschattengewächse. Beide waren in dieser Form in den Zeiten der ayurvedischen Klassiker noch nicht bekannt – und sind daher nicht dort beschrieben. Wenn sie eher feucht und süß sind, dann sind auch sie eine gute Aufbaunahrung. Dadurch, dass sie eher dicht und etwas schleimig sind, braucht es schärfere Gewürze und das Senföl, um sie leicht durchdringlich und sanft auf der Zunge zerschmelzend werden zu lassen.

Für 2 Personen
25 Min.

1 Aubergine • 1 große Kartoffel • 1 cm Ingwerknolle • 1 Knoblauchzehe • evtl. 1 grüne Chilischote • 1 EL Senföl • 1/2 TL Bockshornkleesamen • 1/2 TL schwarze Senfsamen • 1/4 TL Kurkuma • 1 Prise Asafötida • Pfeffer • 1/4 TL Steinsalz

- Aubergine waschen, in mundgerechte Stücke schneiden und mit etwas Salz bestreuen. Kartoffel schälen und in etwas kleinere Würfel zerteilen. Ingwer und Knoblauch schälen und zusammen mit der Chilischote fein hacken.

- Öl erwärmen, die Samen und Gewürze darin rösten, dann Knoblauch, Ingwer und Chili hinzufügen, etwas schmelzen lassen. Anschließend Kartoffeln und am Ende die Aubergine hinzufügen. Bei geringer Hitze köcheln lassen. Mit Salz und Pfeffer abschmecken.

Anmerkung Das Senföl ist etwas schärfer und stechender als Sesamöl. Es erhitzt daher mehr und sollte bei Personen mit *pitta*-Belastung mit Vorsicht eingesetzt oder auch durch die Zugabe von Koriander abgemildert werden. Gegessen wird dieses Gericht mit Reis oder Fladenbrot.

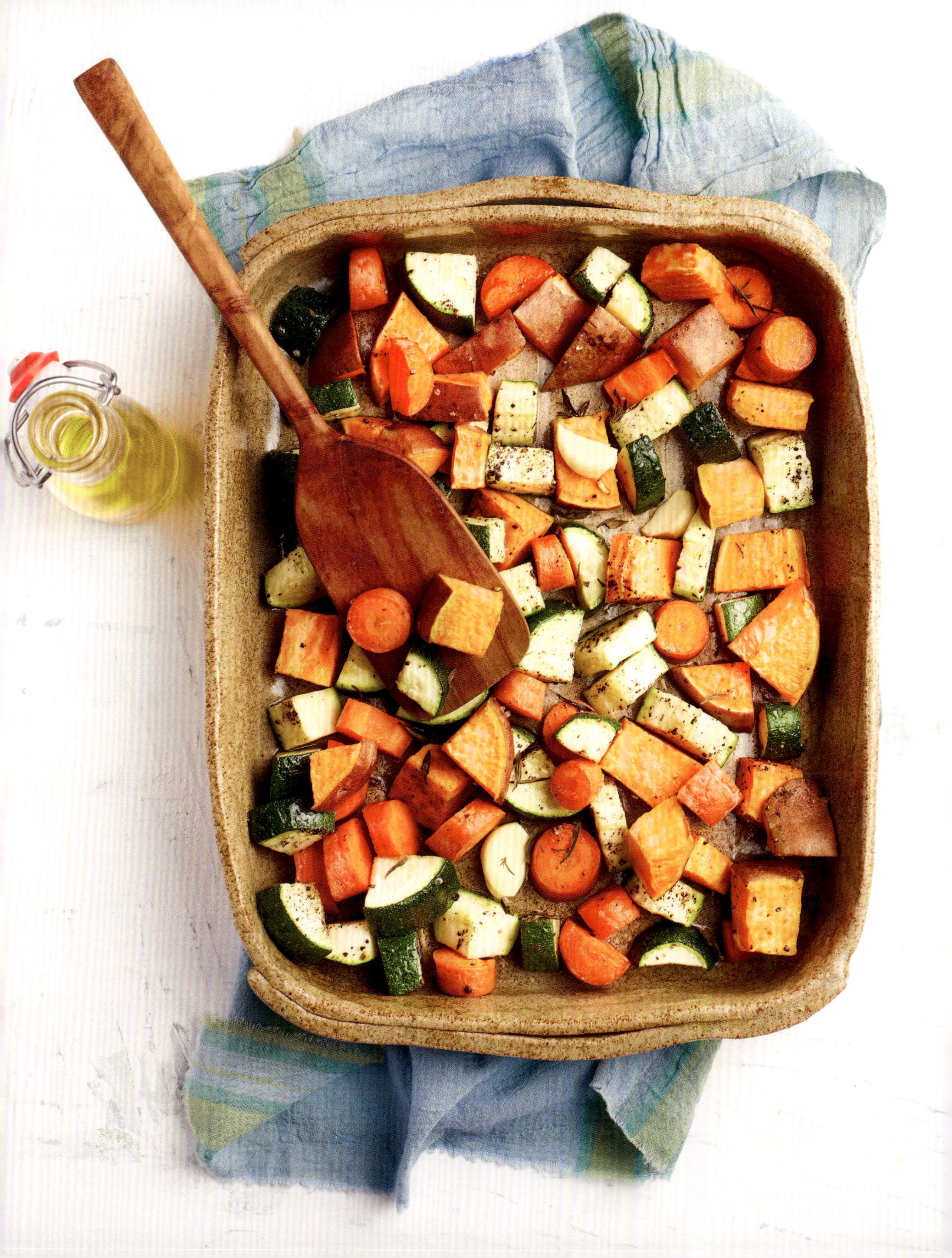

Rotes Thaicurry mit Jasminreis

» Durch die Kombination der Schärfe der Gewürze mit der milden Süße der Kokosmilch ist dieses Gericht auch für Menschen mit schwächerem *agni* gut zu verstoffwechseln. Es erwärmt leicht, befeuchtet und ist stärkend. Jasminreis ist etwas blumiger, weicher und klebriger als Basmatireis. Daher braucht er etwas mehr Befeuerung des *agnis* für die vollständige Verdauung.

Für 2 Personen
35 Min.

- 100 g Jasminreis
- ½ TL Steinsalz
- 2 Paprikaschoten
- 2 Frühlingszwiebeln
- 1 Karotte
- 100 g Zuckererbsen
- 1 EL Kokosöl
- 500 ml Kokosmilch
- 2 TL Thaicurry-Paste

Für die Thaicurry-Paste:

- 1 getrocknete rote Chilischote
- 3 frische rote Chilischoten
- ½ Zitronengrasstängel
- ½ TL Limettenschalenabrieb
- 2 Knoblauchzehen
- 1 Schalotte
- 2 cm Galgant- oder Ingwerwurzel
- 1 TL Kreuzkümmel
- 1 TL Koriandersamen
- ½ TL Pfefferkörner
- 1 Kaffirlimettenblatt

● Den Jasminreis waschen, mit ca. 300 ml Wasser und etwas Steinsalz kochen. Die Gemüse waschen, soweit notwendig schälen und in passende Stücke teilen.

● Während der Reis kocht, die Currypaste herstellen, indem alle Zutaten dafür geschält und in kleine Stücke geschnitten und im Mörser zerdrückt werden, bis sie eine cremige Masse bilden.

● 2 TL der Paste mit dem Kokosöl im Wok oder in einer beschichteten Pfanne erwärmen, die Gemüse hinzufügen, etwas anrösten lassen, dann mit der Kokosmilch ablöschen. Noch 5 Min. weiter köcheln lassen.

Anmerkung Die Currypaste ist so berechnet, dass man davon mehrere Mahlzeiten herstellen kann. Was nicht benötigt wird, kann in einem Glas im Kühlschrank über 2–3 Wochen aufbewahrt werden, dann ist das nächste Curry in wenigen Minuten hergestellt.
In dieser Art kann auch jedes andere Gemüse schmackhaft und leicht verdaulich zubereitet werden. Wer mag, kann aus dieser veganen Basis gern auch mit Hühnchenfleisch oder Fisch ein Fleisch-Gemüse-Gericht zubereiten. Dafür entweder gekochtes Fleisch hinzufügen oder das gewürfelte, noch rohe Fleisch mitkochen. Es kann auch ein wenig vom Fond dazugegeben werden. Gerichte mit Fleisch wirken kräftigender.

Marokkanische Hirse-Gemüse-Pfanne

» Die Hirse ist etwas zusammenziehend und süß im Geschmack. Sie ist leicht verdaulich, kühlend, beruhigt *kapha* und *pitta* und kann zur Entgiftung eingesetzt werden. Sie sollte mit wärmenden Gewürzen und viel Flüssigkeit kombiniert werden, um *vata* nicht zu reizen und den Körper nicht auszutrocknen. Hirse ist ein ideales Getreide für den Sommer.

Für 2 Personen; Rezept zum Coverbild

30 Min.

- 350 ml Basis-Gemüsebrühe (Seite 140)
- 1 EL Ghi
- 80 g Hirse
- 1 kleine Zwiebel
- 1 rote Chilischote
- 1 Lauchstange
- 2 Paprikaschoten
- 2 Karotten
- 5 getrocknete, ungeschwefelte Aprikosen
- 1 Handvoll ungeschwefelte Rosinen
- 1 EL Olivenöl
- ½ TL Zimt
- ½ TL Kurkuma
- 2 TL Ras el Hanout oder *garam-masala* (Seite 99)
- ¼ TL Steinsalz
- ¼ TL Pfeffer
- 100 g Ziegenfeta
- ½ Bund glatte Petersilie

● Die Gemüsebrühe mit dem Ghi erhitzen und die Hirse darin ca. 15 Min. bei mittlerer Hitze unter gelegentlichem Umrühren köcheln.

● Die Zwiebel in der Zwischenzeit schälen und in feine Würfel schneiden, die Chilischote waschen, entkernen und in kleine Stücke schneiden. Den Lauch putzen und in feine Ringe schneiden. Karotten und Paprika waschen und in passende Würfel schneiden.

● Die Gemüse mit den Trockenfrüchten im Olivenöl kurz anbraten, die Gewürze und die Hirse hinzugeben.

● Den Ziegenfeta würfeln und zusammen mit der gewaschenen und grob gehackten Petersilie über das Gericht streuen.

Anmerkung Wie immer ist dies ein schnelles Grundrezept für Gemüse mit Hirse im Sommer. Natürlich könnten Sie, wenn Sie Hirse nicht mögen, dies auch mit Quinoa oder Bulgur zubereiten, wobei Bulgur als Weizenprodukt schwerer verdaulich ist. Wer gerne Fleisch isst, könnte dieses Rezept auch mit einem Hühnerfond und Hühnchenfleisch zubereiten und damit ein relativ leicht verdauliches Fleischgericht herstellen.

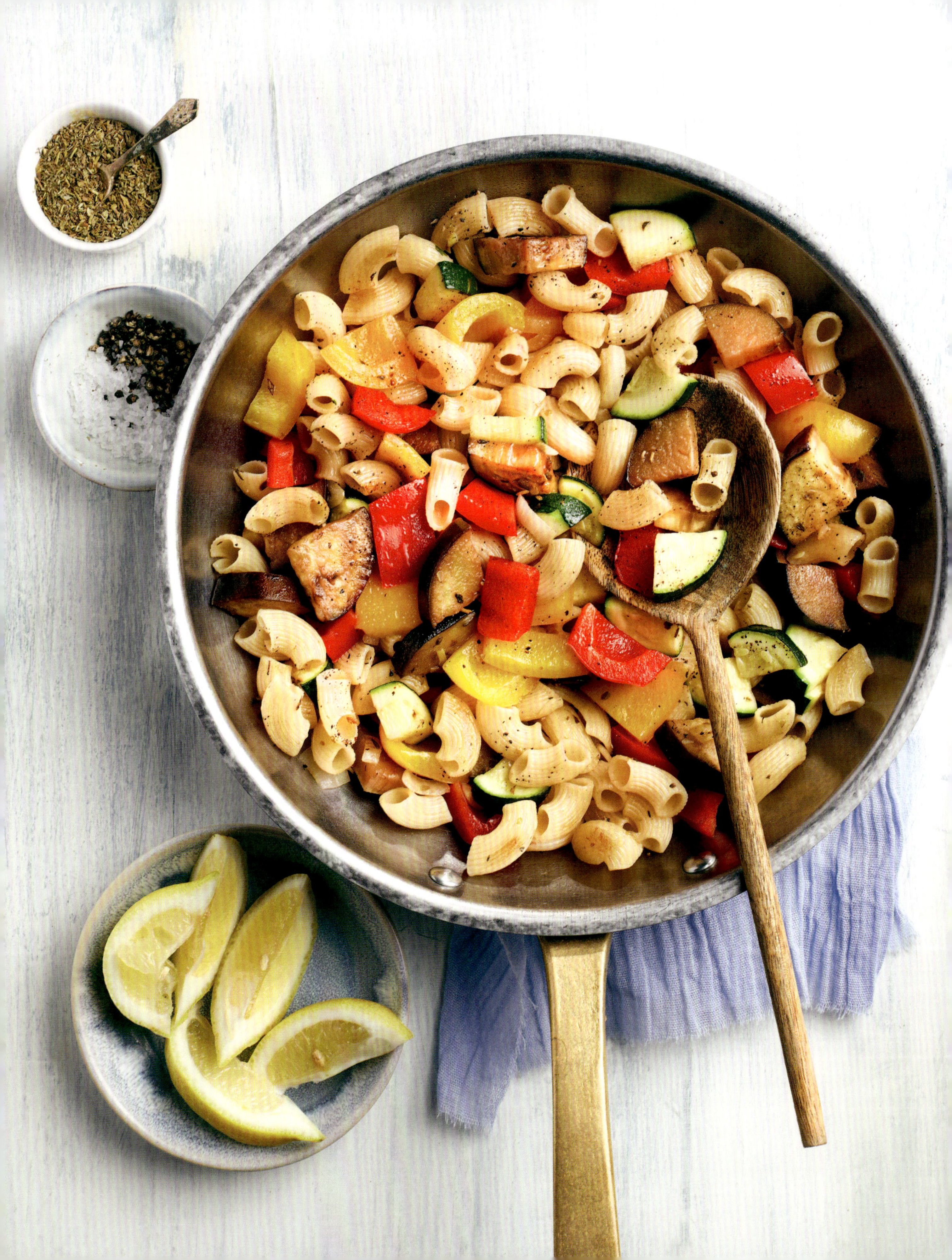

Mediterrane Gemüsepfanne mit Dinkelnudeln

» Die Wirkung ist aus ayurvedischer Sicht sehr ähnlich wie die des Ofengemüses. Je süßer und feuchter die Gemüsesorten, desto aufbauender und *vata*-besänftigender ist die Wirkung. Die Kräuter der Provence helfen ebenso wie das Öl und die Wärme, die Gemüse leichter verdaulich werden zu lassen. Dinkel als alte Weizensorte wird im Ayurveda als sehr aufbauend und heilungsfördernd gesehen. Im Vergleich zu modernden Weizensorten ist er weniger klebrig und so leichter.

Für 2 Personen
25 Min.

- 1 rote Paprika
- 1 gelbe Paprika
- 1 Zucchini
- ½ Aubergine
- 1 Zwiebel
- 1 Knoblauchzehe
- 250 g Dinkelnudeln
- 1 TL Kräuter der Provence (oder individuell Majoran, Thymian, Rosmarin, Oregano, Basilikum, Salbei, Kerbel, Lavendel oder Bohnenkraut)
- 1 EL Olivenöl
- etwas Zitronensaft
- ¼ TL Steinsalz
- Pfeffer

- Die Gemüse waschen. Knoblauch und Zwiebel schälen. Alle Gemüse in passende Stücke schneiden.

- Ca. 2 l Wasser mit etwas Salz zum Kochen bringen und die Dinkelnudeln für ca. 5 Min. hineingeben.

- In einer Pfanne das Olivenöl erwärmen, erst Knoblauch und Zwiebel darin schmelzen, dann den Rest der Gemüse hinzugeben und mitsamt den Gewürzen anbraten, mit Zitronensaft, Salz und Pfeffer abschmecken.

- Die Dinkelnudeln aus dem Kochwasser nehmen, bevor sie hinreichend weich gekocht sind, mit Wasser abspülen und dann zur Gemüsepfanne hinzufügen. Alles gemeinsam kurz ziehen lassen, bis die Nudeln al dente sind.

Anmerkung Auch dies ist eine Art Grundrezept, das man mit verschiedenen Gemüsesorten und veränderten Gewürzen leicht variieren kann. Wer viel Hunger hat, kann die Gemüsepfanne noch mit angerösteten Mandelstiften oder Parmesansplittern nahrhafter gestalten.

Kartoffeln mit Kräuterquark

» Kartoffeln sind zu Zeiten der klassischen Literatur noch nicht in Indien bekannt gewesen. Daher gibt es nur moderne Ayurvediker, die über ihre pharmakologischen Wirkungen Aussagen machen. Die sind recht unterschiedlich. Ich meine, dass Kartoffeln süß, dicht und erdig sind. Eine mehligkochende Kartoffel ist trockener, während eine festkochende feuchter, aber auch glatter und dichter ist. Die erste braucht mehr ölige Substanz, um nicht zu trocknen, die zweite braucht mehr *agni*-steigernde Gewürze. Durch den Kräuterquark haben wir einen Zusatz, der Feuchtigkeit spendet, würzig ist, aber per se auch leicht Kanal-verstopfend. Insgesamt sind Kartoffeln mit Kräuterquark somit eine sättigende und nährende Kombination, die nicht ganz leicht zu verdauen ist und daher eher mittags als abends gegessen werden sollte.

Für 2 Personen
25 Min.

- 400 g Kartoffeln
- 1 Handvoll frische Kräuter (wie Schnittlauch, Petersilie, Kerbel, Dill)
- 250 g vollfetter Quark in Raumtemperatur
- etwas Zitronensaft
- 2 Prisen Pfeffer
- Steinsalz

● Die Kartoffeln gründlich reinigen und in salzfreiem Wasser kochen. Die Kräuter waschen und fein hacken.

● Quark, Kräuter und Zitronensaft gründlich mit dem Schneebesen miteinander verschlagen.

● Die gekochten Kartoffeln in der Mitte aufschneiden und mit Kräuterquark garnieren.

Anmerkung Der Kräuterquark wird aus ayurvedischer Sicht leichter verdaulich, wenn er gründlich mit dem Schneebesen geschlagen wird. Dadurch wird das ganze Gericht leichter und luftiger. Wenn man diese Wirkung verstärken möchte, kann man auch Sahne schlagen und unter den Quark heben. Fettarme Formen von Quark sind zwar kalorienärmer, aber auch trockener und dichter und so schwerer verdaulich und weniger befeuchtend.

Kichererbsen-Kürbis-Curry

» Kichererbsen sind süß und zusammenziehend, trocken und kühlend. In der Verbindung mit Ghi können sie alle drei *doshas* beruhigen und sind daher für Sommergerichte geeignet. Der Kürbis ist vor allem süß – je nach Sorte eher nussig oder eher fruchtig. Auch er beruhigt alle *doshas*, ist appetitanregend, herztonisch und entwässert sanft. Das Curry eignet sich daher gut für alle *doshas* als leichte und kräftigende Mahlzeit.

Für 2 Personen
25 Min. + 12 Std. Einweichzeit

75 g getrocknete Kichererbsen • 200 g Kürbis • 1 Zwiebel • 1 Knoblauchzehe • 1 cm Ingwerwurzel • 1 Tomate • 1 EL Ghi • ½ TL Kurkuma • ½ TL Kreuzkümmel • ½ TL *hingvashtaka-curna* (Seite 99) • ¼ TL Pfeffer • ¼ TL Steinsalz

- Kichererbsen über Nacht in ca. 200 ml Wasser zugedeckt quellen lassen. Wer es zarter mag, kann dem Quellwasser etwas Natron oder Backpulver zugeben. Vor dem Kochen das Wasser abgießen und die Kichererbsen abwaschen.

- Kürbis waschen, die Kerne entfernen und in mundgerechte Stück schneiden. Zwiebel, Knoblauch und Ingwer schälen, zusammen mit der Tomate im Mixer zu einer Paste verarbeiten.

- Ghi erwärmen, die Gewürze darin anrösten, dann die Paste hinzufügen und einkochen. Mit etwas Wasser ablöschen, dann den Kürbis und die Kichererbsen dem Curry zusetzen und weichkochen. Am Ende mit Pfeffer und Salz abschmecken.

Anmerkung Mit etwas süßer oder saurer Sahne wird das Gericht sahniger, schwerer und sättigender. Am besten isst man es mit Reis oder Fladenbrot.

Gazpacho

» Die kalte andalusische Suppe ist eine gute Mahlzeit für den Sommer. Sie ist feucht und durch das Pürieren gut aufgeschlossen. Als Rohkost ist sie allerdings nicht so leicht verdaulich wie eine gekochte Suppe. Daher sollte sie eher mittags als abends spät eingenommen werden.

Für 2 Personen
20 Min.

500 g reife Sommertomaten • 1 Paprikaschote • ½ Gurke • 1 Knoblauchzehe • 1 Zwiebel • 2 EL Olivenöl • 2 EL Balsamico-Essig • ¼ TL Steinsalz • 1 gute Prise Pfeffer • etwas Rohzucker • etwas Zitronensaft • etwas Tabasco • 1 TL frischer Oregano

- Die Gemüse waschen, die Paprikaschote entkernen, die grünen Anteile der Tomaten entfernen, den Knoblauch und die Zwiebel schälen und alles in Würfel schneiden. Mit Olivenöl, Essig, Gewürzen und den restlichen Zutaten mischen.

- Gemeinsam mit so viel Wasser pürieren, wie es für die suppige Konsistenz notwendig ist. Abschmecken, eventuell nachwürzen und mit frischem Oregano bestreuen.

Anmerkung Diese Suppe wird leichter, wenn Sie die Zwiebel und den Knoblauch nach dem Würfeln in etwas Wasser oder Gemüsebrühe kurz andünsten. Das nimmt etwas die reizende Qualität von rohen Lauchsorten. Ist *agni* sehr geschwächt, können Sie auch die gesamte Suppe nach dem Pürieren kurz leicht aufkochen und dann heruntergekühlt essen. Dadurch werden die Gemüse weiter aufgeschlossen und *agni* angeregt.

Wildkräutersalat mit Kräutervinaigrette

» Salate sind als Rohkost schwer verdaulich, faserig und rau. Da dies *vata* steigert und gleichzeitig dem *agni* viel Kraft abverlangt, empfehlen wir im Ayurveda im Allgemeinen keine Salate oder nur kleine Salatportionen gemeinsam mit einer gekochten Mahlzeit. Unser Salatrezept wird leichter verdaulich durch die Kräutervinaigrette. Die Wildkräuter sind zudem in der Kombination mit den anderen, eher aufbauenden und wenig bitteren Gerichten, die Sie hier in den Rezepten finden, eine gute Quelle von Bitterstoffen. Dennoch bleibt Rohkost eher mit Vorsicht zu genießen.

Für 2 Personen
15 Min.

- 100 g Blattsalat
- 100 g Wildkräuter wie Gänseblümchen, Kapuzinerkresse, Löwenzahn, Giersch, Brennnessel etc.
- ½ Gurke
- 1 Tomate
- 2 TL Dijon-Senf
- 1 Handvoll Gartenkräuter
- Pfeffer
- Steinsalz
- 1 TL Balsamico-Essig
- 1 EL Olivenöl

- Die blättrigen Salate waschen, trockenschleudern und so zerteilen, wie Sie es gern mögen. Die Gemüse waschen und in die gewünschte Größe schneiden.

- Den Senf mit den Kräutern, Salz und Pfeffer verrühren, den Balsamico damit cremig schlagen, teelöffelweise unter Rühren das Öl dazugeben, sodass eine sämige Sauce entsteht.

- Den Salat in eine Schüssel geben, die Sauce hinzufügen und gut durchmischen. Eventuell mit ein paar Wildkräuterblüten garnieren.

Anmerkung Bei Salaten gibt es unendlich viele, sehr wohlschmeckende Variationen. Sie sollten Salat nur mittags essen und immer in Verbindung mit Säure, Öl und Kräutern anmachen. Festere Gemüse wie Karotten oder Paprika sollten in der Sauce mariniert werden oder als Antipasti dem Salat zugesetzt werden. Eine volle Salatmahlzeit ist eventuell mit Formen von gekochten Salaten wie Kartoffel- oder Reissalat denkbar. Diese würden wir aus ayurvedischer Sicht gerne gut würzen und zumindest lauwarm essen.

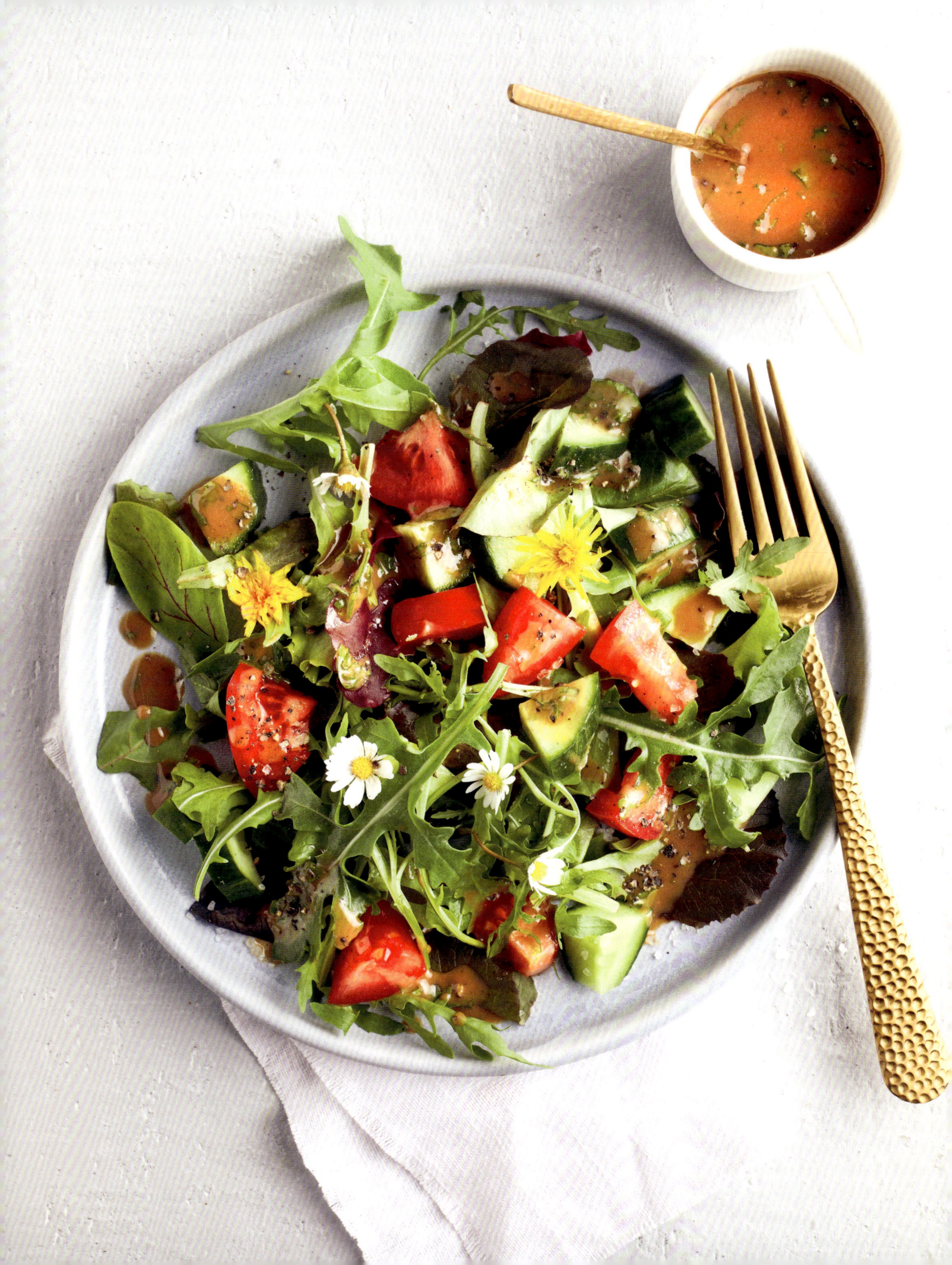

Mangoldlasagne

» Mangold ist ein grünes Blattgemüse, das aus ayurvedischer Sicht eher bitter, rau und trocken ist. Dies kann in der Verarbeitung als Lasagne sehr gut eingesetzt werden, um die Schwere und Klebrigkeit, die dem Weizen und Käse innewohnen, auszugleichen. Auch die Gewürze, das Backen und die Auswahl eines eher würzigen und vollreifen Käses helfen dabei, die Lasagne nicht nur wohlschmeckend, sondern auch besser verdaulich werden zu lassen.

Für 2 Personen
25 Min.

- ½ Mangold
- 1 Zwiebel
- 1 Knoblauchzehe
- 100 g würziger Hartkäse wie Gruyère oder Maasdamer
- 1 EL Olivenöl
- 100 ml Sahne
- 1 TL mediterrane Kräuter, v. a. Rosmarin, Majoran, Basilikum und Oregano
- Pfeffer
- Steinsalz
- 6 Hartweizengrieß-Lasagneblätter

- Den Mangold waschen und in mundgroße Stücke schneiden. Zwiebel und Knoblauch schälen und fein würfeln. Den Käse grob reiben.

- In der Pfanne Zwiebel und Knoblauch im Olivenöl schmelzen, dann den Mangold mit anbraten. Die Kräuter und Gewürze und zwei Drittel der Sahne hinzufügen. Kurz köcheln lassen und abschmecken.

- 2 Lasagneblätter in eine Backform legen und mit der Hälfte des Mangolds bedecken. Dann eine zweite Schicht von Lasagneblättern und Gemüse daraufgeben.

- Mit einer Schicht Lasagneblättern abschließen. Mit dem Käse bestreuen, pfeffern und am Ende den Rest der Sahne darüber geben.

- Bei 160 °C (Umluft) ca. 20 Min. backen lassen, eventuell am Ende kurz auf Grill und Umluft umstellen, um eine schöne Kruste zu erreichen.

Anmerkung In gleicher Weise kann man auch eine Spinat- oder Grünkohllasagne herstellen. Gern können Sie auch Pilze, Soja oder Tomaten hinzufügen. Bitte verwenden Sie weder Fleisch noch Fisch in einer Lasagne, weil die Kombination der verschiedenen Formen von tierischem Eiweiß schwer verdaulich ist.

Polenta mit Spinat-Käse

» Polenta ist sehr aufbauend und gleichzeitig durch die Verarbeitung in Grießform sowie das Kochen in Gemüsebrühe leichter verdaulich als etwa ein Kartoffel- oder Brotknödel. Durch seine Adstringenz, Bitterkeit und Trockenheit ergänzt der Spinat dieses Gericht sehr gut. Der Käse sorgt wiederum dafür, dass das Gesamtgericht wieder schwerer und sättigender ist. Insgesamt ist dies also ein sättigendes, kräftigendes, ausgeglichenes Rezept, das *kapha* nicht allzu sehr steigert.

Für 2 Personen
⏲ 20 Min.

- 90 g Polenta-Grieß
- 150 ml Basis-Gemüsebrühe (Seite 99)
- 250 g Spinatblätter
- 1 Schalotte
- 1 Knoblauchzehe
- 1 EL Olivenöl
- Pfeffer
- 1 Prise Muskat
- 1 Prise Kümmel
- Steinsalz
- 50 g Ziegenfeta

● Den Polenta-Grieß waschen und in der Gemüsebrühe bei geringer Hitze unter gelegentlichem Umrühren kochen lassen. Den Spinat waschen und die Stängel in ca. 3 cm lange Stücke schneiden.

● Die Zwiebel und den Knoblauch schälen und fein würfeln und mit den Gewürzen in dem Öl glasig braten. Spinat hinzufügen und langsam unter Rühren weichkochen.

● Das aus dem Spinat ausgetretene Wasser der Polenta zumischen, diese quellen lassen. Den Fetakäse in Würfeln über den Spinat geben und leicht anschmelzen. Polenta und Spinat-Käse auf dem Teller arrangieren.

Anmerkung Wenn Ihnen die Polenta zu trocken ist, können Sie diese mit etwas Olivenöl und klein geraspelten Gemüsestückchen wie Karotten oder Zucchini leichter und feuchter werden lassen. Mit der Auswahl an Käse können Sie mehr oder weniger Schwere entstehen lassen. Beispielsweise ist ein Büffelmozzarella erheblich dichter, klebriger und schwerer als ein Ziegenfeta. Wenn Sie keinen Käse mögen oder vertragen, kann man dem Gericht z. B. mit ein paar gerösteten Pinienkernen einen würzigen und nährenden Pfiff verleihen.

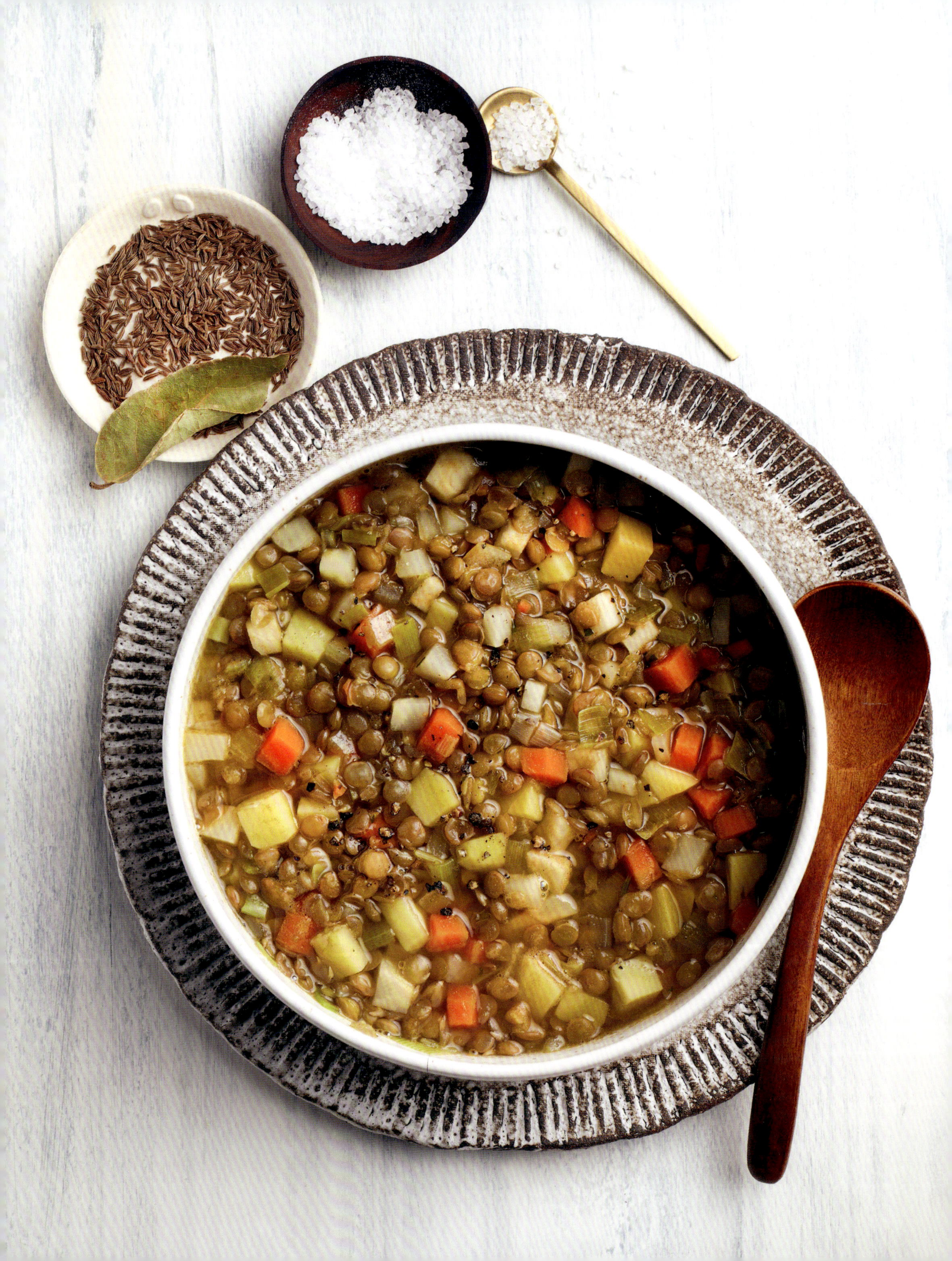

Schwäbische Linsensuppe

» Nicht nur indische Linsengerichte sind hervorragende Kraftspender und Aufbaumittel. Auch die schwäbischen Tellerlinsen wirken kräftigend. Ihnen wird außerdem eine Nierensteine brechende Wirkung zugesprochen. Damit die Linsen nicht zu Blähungen führen, müssen sie vorher gut eingeweicht werden und dann hinreichend lange mit gut entblähenden Gewürzen gekocht werden. Hier sind v. a. Kümmel, Lorbeer und Senf zu nennen.

Für 2 Personen
30 Min. + 12 Std. Einweichzeit

100 g Tellerlinsen • 1 Karotte • 1 mittelgroße Kartoffel • ½ Lauchstange • ½ Zwiebel • ¼ Sellerieknolle • 1 EL Senföl • ca. 500 ml Wasser • 50 ml Essig oder Apfelsaft • 2 Lorbeerblätter • 1 TL Kümmelsamen • 1 TL mittelscharfer Senf • 1 EL Essig • Pfeffer • Steinsalz

- Die Linsen waschen und über Nacht in Wasser einweichen. Die Gemüse waschen, schälen und in kleine Würfel schneiden. Die Gemüse in Senföl anbraten, dann die eingeweichten Linsen hinzufügen.

- Mit dem Wasser und dem Essig ablöschen und zusammen mit Lorbeer und Kümmel langsam köcheln lassen. Wenn die Linsen weichgekocht sind, mit Senf, Essig, Pfeffer und Salz abschmecken.

Anmerkung Die traditionellen Spätzle und Saitenwürstchen sind sehr schwer verdaulich und daher eher ungünstig. Leichter sind Dinkelspätzle ohne Eier – diese sind weniger klebrig und daher leichter zu verdauen – und Bio-Geflügelwürste – die leichter sind als Schweins- und Kalbswürste.

« Schwäbische Linsensuppe

Mediterraner Fischtopf

» Für den Fischtopf verwenden wir hier Salzwasserfische. Diese sind ähnlich in der pharmakologischen Wirkung wie die Süßwasserfische. Sie sind *vata*-vermindernd, *kapha*-steigernd, nicht sehr *pitta*-reizend, aphrodisierend und kraftfördernd. Sie fördern das Sehvermögen, den Intellekt und das Gedächtnis. Therapeutisch werden sie bei Krankheiten eingesetzt, bei denen es zu einem Gewebeabbau kommt. Als Suppe werden sie leichter verstoffwechselt. Man kann den Fischtopf mit Reis oder auch mit Kartoffeln, Nudeln oder Quinoa kombinieren.

Für 2 Personen
25 Min.

200 g Meeresfisch wie Kabeljau, Steinbeißer oder Brasse • 1 Gemüsezwiebel • 1 Knoblauchzehe • 2 EL Olivenöl • 4 Tomaten • Pfeffer • ½ TL Steinsalz • 1 TL Kräuter wie Oregano, Basilikum, Majoran, Rosmarin und Thymian

- Meeresfisch waschen, ggf. entgräten, trocknen und in mundgerechte Stücke teilen. Zwiebel und Knoblauch schälen, würfeln und im Olivenöl anschmelzen.

- Tomaten waschen, im Mixer zerkleinern und zu den Zwiebeln geben. Die Gewürze und Kräuter hinzugeben und alles gemeinsam köcheln lassen. Am Ende die Fischstücke hinzufügen und diese kurz mitkochen lassen.

Anmerkung Je aktiver der Fisch, desto vitalisierender wirkt sein Fleisch. Vermeiden Sie bei Fischgerichten Milch oder Sahne. Sie können aber gern die kräftigende Wirkung verstärken, indem Sie Mandeln oder Cashews mit einkochen und/oder die Basis-Gemüsebrühe (Seite 140) hinzufügen und den Eintopf dann stärker reduzieren.

Mandelforelle mit Süßkartoffelbrei

» Forellen sind Süßwasserfische. Die schmecken süß, sind schwer und fettig, aber auch erwärmend und scharf nach der Verdauung. Sie bauen gut Gewebe auf und wirken kräftigend und aphrodisierend. Das wird durch die Mandeln und die Süßkartoffeln weiter unterstützt. Dieses Gericht ist gut zum Kräftigen und Vitalisieren und kann auch am Ende einer Aufbaukur eingesetzt werden.

Für 2 Personen
25 Min.

- 300 g Süßkartoffeln
- 2 Forellenfilets
- 2 Prisen Pfeffer
- ¼ TL Steinsalz
- 1 TL Zitronensaft
- 3 EL Ghi
- 100 ml Mandelmilch oder Basis-Gemüsebrühe
- 1 Prise Muskat
- 80 g weiße Mandeln, gehobelt
- ½ Handvoll Petersilienblätter

● Die Süßkartoffeln waschen und weich kochen. Die Forellenfilets waschen, trockentupfen und mit der Mischung von Steinsalz, Pfeffer und Zitronensaft einreiben.

● Die weich gekochten Süßkartoffeln schälen und mit dem Kartoffelstampfer oder den Händen mit 2 EL Ghi zu einem Brei quetschen. Die Mandelmilch bzw. Basis-Gemüsebrühe mit einmischen und den Süßkartoffelbrei würzen.

● 1 EL Ghi in der Pfanne erwärmen, die Mandelblätter leicht anrösten, aus der Pfanne nehmen und zur Seite legen. In demselben Ghi die Forellenfilets kurz braten.

● Die Petersilie waschen und grob hacken. Die Forellenfilets auf Teller legen, mit einer Schicht Mandelsplitter belegen, den Süßkartoffelbrei daneben geben und mit Petersilie garnieren.

Anmerkung Statt Süßkartoffelbrei oder Kartoffelbrei sind ein warmer Kartoffelsalat oder Salzkartoffeln auch sehr empfehlenswert. Wer mag, kann auch eine andere vegane Milch oder Sahne zur Herstellung des Kartoffelbreis verwenden. Da das Gericht mit Fisch eingenommen wird, sollte allerdings auf eine tierische Milch verzichtet werden, weil die Kombination Milch und Fisch aus ayurvedischer Sicht antagonistisch ist.

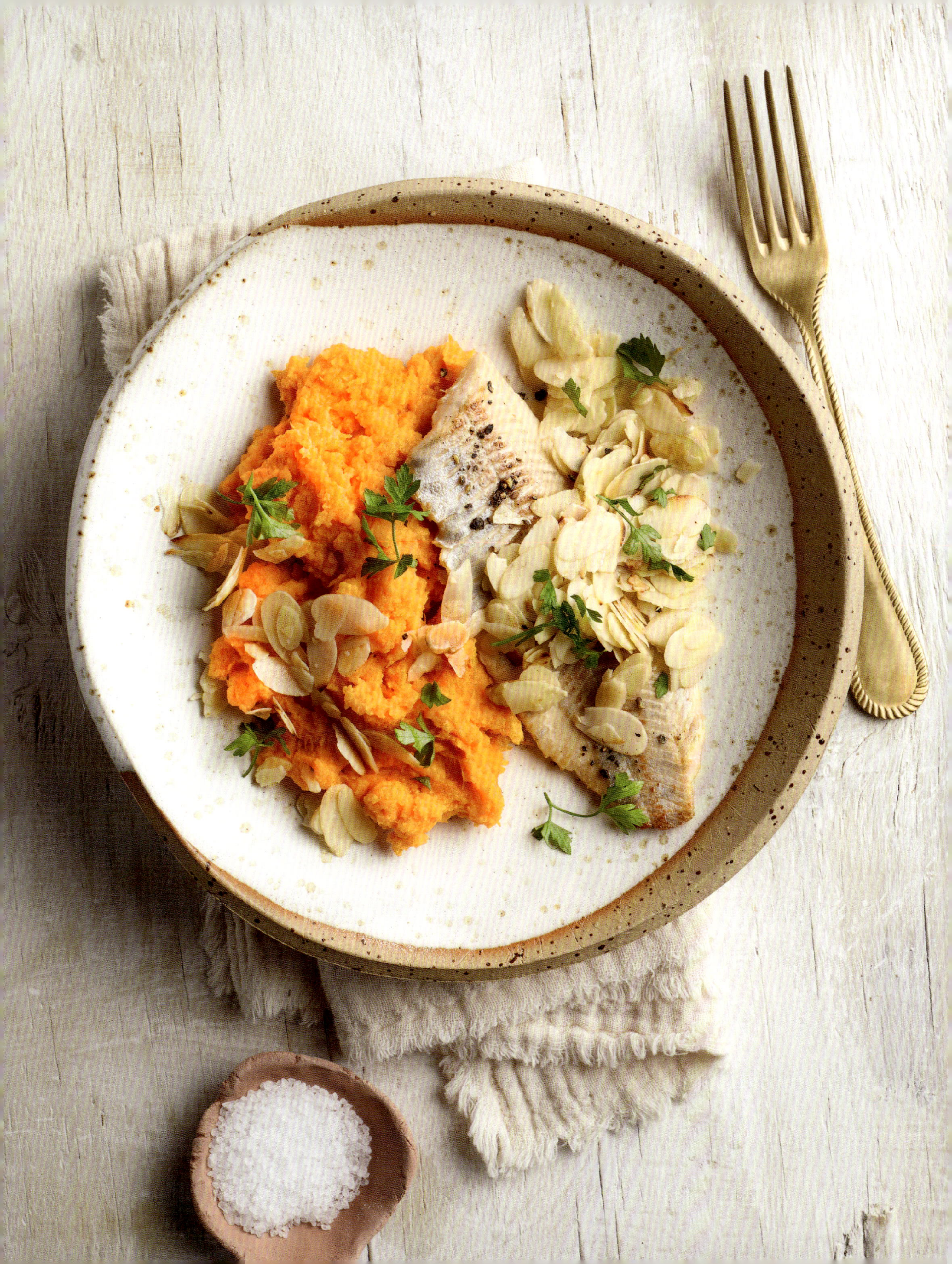

Gegrilltes Hühnerbrustfilet

» Fleisch baut Fleisch auf. Daher ist Fleisch im Ayurveda ein geschätztes Lebensmittel und eine Medizin. Fleisch sollte von Menschen mit einem guten *agni* und großer körperlicher Aktivität gegessen werden. Hühnchen speziell ist feucht und erwärmend. Es ist schwer verdaulich, reduziert hervorragend *vata* und steigert *kapha*. Wie Fisch wirkt es aphrodisierend, fördert Körpermasse, kräftigt die Stimme, ist tonisch und schweißtreibend. Man setzt es bei *vata*-Erkrankungen wie Abmagerung, Erbrechen und Wechselfieber ein. Durch die Marinade wird das Hühnchen leichter verdaulich.

Für 2 Personen
25 Min.

- 2 Hühnerbrustfilets
- 2 Knoblauchzehen
- 2 EL Pfefferkörner
- 1 TL Steinsalz
- 2 TL Zitronensaft
- 1 EL Olivenöl

- Die Hühnerbrustfilets waschen und trockentupfen. Die Knoblauchzehen schälen und grob zerkleinern.

- Im Mörser Pfefferkörner, Knoblauch und Salz mit Zitronensaft und Öl zu einer Marinade zerquetschen. Diese über den Hühnerbrustfilets verteilen und mit einer Gabel in das Fleisch einbringen.

- Die Hühnerbrustfilets in einer Backform im Ofen oder auf dem Grill grillen, bis das Fleisch gut durchgegart ist.

Anmerkung Wenn möglich, können Sie die Marinade auch ein paar Stunden oder über Nacht einwirken lassen. Die dann stärker wirkende Marinade sorgt dafür, dass das Hühnchen leichter verdaulich und zarter wird. In gleicher Weise können Sie auch andere Fleisch- oder Fischsorten zubereiten. Auch hier gilt es, die ayurvedische Sichtweise zu beachten: Je bewegter das Tier im Leben war, dessen Fleisch Sie essen, desto leichter kann es verstoffwechselt werden und desto mehr Dynamik und Kraft gibt es Ihnen. Achten Sie daher bitte besonders auf die Tier- und Haltungsart. Man sollte nicht das Leid der Tiere essen! Das Gericht lässt sich vielfältig mit Gemüsen und Getreiden kombinieren.

Indisches Hühnchen-Curry

» Als Curry wird das Hühnchen feuchter, zarter und leichter verstoffwechselt als in der gegrillten Form.

Für 2 Personen
45 Min. + 5 Std. Ruhezeit

200 g Hühnerfleisch mit Knochen • 2 EL Senföl • 1 EL Mischung aus Kurkuma, Kreuzkümmel, *hingvashtaka-curna* (Seite 99), Ingwerpulver, Senfpulver mit etwas Chili • 2 TL Limonensaft • 2 Knoblauchzehen • 2 Zwiebeln • 3 cm Ingwerwurzel • 4 Tomaten • 50 g Cashews • ½ TL Steinsalz • 25 g Ghi

- Das Hühnerfleisch waschen und trocknen, mit den Knochen in große Stücke schneiden. Aus 1 EL Senföl, den Gewürzen und dem Limonensaft eine Marinade mischen. Die Hühnchenstücke darin wälzen und abgedeckt einige Stunden ruhen lassen. Knoblauch, Zwiebeln und Ingwer schälen und im Mixer zu einer Paste verarbeiten.

- 1 EL Senföl erwärmen, die Hühnchenstücke darin anbraten. Dann die Zwiebel-Knoblauch-Ingwer-Paste hinzufügen und mitkochen. Die Tomaten waschen, gemeinsam mit den Cashews pürieren, hinzufügen und mitkochen lassen. Wenn alles gut durchgekocht ist, mit Ghi und Steinsalz verfeinern. Mit etwas gestiftetem frischem Ingwer garniert servieren.

Anmerkung Auch dieses Curry lässt sich mit verschiedenen Fleischsorten herstellen. Wer beim Kochen sehr wenig Zeit hat, kann auch die Marinade vorbereiten und über einige Wochen aufbewahren. Sie kann sowohl zur Vorbereitung von Fleisch als auch von Tofu, Panir oder Auberginen eingesetzt werden.

Wildgulasch

» Wild ist leicht und eher kühlend. Daher wird es therapeutisch bei Störungen aller *doshas* mit Betonung auf *pitta*, bei mäßigem *vata* und geringem *kapha* eingesetzt. Durch das Marinieren und Ruhen wird es leichter verstoffwechselt. Das lange offene Kochen macht das Fleisch nicht nur weiter leichter in der Verdauung, sondern auch zarter und führt zu einem intensiveren Wohlgeschmack.

Für 2 Personen
15 Min. Vorbereitung + 45 Min. Kochen + 1 Tag Ruhen

300 g Wild (Fleisch mit Knochen) • 100 ml Rotwein • 1 EL Mischung aus Lorbeerblättern, Pfeffer, rotem Paprikapulver, etwas Chili • 2 EL Schmalz • 1 Zwiebel • 1 Knoblauchzehe • 4 Tomaten • 100 ml Wildfond (Seite 90) (oder Wasser) • ½ TL Steinsalz

- Das Fleisch waschen, trockentupfen und mit den Knochen in grobe Würfel schneiden. In den Wein mit den Gewürzen einlegen und über Nacht ruhen lassen. Das Fleisch aus der Marinade nehmen und im Schmalz scharf anbraten.

- Zwiebel und Knoblauch schälen und klein schneiden, die Tomaten waschen und pürieren. Zwiebeln und Knoblauch zum Fleisch hinzugeben und mit anschmelzen. Dann das Tomatenpüree, den Wildfond und die Marinade hinzufügen.

- Alles lange offen kochen lassen, bis sich das Fleisch leicht von den Knochen lösen lässt. Die Knochen entnehmen. Mit Salz abschmecken.

Anmerkung Je jünger und bewegter das Wild ist, desto leichter verdaulich ist es. Die zarteren Muskeln der Tiere sind leichter als die dichteren.

DIE ABENDMAHLZEIT

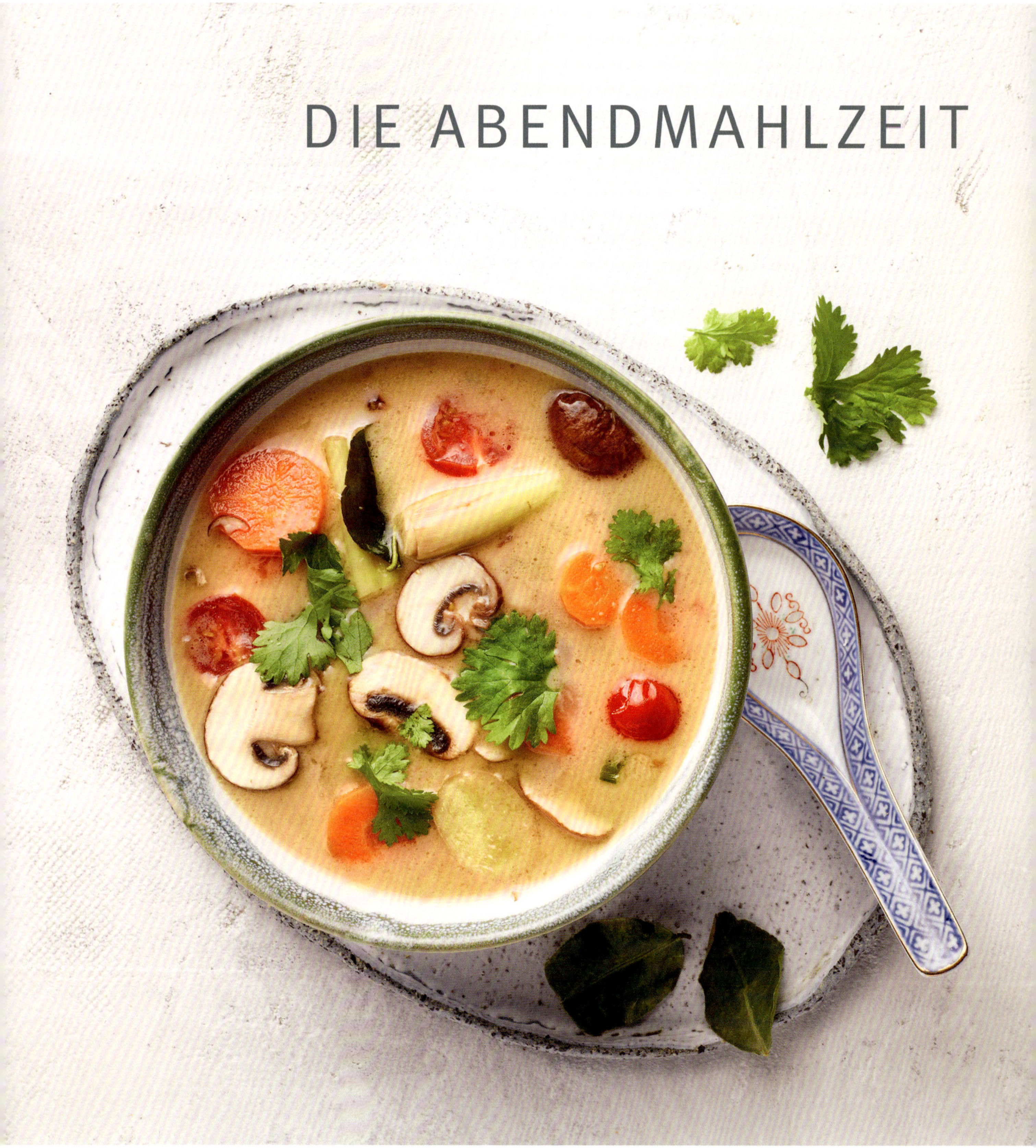

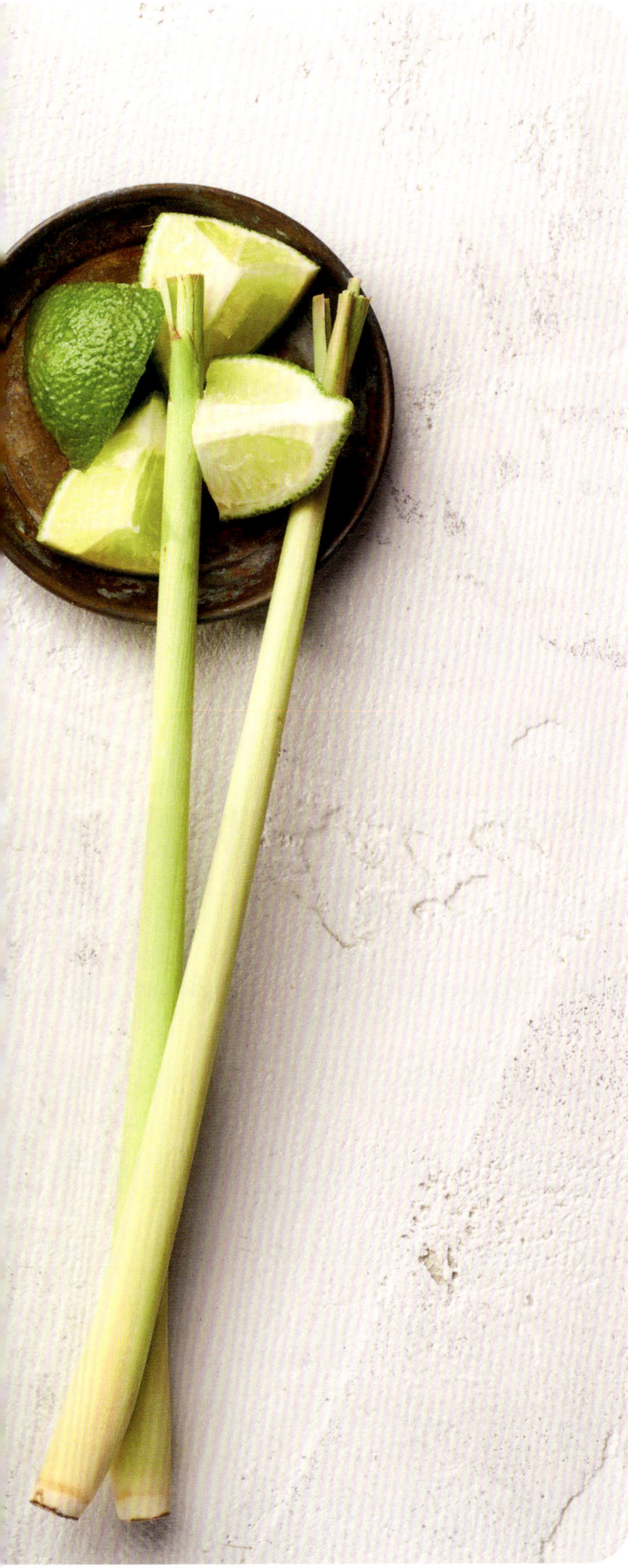

Zu schwere und zu späte Abendmahlzeiten sind aus ayurvedischer Sicht häufig Ursache für Erkrankungen. Wird das Essen vor dem Schlafengehen nicht vollständig verdaut, dann »gärt« es über Nacht und führt zu *ama*, Schlacken. Daher sollten Sie abends weder Rohkost noch sehr dichte und schwere Lebensmittel wie Fleisch, Käse, Wurst, Eier oder Quark essen. Wer abends nicht wirklich hungrig ist, sollte am besten die Abendmahlzeit ausfallen lassen. Wer nur einen kleinen Hunger hat oder erst spät zum Essen kommt, sollte eine klare Gemüsebrühe oder eine warme Gewürzmilch zu sich nehmen.

Allgemein sind Suppen und warme Gemüse die besten Gerichte für die Abendmahlzeit. Und entgegen der allgemeinen Vorstellung ist so ein warmes, leichtes Abendessen ganz schnell und leicht frisch zubereitet. Die folgenden Rezepte sollen Ihnen Ideen für die ayurvedisch sinnvolle Gestaltung des Abendessens geben.

« Tom Kha Het, Seite 143

Basis-Gemüsebrühe

» Die Basis-Gemüsebrühe ist eigentlich eine gute Nutzung der Anteile der Gemüse, die Sie normalerweise in den Kompost geben. Werden diese gut ausgekocht in einer Mischung von Wasser, Ghi und wenigen Gewürzen und abschließend abgeseiht, entsteht eine sehr leicht verdauliche, *agni*-anregende und wohlschmeckende Brühe, die Sie als Basis für fast jede Suppe einsetzen können.

Für 1 l Gemüsebrühe
30 Min.

2 EL Ghi • 1 TL Kurkuma • 1½ l Wasser • alle sauberen Abfälle der Gemüseküche, z. B. Schalen von Kartoffeln, Zwiebeln, Knoblauch, Karotten, Ingwer; Strunke von Blumenkohl, Brokkoli; Kerngehäuse und Kerne von Kürbissen, Äpfeln; Stängel von Koriander, Petersilie, Spinatblättern etc. • ¼ TL Pfeffer • ½ TL Steinsalz

● Ghi und Kurkuma im Topf erhitzen, dann Wasser hinzugeben. Alle sauber gewaschenen Gemüseabfälle – so wie sie anfallen – hinzugeben. Langsam offen auskochen lassen, mit Wasser nach Bedarf auffüllen. Die Brühe abfiltrieren, wenn kein neues Gemüse hinzukommt, und mit Pfeffer und Salz würzen.

Anmerkung Bei jedem Kochen fallen Gemüseabfälle an. Wann immer Sie planen, etwas mit Gemüse zu kochen, wird der Geschmack vertieft, wenn Sie, statt mit Wasser zu kochen, die klare Gemüsebrühe verwenden. Die Basis-Gemüsebrühe kocht man typischerweise einfach parallel zur Vorbereitung der anderen Speisen. Sie können sie bis zu 24 Stunden im Kühlschrank aufbewahren.

Klare Gemüsesuppe

» Die Gemüsesuppe setzt sich zusammen aus der einfachen Basis-Gemüsebrühe und den Gemüsen, die Sie gerade zur Hand haben. Diese Herstellung ist sehr leicht verdaulich und hinterlässt eine angenehme Sättigung.

Für 2 Personen
15 Min.

1 l Basis-Gemüsebrühe • 1 Karotte • 2 Süßkartoffeln • 100 g Spinat • etwas Petersilie zum Garnieren

● Gemüse waschen, nach Bedarf schälen und in mundgerechte Stücke schneiden. In die klare Gemüsebrühe geben, mitkochen lassen, bis sie bissfest sind. Petersilie waschen, hacken und überstreuen.

Anmerkung Wenn Sie bereits eine Basis-Gemüsebrühe haben, kochen Sie ohne Mühe mit der klaren Gemüsesuppe eine nahrhaftere, aber immer noch leicht verdauliche Abendmahlzeit. Diese können Sie auch noch relativ spät vor dem Schlafengehen einnehmen, weil sie das System nicht belastet.

» Klare Gemüsesuppe

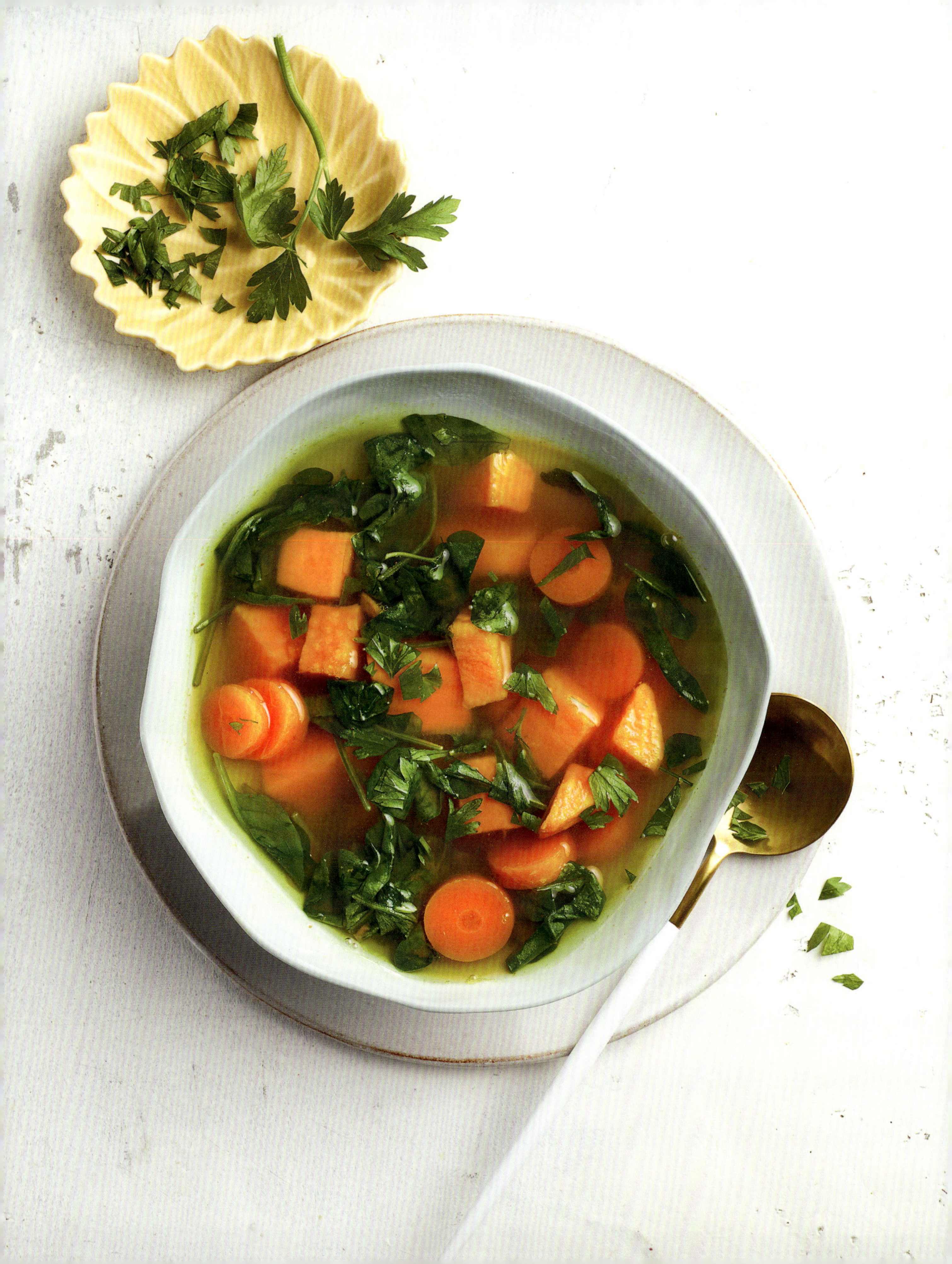

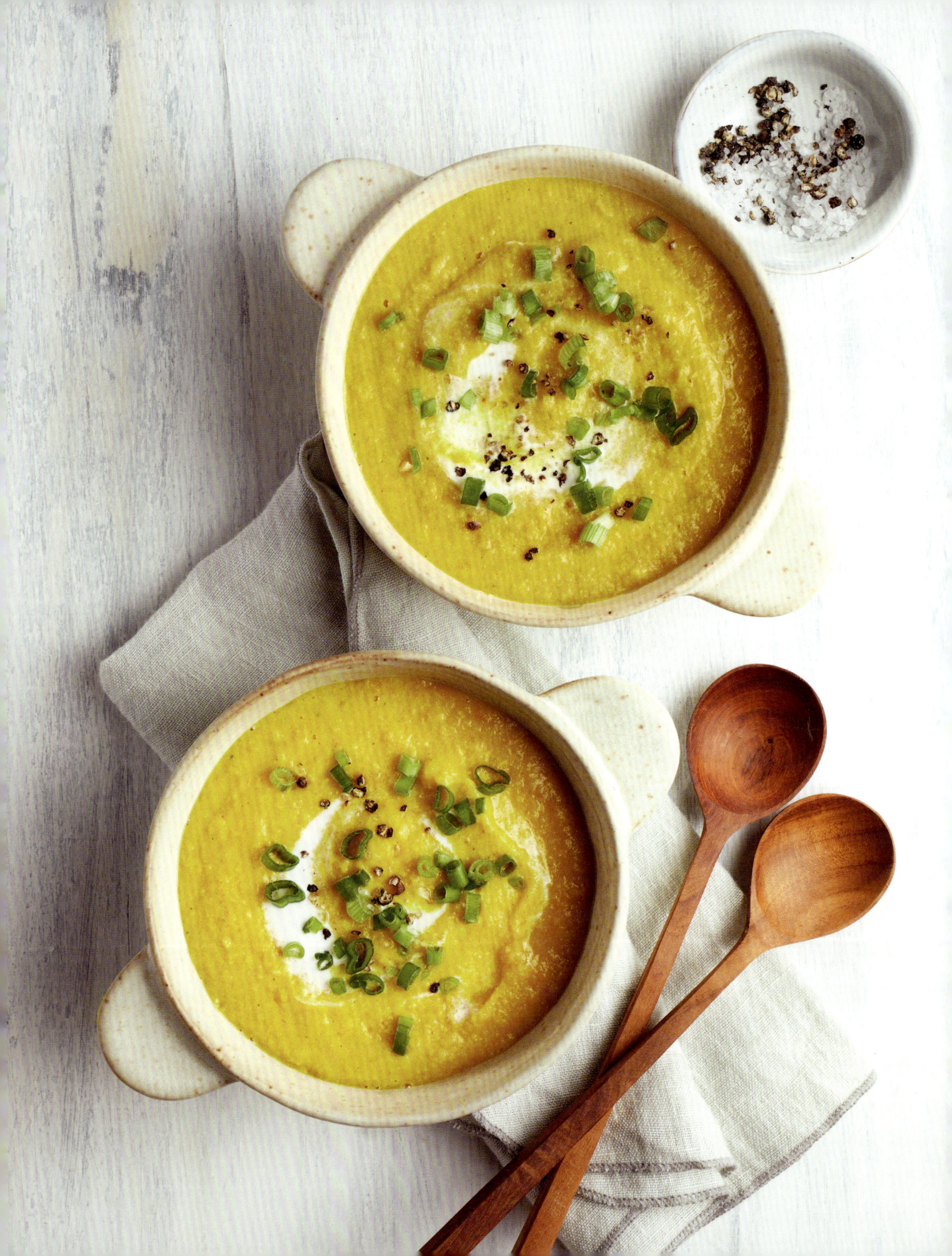

Tom Kha Het

» Durch die Kokosmilch ist diese thailändische Pilzsuppe mild, kühlend und befeuchtend. Pilze sind schwerer und sättigen gut. Durch die Kombination mit den Gewürzen ist Tom Kha Het leicht verdaulich. Damit ist auch diese Suppe eine geeignete Speise für den Abend.

Für 2 Personen
25 Min.

150 g Pilze, z. B. Champignons • 1 Karotte • 100 g Kirschtomaten • 2 Frühlingszwiebeln • 2 Stängel Zitronengras • 3,5 cm Galgantwurzel • 200 ml Kokosmilch • 200 ml Wasser oder Basis-Gemüsebrühe • 2 EL Sojasauce • 4 Kaffirlimettenblätter • 1 Prise Chilipulver • 1 Prise Knoblauchpulver • ¼ TL Steinsalz • etwas Rohrzucker • 1 Limette, Saft • ein wenig frischer Koriander

- Das Gemüse putzen und in mundgerechte Stücke schneiden. Das Zitronengras in ca. 4 cm große Abschnitte aufteilen und etwas weichklopfen oder mit dem Messerrücken eindrücken. Den Galgant waschen und in Scheiben schneiden.

- 100 ml Kokosmilch im Wok erwärmen und mit Wasser oder Gemüsebrühe, Sojasauce und den Gewürzen 5 Min. einkochen. Die Gemüse hinzufügen und mitkochen lassen. Den Rest der Kokosmilch hinzufügen, mit Salz und Limettensaft abschmecken. Mit frischen Korianderblättern garnieren.

Anmerkung Schwerer wird es mit Tofu, Zuckererbsen und/oder Minimaiskolben. Wenn Sie Fisch, Garnelen oder Hühnchen zugeben, ist diese Suppe kein geeignetes Abendessen mehr für jemanden, dessen *agni* nicht sehr stark brennt.

« Maiscremesuppe

Maiscremesuppe

» Mais ist süß, mild und spendet viel Kraft. Er ist aber auch rau, sodass Sahne eingesetzt wird, um mehr Feuchtigkeit hervorzurufen. Der *hingvashtaka-curna* sorgt dafür, dass die Suppe leicht verdaut wird.

Für 2 Personen
25 Min.

2 Maiskolben • ½ Sellerieknolle • 1 kleine Karotte • 1 kleine Knoblauchzehe • 4 Frühlingszwiebeln • 2 EL Ghi • je ½ TL Kreuzkümmel und Kurkuma • ¼ TL *hingvashtaka-curna* (Seite 99) • 250 ml Wasser oder Basis-Gemüsebrühe • Steinsalz und Pfeffer • 2 EL Sahne (oder Kokossahne)

- Maiskolben vorkochen und Maiskörner mit dem Messer ablösen. Die anderen Gemüse schälen und grob würfeln, einen Teil des Grüns der Frühlingszwiebeln in feine Ringe schneiden und zur Seite stellen.

- Gewürze in Ghi anrösten. Gemüse hinzufügen, kurz anrösten und mit Brühe auffüllen. Nach ca. 10 Min. Kochzeit die Suppe pürieren. Mit Salz und Pfeffer abschmecken und mit Sahne verfeinern. Mit ein paar Ringen vom Grün der Frühlingszwiebel garnieren.

Variante statt Mais gekochte Erbsen oder Kichererbsen

Gemüsecremesuppe

» Diese Suppe ist süß, mild und nährend. Sie ist dicht und cremig und damit gut sättigend. Sie ist nicht ganz so schnell, aber immer noch leicht und zügig verdaut und eignet sich daher noch gut für eine Abendmahlzeit.

Für 2 Personen
⏲ 30 Min.

250 g Rote Bete • 250 g Süßkartoffeln • 1 Zwiebel • 1 Knoblauchzehe • 2 cm Ingwer • 1 EL Ghi • ¼ TL Kreuzkümmel • ½ TL Kurkuma • etwas geriebener Muskat • etwas Ingwerpulver • ca. 250 ml Wasser oder Basis-Gemüsebrühe • ¼ TL Steinsalz • Pfeffer

● Das Gemüse schälen und in grobe Stücke schneiden. Zwiebel, Knoblauch und Ingwer schälen und grob würfeln. Die Gewürze in Ghi anrösten, dann Ingwer, Knoblauch und Zwiebel hinzufügen. Nach ein paar Minuten das Gemüse und die Brühe hinzufügen.

● Nach ca. 20 Min. Kochzeit die Suppe mit dem Pürierstab pürieren, ggf. etwas Brühe hinzufügen. Kurz nachruhen lassen und mit Salz und Pfeffer abschmecken.

Anmerkung Wer großen Hunger hat, kann die Suppe auch mit etwas Sahne andicken. Wird diese geschlagen, wird sie cremiger, aber auch wieder etwas leichter. In analoger Weise können Sie ohne großen Aufwand leckere Suppe mit allen festeren Gemüsen herstellen, z.B. Karotten, Petersilienwurzeln oder Zucchini oder auch aus der Kombination von Gemüsesorten.

Fenchelsuppe

» Fenchel ist ein wunderbares aromatisches Gemüse. Er ist kühl, feucht, süß und bitter – und gleichzeitig etwas scharf und leicht. Damit erfrischt er, spendet allen Geweben Feuchtigkeit und Kraft, führt die Abfallprodukte nach außen und reinigt das ganze System. Hirn, Herz und Sehkraft werden gefördert und Fieber gesenkt. In der Suppe verbinden sich Fenchelknollen mit Fenchelsamen. Durch das Kochen und Zerkleinern wird diese Suppe nochmal leichter verstoffwechselt und kann so sogar als Babynahrung dienen.

Für 2 Personen
⏲ 20 Min.

3–4 Fenchelknollen • 1 EL Ghi • ¼ TL Kurkuma • ¼ TL Fenchelsamen • ¼ TL Ingwerpulver • etwas Chili • 100 ml Wasser oder Basis-Gemüsebrühe • Steinsalz • 2 EL Sahne oder Mandelmilch

● Die Fenchelknollen waschen, ggf. die äußerste Schalenschicht entfernen, wenn diese sehr faserig ist, dann die Fenchelknollen in kleine Würfel schneiden.

● Ghi im Topf erhitzen, die Gewürze kurz anrösten, dann die Fenchelwürfel hinzufügen und anbraten. Mit dem Wasser oder der Gemüsebrühe ablöschen, salzen und durchkochen lassen. Die Sahne oder Mandelmilch aufschlagen und hinzufügen.

Anmerkung Wenn Sie den Fenchel pürieren, ist die Suppe schneller gekocht und wird sahnig-sämig. Sind Sie sehr hungrig, geben Sie eine Kartoffel hinzu. Im Sommer verwenden Sie gern auch Kokosmilch oder -sahne, im Winter eher die Mandelmilch.

Kartoffelsuppe

» Die Kartoffelsuppe ist sehr dicht und nährend. Um sie leichter verdaulich zu machen und doch sättigend zu gestalten, geben Zwiebeln, Knoblauch und Apfel auf der einen Seite und Pfeffer und die glatte Petersilie auf der anderen Seite dem Gericht mehr Schärfe und eine leichte Säure. Lassen Sie die Suppe offen kochen – auch das hilft dabei, dass *agni* die Suppe vor dem Schlafen vollständig verdauen kann.

Für 2 Personen
⏲ 30 Min.

200 g Kartoffeln • 1 Karotte • 1 Zwiebel • 1 Apfel • ½ Sellerieknolle • 1 Lauchstange • 1 EL Walnussöl • ½ TL Kurkuma • ¼ TL schwarzer Kümmel • ¼ TL schwarzer Pfeffer • ¼ TL Steinsalz • 1 Prise Muskat • 500 ml Wasser oder Basis-Gemüsebrühe • 1 Handvoll Petersilie

- Kartoffeln, Karotte, Zwiebel, Apfel und Sellerieknolle schälen und in grobe Stücke schneiden. Lauchstange waschen und zerteilen. Im Walnussöl die Gewürze anrösten. Dann die Gemüse und den Apfel hinzufügen, mit Wasser oder Basis-Gemüsebrühe auffüllen und weichkochen lassen.

- Mit dem Kartoffelstampfer die Gemüse weiter aufschließen und je nach Geschmack und Zustand des *agni* eine sämigere Suppe herstellen oder die Suppe mit kleineren Stücken belassen. Die Petersilie waschen, hacken und über die Suppe streuen.

Anmerkung Als Variation können Sie die Suppe mit Süßkartoffeln oder Topinambur zubereiten. Wie immer können Sie mit den Gewürzen spielen – die hier vorgestellten sind so ausgesucht, dass sie nicht nur wohlschmeckend sind, sondern neben der Verdauung auch den Nachtschlaf fördern.

Abendgemüse

» Wer gern etwas beißt, kann auch Gemüse mit Gewürzen und einem guten Fett in der Pfanne andünsten. Auch hier sorgen Wärme, Ghi und Kräuter dafür, dass die Gemüse befeuchtet und leichter verdaulich werden. Die Auswahl der Kräuter unterstützt nicht nur die Verdauungstätigkeit, sondern beruhigt und klärt den Geist, sodass der Nachtschlaf gefördert wird. Das Ruhen mit geschlossenem Deckel vertieft nicht nur den Geschmack, sondern unterstreicht die Ruhe des Gerichtes.

Für 2 Personen
⏲ 15 Min.

2 Karotten • 2 Zucchini • 2 Paprikaschoten • ½ TL Kreuzkümmel • ½ TL Kurkuma • 2 EL Ghi • 1 Prise Muskat • 1 TL Kräutermischung aus Majoran, Rosmarin, Fenchelsamen, Lavendel und Melisse • ¼ TL Steinsalz

- Die Gemüse waschen und in die gewünschte Stückgröße schneiden. Kreuzkümmel und Kurkuma in Ghi rösten, dann die Gemüse mit dem Muskat hinzugeben und wenige Minuten erhitzen, ohne sie braun anzubraten.

- Danach die mediterranen Kräuter untermischen und salzen. Das Gericht ca. 5 Min. mit geschlossenem Deckel ruhen lassen.

Anmerkung Selbstverständlich können Sie hier – je nach Hunger und Jahreszeit – andere Gemüsesorten und weitere Gewürze einsetzen. Ganz mild wird es dabei immer durch das Weglassen von Zwiebeln, Knoblauch und anderen Lauchformen, Hülsenfrüchten und Blattgemüsen.

Antipasti

» Antipasti werden kalt gegessen und sind nicht suppig. Dadurch, dass die Gemüse erwärmt, geölt und gewürzt sind, sind sie eine leichter verdauliche Gemüse-Alternative im Vergleich zu Salaten, Rohkost oder einem kalten Abendbrot.

Für 2 Personen
20 Min.

1 Aubergine • 2 Zucchini • 2 Paprikaschoten • 2 EL Olivenöl • 2 EL Kräuter der Provence wie Rosmarin, Thymian, Lavendel oder Majoran • Steinsalz • Pfeffer

- Die Gemüse waschen, die Paprika entkernen. Alles in ca. 0,5 cm dicke Scheiben schneiden und mit den Gewürzen und etwas Öl marinieren.

- Das restliche Öl in einer großen Pfanne erhitzen. Die Gemüsescheiben nebeneinander und nacheinander hineinlegen und vorsichtig leicht anbräunen lassen. Dann aus der Pfanne herausnehmen und abkühlen lassen.

Anmerkung Auch Pilze, Tomaten, Kürbis, Süßkartoffeln etc. sind als abendliche Antipasti geeignet. Knoblauch sollte nur zur Mittagszeit verwendet werden, genauso wie andere schwerer verdauliche Lebensmittel wie eingelegte Oliven, Feta oder Brot. Für Menschen mit wenig Zeit am Abend erweist es sich immer wieder als vorteilhaft, dass man die Antipasti gut vorbereiten kann. Sowohl nach dem Marinieren als auch nach dem Braten der Gemüse kann eine Pause von mehreren Stunden eingelegt werden – je nachdem, wie es zeitlich passt.

Andere geeignete Rezepte für den Abend

Als leicht verdauliches Abendessen sind alle im Buch vorgestellten reinen Gemüsegerichte und die Rezepte aus der Entschlackungskur geeignet. Haben Sie noch Gemüse von der Mittagsmahlzeit übrig, kann daraus Handumdrehen eine leicht verdauliche und wohlschmeckende Abendmahlzeit werden: Erwärmen Sie das Gemüse mit Wasser oder Basis-Gemüsebrühe, pürieren Sie es eventuell und würzen Sie etwas nach. Ayurvedisch gesehen, ist das nicht ideal, weil wir am liebsten Speisen immer frisch zubereiten, da sie sonst reizend werden, wenn schon die ersten Zerfallsprozesse stattgefunden haben. Ich persönlich meine, dass es besser ist, Gemüse vom Mittag – zwischendrin im Kühlschrank aufbewahrt – am Abend erneut einzusetzen, als Lebensmittel zu verwerfen oder abends kalt zu essen.

Abends sollte man scharfe und anregende Kräuter wie schwarzen Pfeffer oder frischen Ingwer eher vermeiden. Nutzen Sie daher statt dieser Gewürze lieber mehr sanfte, schlaffördernde wie Muskat, Lavendel und Melisse. Trinken Sie bei festen Speisen einen schlaffördernden Tee aus Passionsblüten, Johanniskraut, Kamille, Baldrian oder Hopfen.

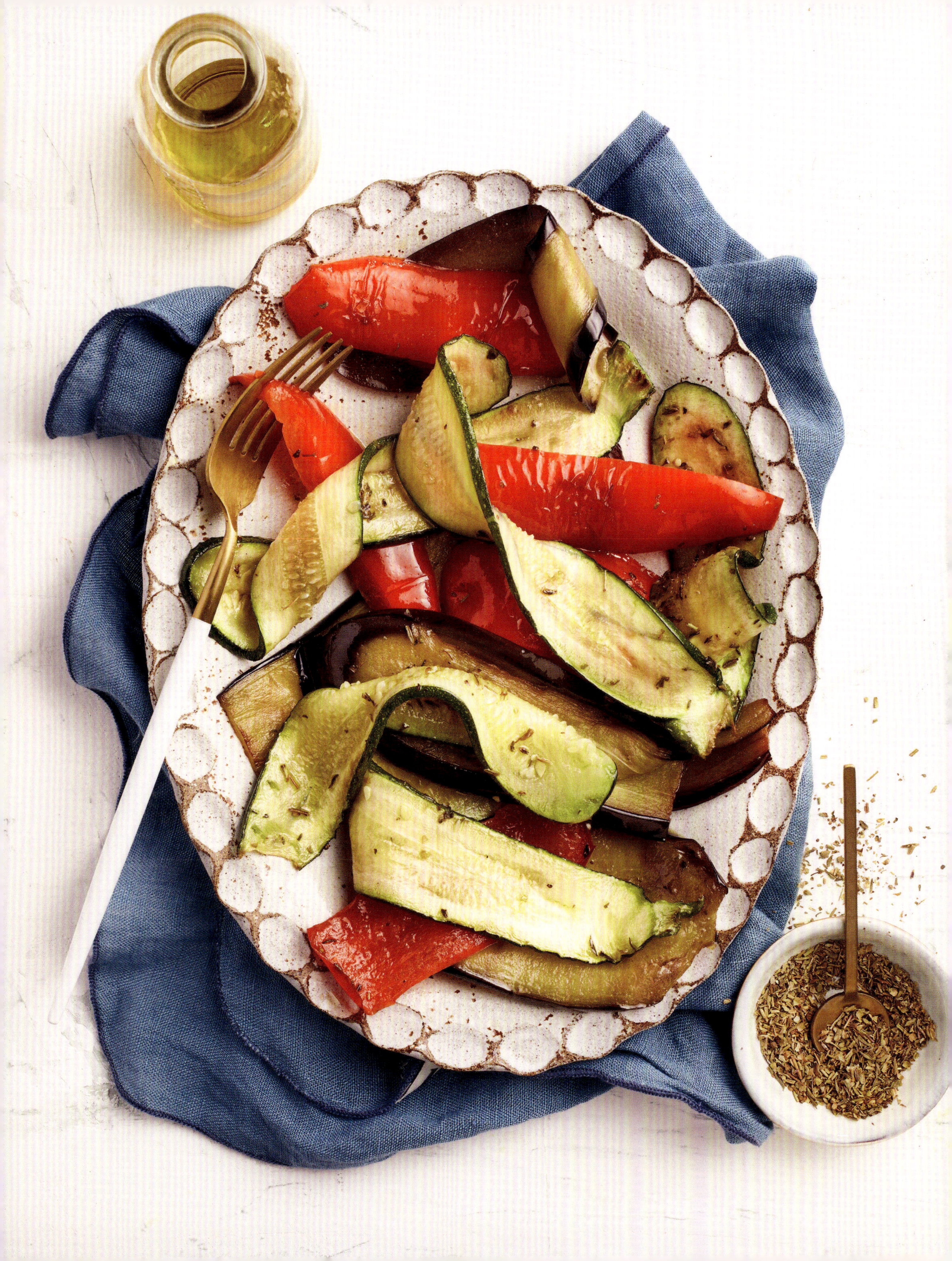

DIE SÜSSSPEISEN

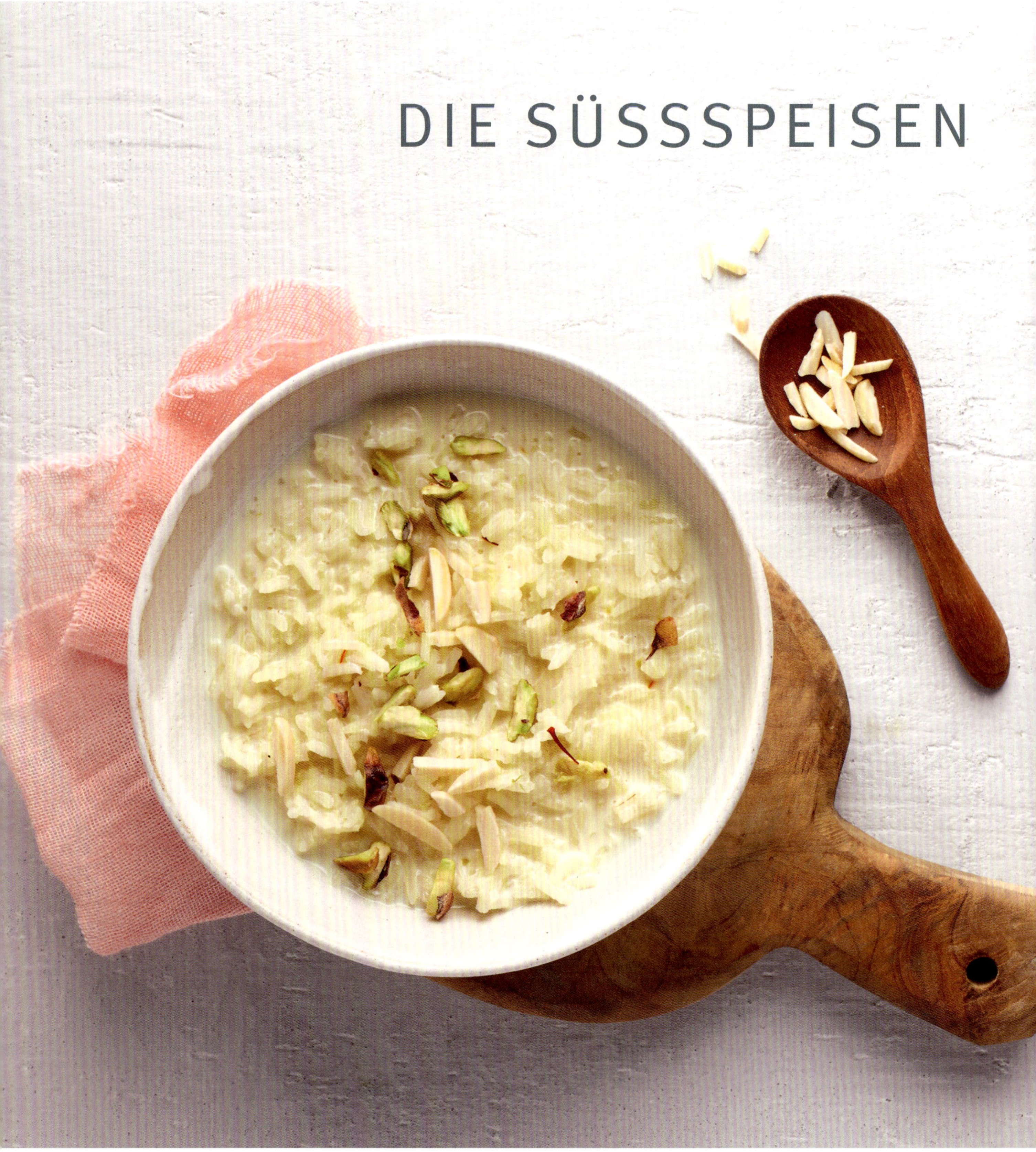

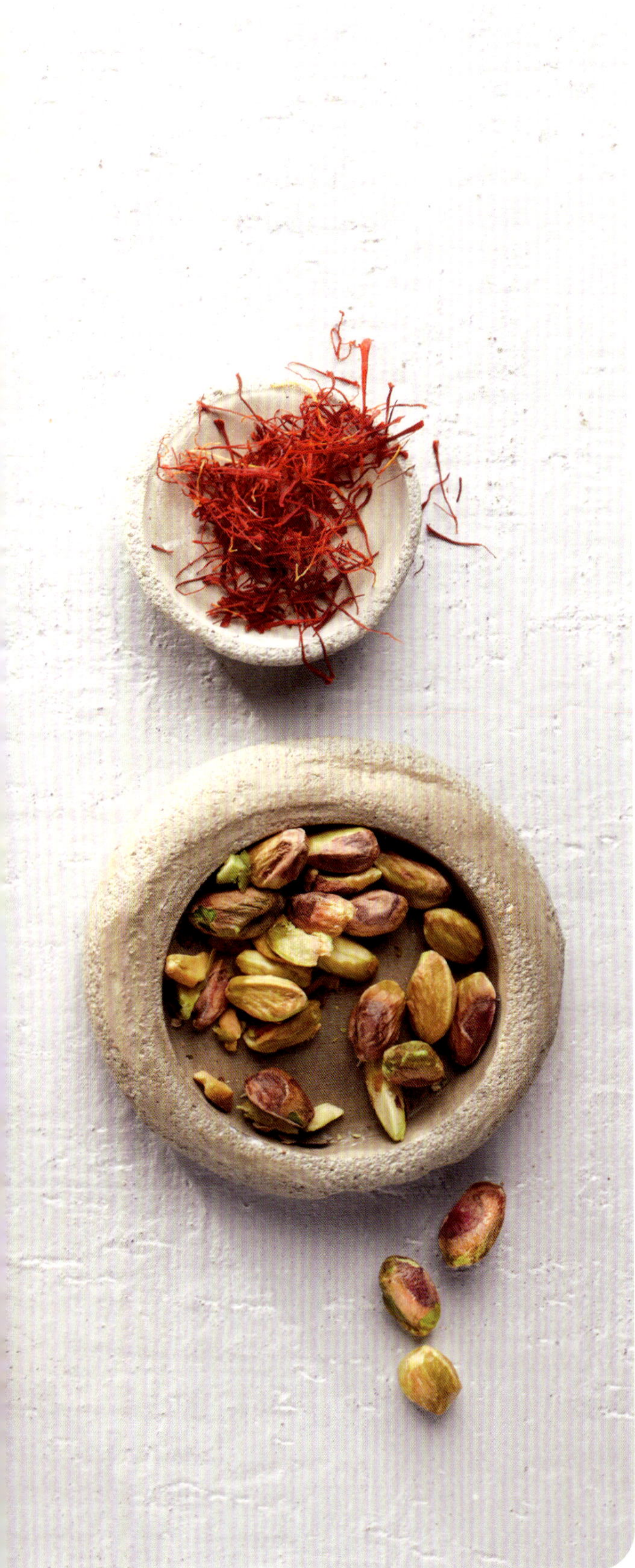

Süßspeisen sind aus ayurvedischer Sicht sehr aufbauend. Daher können Sie alle im Folgenden genannten Rezepte auch dann bei Menschen mit Erschöpfung und Auszehrung einsetzen, wenn deren *agni* bereits stark genug ist, sie vollständig zu verbrennen.

Allerdings halten wir Süßspeisen im Ayurveda nicht für einen Nachtisch. Das Ende der Mahlzeit sollte bitter oder zusammenziehend im Geschmack sein. Süße Gerichte setzen wir im Ayurveda entweder zum Einleiten des Verdauungsprozesses in kleinster Menge an den Anfang der Mahlzeit oder als eigenständige Mahlzeit mit einem Digestif ans Ende. Die Rezepte hier sind eher als eigenständige Gerichte berechnet.

« Ayurvedischer Milchreis (*khir*), Seite 150

Ayurvedischer Milchreis (*khir*)

» Milchreis wirkt aufbauend und sättigend. Er kann als süße Mahlzeit anstelle eines anderen Gerichts gegessen werden oder in Raumtemperatur als kühlende Beilage. Im Ayurveda wird er oft als Basis für die Gabe von aufbauenden Kräutern eingesetzt.

Für 2 Personen
20 Min.

75 g Basmatireis • 550 ml Milch • 25 g Rohrzucker • 1 TL Ghi • 2 EL Mandeln • 1 EL ungesalzene Pistazien • 3–4 Fäden Safran • ½ TL Kardamompulver • 1 Prise schwarzer Pfeffer • 1 Prise Steinsalz

- Den Basmatireis waschen und abtropfen lassen, dann in die Milch mit dem Zucker geben und in milder Hitze unter gelegentlichem Umrühren kochen.

- Parallel die Mandeln schälen, zusammen mit den Pistazien in Stifte schneiden und in etwas Ghi leicht anrösten.

- Wenn die Milch fast aufgesogen ist, Mandeln, Pistazien und die Gewürze hinzufügen und weiter ziehen lassen.

Anmerkung Man kann *khir* auch mit anderen Getreiden (Hirse, Buchweizen o. Ä.) oder mit Mandelmilch herstellen. *khir* wird leichter verdaulich, wenn man den Reis zunächst mit etwas Wasser kocht und erst später und dann weniger Milch hinzufügt. Er wirkt kühlender, wenn man statt Safran Rosenwasser und eventuell Rosinen hinzufügt. Mit ein wenig Ingwer-, Zimt und braunem Kardamom-Pulver wirkt er wärmender.

Bratapfel

» Äpfel sind nicht klassisch beschrieben. Doch durch Schmecken und Beobachten der Eigenschaften lässt sich die Wirkung dieses traditionellen Herbstgerichtes leicht ausmachen: Es ist süß-säuerlich, leicht würzig, feucht, durch den Zimt erwärmend und dabei erfrischend. Bratäpfel sind relativ leicht verdaulich und doch sättigend.

Für 2 Personen
20 Min.

2–4 reife, süße Äpfel (je nachdem, wie groß sie sind) • 50 g Hasel- oder Walnüsse • 15 g Rosinen • ¼ TL Zimt • 1 EL Rübenzucker

- Die Äpfel waschen, vom Stil her die Kerngehäuse so entfernen, dass ein Boden bleibt und oben eine Öffnung für die Füllung entsteht. Nüsse und Rosinen gemeinsam grob hacken, mit Zimt und Zucker mischen und in die Äpfel einfüllen.

- Die gefüllten Äpfel in eine Schale stellen und abgedeckt bei 160 °C backen. Idealerweise sollten sie leicht bissfest bleiben.

Anmerkung Bei etwas trockenen Äpfeln ist es hilfreich, etwas Zitronensaft hinzuzufügen. Wer noch mehr aufbauende Substanz haben möchte, kann die Bratäpfel mit veganen Porridge- oder Milchreis-Variationen genießen.

Vanille-Birnen

›› Durch die Vanille, den Ghi und die Wärme wird die süße Birne aufbauender und gleichzeitig leicht verdaulich. Dies ist damit eine Sommersüßspeise, die auch zum Frühstück mit einem mit veganer Milch zubereiteten Porridge eingenommen werden kann.

Für 2 Personen
30 Min.

2 süße, reife Birnen • 1 TL Ghi • ½ TL Vanilleextrakt • 1 EL Mandelsplitter

● Die Birnen waschen, achteln und das Kerngehäuse entfernen. Das Ghi in einer Pfanne erwärmen, dann die Mandelsplitter mit der Vanille darin anrösten. Dann herausnehmen und die Birnenstücke im Vanille-Ghi schwenken. Die warmen Birnen auf einen Teller legen und mit den Mandelsplittern dekorieren.

Anmerkung In ähnlicher Weise kann man auch Pfirsiche oder Aprikosen zu einem sehr wohlschmeckenden Gericht verarbeiten. Safran als Gewürz schmeckt nicht nur sehr edel, sondern fördert zusätzlich die aufbauende Wirkung.

Beerenteller mit Hafersahne

›› Süße Beeren sind die Form von Obst, die wir im Ayurveda als am leichtesten verdaulich ansehen und so meinen, dass man sie auch bei einem mäßig guten *agni* roh verzehren kann. Besonders lecker sind sie mit einer veganen Sahne. Durch die Vanille und den Prozess des Schlagens wird die Sahne leichter verdaulich.

Für 2 Personen
5 Min.

100 g frische, reife Erdbeeren, Himbeeren oder Blaubeeren • 50 ml Hafersahne • ½ TL Vanille • Rohrzucker

● Die Beeren waschen und abtropfen lassen. Die Hafersahne mit etwas Rohrzucker und Vanille vermischen und steif schlagen.

Anmerkung Man würde im Ayurveda eine Obst-Tiermilch-Kombination nicht empfehlen, daher wird hier die vegane Variante eingesetzt. Statt der Hafersahne könnte man auch Kokossahne oder jede andere vegane Sahne nehmen.

laddu

»*laddus* sind süße Konfekte aus Ghi, Mehl und Rohrzucker. Sie sind schwer und bauen Gewebe auf. Durch das Ghi und den Prozess des Erwärmens wird das sättigende Konfekt leichter aufgeschlossen und verdaut. Der Kardamom schmeckt nicht nur sehr gut, sondern fördert seinerseits die Verdauung. Die Cashews verstärken die tonische Wirkung.

Für ca. 1 kg *laddu*
30 Min.

- 500 g Kichererbsenmehl
- 175 g Ghi
- 200–250 g Zucker
- 50 g gehackte Cashews
- 1–2 TL Kardamompulver

● Kichererbsenmehl 2–3 Min. anwärmen, dann zur Seite stellen, in einer anderen Pfanne das Ghi erwärmen. Das erwärmte Kichererbsenmehl dazugeben und 5–10 Min. bei geringer Hitze rösten, bis die Masse duftet und leicht braun wird. Diese vom Herd nehmen und herunterkühlen lassen, bis sie lauwarm ist.

● Zucker, Cashews und Kardamom und evtl. andere Nüsse und Trockenfrüchte untermischen. In der Hand zu Kugeln rollen. Weitere 2 Stunden auskühlen lassen.

Anmerkung Es ist wichtig, die *laddus* hinreichend und sanft zu erhitzen. Erfolgt das nicht, bleibt das Kichererbsenmehl roh und die *laddus* werden sehr schwer verdaulich. Wenn der Teig zu trocken wird, können Sie auch vorsichtig mit etwas Wasser mehr Feuchtigkeit einbringen. Es gibt unendlich viele Variationen von *laddus*. Wenn man Trockenfrüchte wie Rosinen verwendet, wird der *laddu* saftiger, hält sich aber nicht so lange. Für die Geburt kann man *laddus* auch mit Mungdalmehl und weiteren Gewürzen herstellen. Diese nennen sich *sethaura*. Traditionell gibt man bei Entkräftigung täglich ein *laddu* mit einem Glas warmer Milch zu trinken.

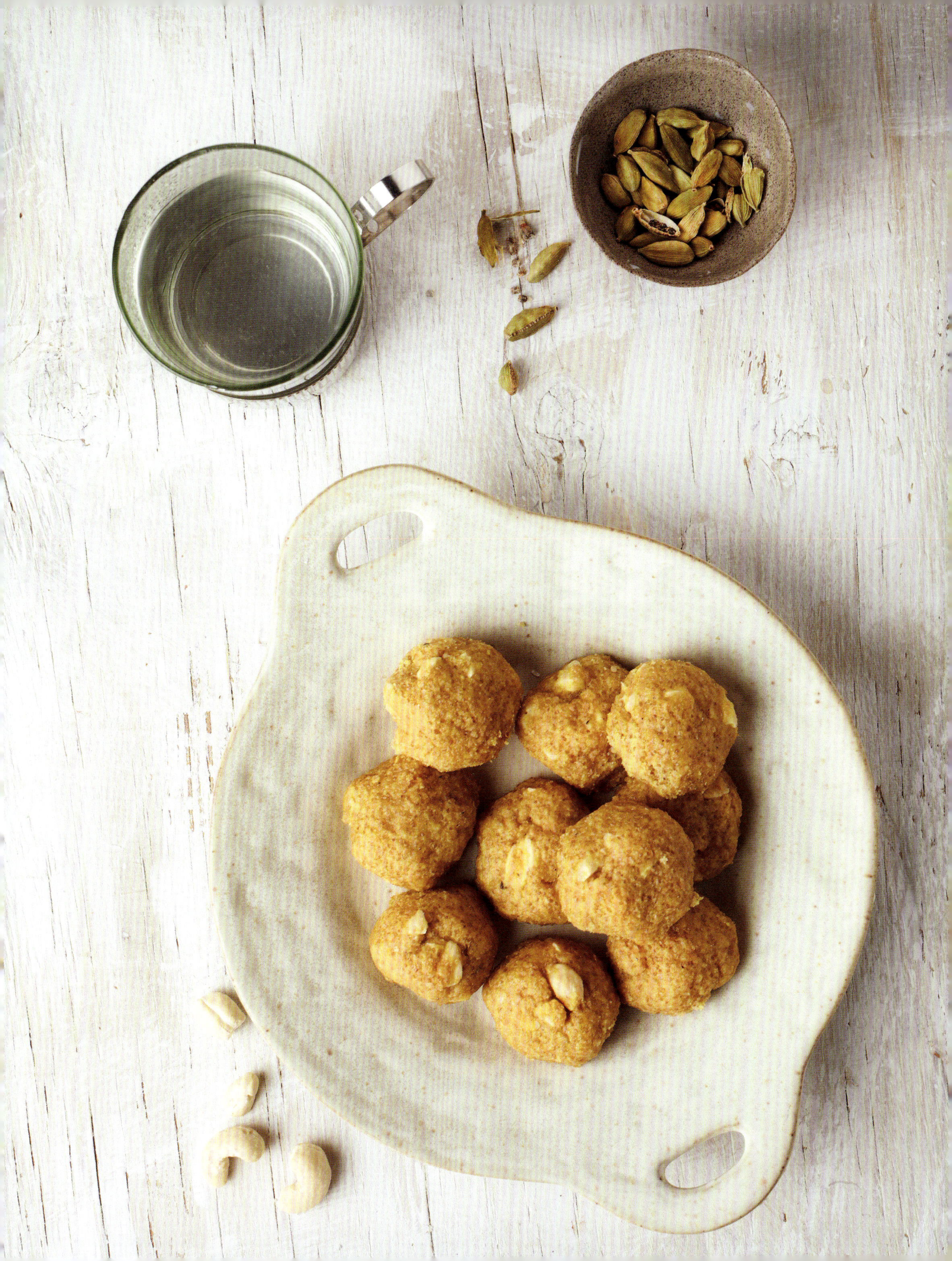

Energiebällchen

» Durch die Süße der Trockenfrüchte wirken die Bällchen stark aufbauend. Die Gewürze sorgen dafür, dass *agni* angezündet wird und die Bällchen so leichter verstoffwechselt werden. Sie eignen sich für den kleinen Hunger, wenn man (noch) keine richtige Mahlzeit zu sich nehmen kann, oder in kleinen Mengen auch als Aperitif.

Für ca. 25 Energiebällchen
⏲ 30 Min.

100 g Walnüsse • 50 g entkernte Datteln • 50 g getrocknete Feigen • 25 g getrocknete Gojibeeren • ½ TL Ingwerpulver • ¼ TL schwarzer Pfeffer • ¼ TL Zimt • 1 Prise Chili • 1 Prise Steinsalz

● Alle Zutaten mit dem Hochleistungsmixer zerkleinern, aus der Masse kleine Bällchen formen. Dann trocknen lassen.

Anmerkung Energiebällchen kann man in unendlichen Variationen herstellen. Man kann statt der Walnüsse jede andere Nuss oder auch Mandeln einsetzen, statt der hier beschriebenen Trockenfrüchte auch alle anderen Sorten. Aus ayurvedischer Sicht ist es sinnvoll, nur süße Früchte zu verwenden. Auch mit den Gewürzen kann man spielen. Aus ayurvedischer Sicht sollte aber immer eine kleine Prise Gewürz dabei sein, um dem *agni* zu helfen.

Ayurvedischer Obstsalat

» Obst ist erfrischend und süß, je nach Sorte auch sauer. Als Daumenregel ist süßes Obst kühlend und aufbauend, saures Obst erhitzend und verdauungsfördernd. Man sollte immer nur vollreif geerntetes Obst auswählen, lokales Obst bevorzugen und bei exotischem Obst nur direkt eingeflogenes essen.

Für 2 Personen
⏲ 10 Min.

1 Apfel • 1 Birne • 10 Trauben • 3 Walnüsse • Zimt, Vanille oder Lavendel

● Das Obst waschen, bei Apfel und Birne das Kerngehäuse entfernen und klein schneiden. Die Walnüsse aus der Schale lösen und in Stücken brechen. Alles miteinander vermengen und würzen.

Anmerkung Obst ist eine schöne kleine Mahlzeit. Aus ayurvedischer Sicht als Rohkost durchaus nicht leicht verdaulich, insgesamt eher rau und bei weniger süßem Obst nicht aufbauend. Wollen Sie das Obst leichter verdaulich machen, schwenken Sie den fertig vorbereiteten Obstsalat ca. 5 Min. in etwas Ghi und erwärmen Sie die Früchte so leicht.

Erdbeeren mit Kokosjoghurt

» Die Beeren, die wir heute im Garten haben, sind in den ayurvedischen Klassikern nicht beschrieben. Da wir aber lokale und am besten selbstangebaute Lebensmittel befürworten, ist es sinnvoll, diese in den saisonalen Ernährungsplan aufzunehmen. Dabei sollten Sie bei der Auswahl aufpassen: Je saurer die Beeren sind, desto eher erhitzen sie und reizen *pitta* und *kapha*. Ernten Sie daher gesunde Beeren, die vollreif und süß sind.

Für 2 Personen
3 Min.

250 g süße Beeren der Saison und der Gegend • 100 g Kokosjoghurt in Raumtemperatur • 1 Prise Vanille, Zimt oder Kardamom

- Beeren waschen und in mundgerechte Stücke zerteilen. Kokosjoghurt mit den Gewürzen nach Wahl mischen. In zwei Schüsselchen füllen und die Beeren darübergeben.

Anmerkung Beeren mit Kokosjoghurt sollte als kalte Mahlzeit nicht früh am Morgen, nur bei gutem Verdauungsfeuer, ohne Stress und bei angenehmen Außentemperaturen eingenommen werden. Kann man Obst auch mit Kuhmilch-Joghurt essen? Darüber streiten sich die Experten. Ich denke, dass es durchaus verträglich ist, wenn Sie es nicht täglich und bei gutem *agni* essen. Sie können das Joghurt auch süßen, wenn Sie es dann lieber mögen. Insgesamt meinen wir, dass man sich angewöhnen sollte, die Dinge in ihrer natürlichen Süße zu schmecken.

Aprikosencrumble

» Der Aprikosencrumble ist schnell hergestellt und eine aufbauende Süßmahlzeit. Er befriedet, nährt und stärkt. Warm gegessen schmeckt er noch besser!

Für 2 Personen
30 Min.

250 g süße, reif geerntete Aprikosen • etwas Zitronensaft • ggf. etwas abgeriebene Zitronenschale • 1 Prise Zimt • 1 Prise Ingwerpulver • etwas Vanille • 50 g Dinkelvollkornmehl • 25 g Mandeln, geschält und gestiftet • 25 g Rohrzucker oder Dattelsirup • 1 EL Ghi

- Die Aprikosen waschen, entkernen und in mundgerechte Stücke schneiden. Diese auf den Boden einer backfesten Form legen, mit Zitronensaft beträufeln.

- Aus den anderen Zutaten einen krümeligen Teig kneten. Ist der zu trocken, kann ein wenig warmes Wasser hinzugefügt werden. Den Teig als Streusel auf dem Obst verteilen. Dann ca. 15 Min. bei 160 °C im Ofen backen.

Anmerkung Sie können fast jedes Obst oder Rhabarber anstelle der Aprikosen einsetzen, abhängig von der lokalen Verfügbarkeit in der Jahreszeit. Auch beim Streuselteig können Sie variieren. Ich mag auch die Streusel mit Haferflocken und Maismehl sehr gern. Wichtig ist, dass Sie eine vollwertige Süße verwenden und immer ein wenig würzen.

AYURVEDISCHE CHUTNEYS UND SIRUPE

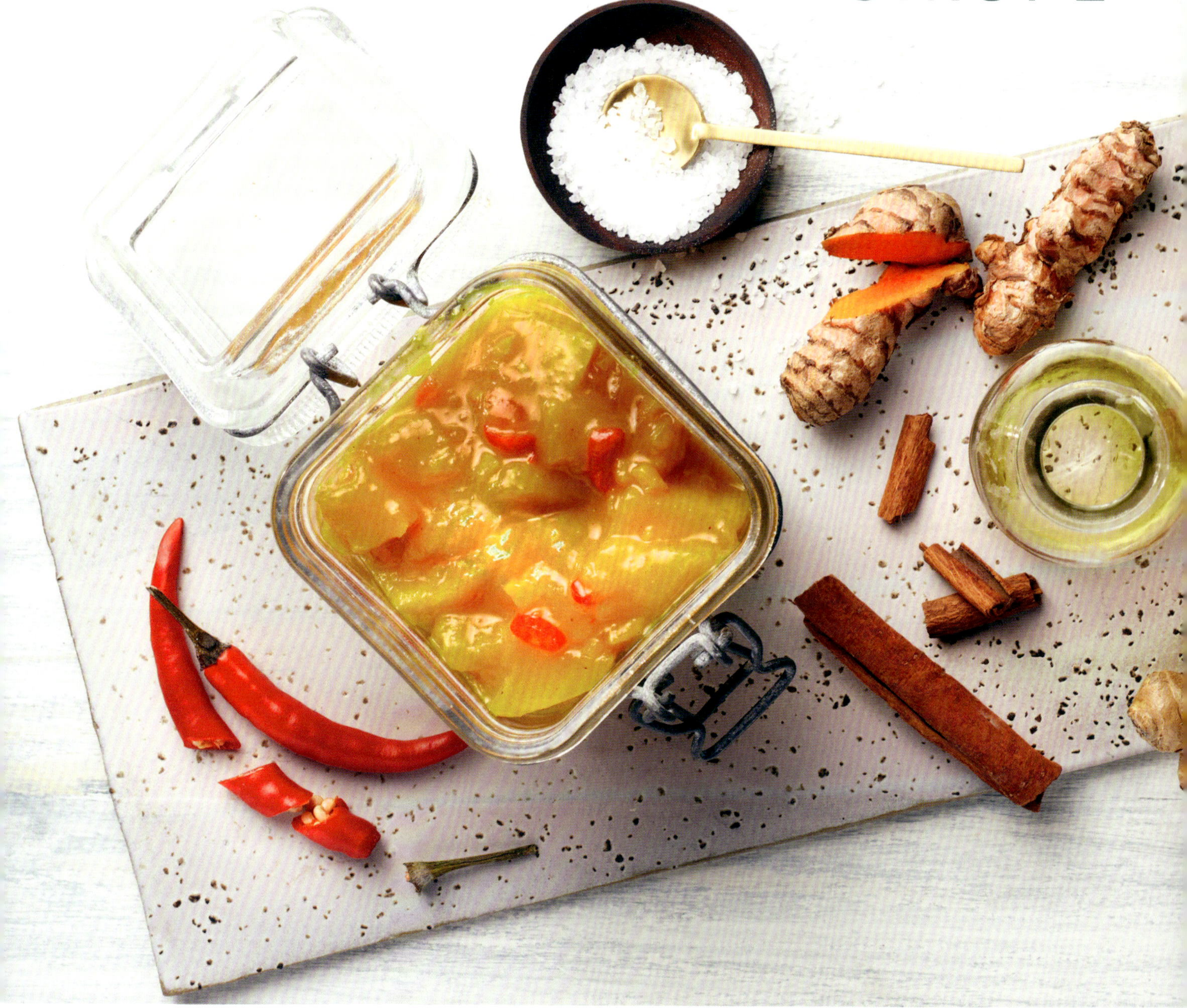

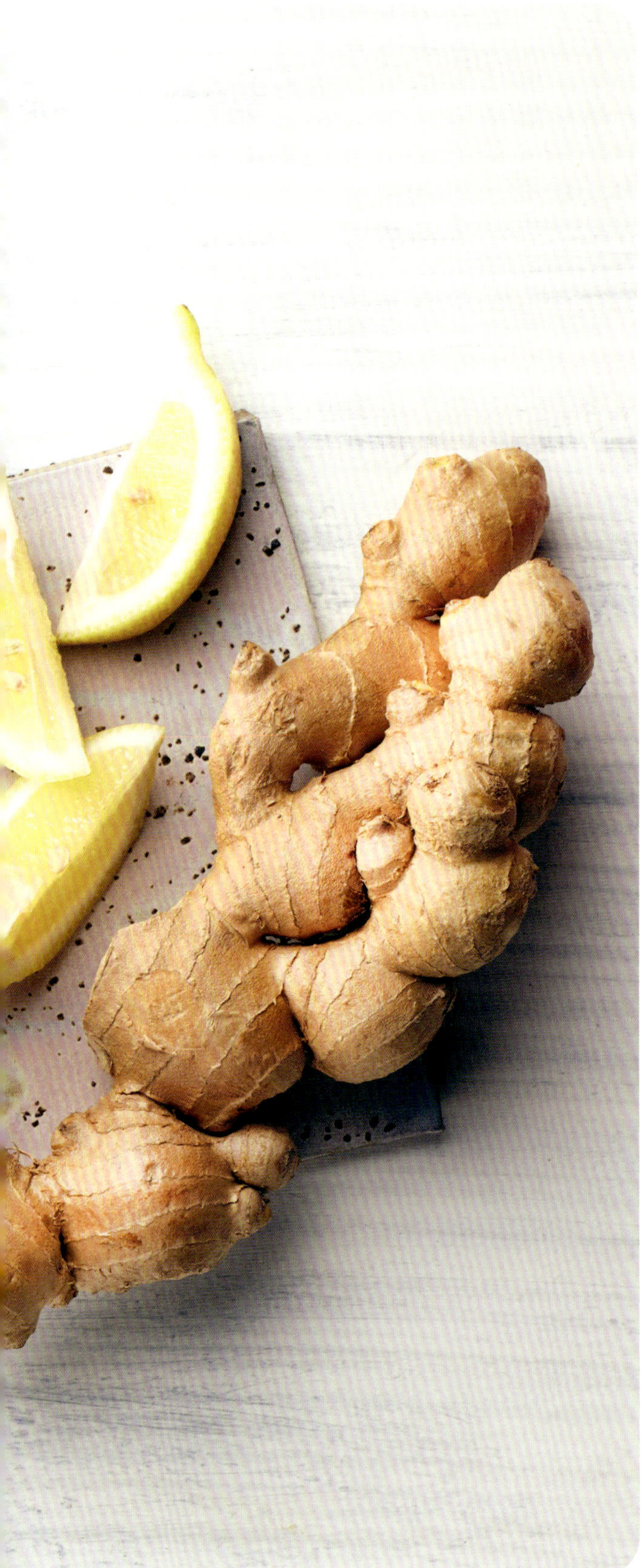

Chutneys, Pickles sowie Gewürzmischungen helfen aus ayurvedischer Sicht, ein Gericht, das Menschen mit unterschiedlicher Konstitution, in verschiedenen Lebensphasen und Zuständen von *agni* gemeinsam essen, etwas individuell zu adaptieren. Beispielsweise kann ein Mensch mit schwachem *agni* eine schwerere Mahlzeit mit einem Chutney oder durch Nachwürzen besser verdauen, während jemand mit einem hohen *pitta*-Anteil und scharf brennendem *agni* seine Mahlzeit gut ohne solche Nachschärfer verstoffwechselt.

Sirupe und Linktus werden im Ayurveda meist eingesetzt, um therapeutische Kräuter auch dann leicht aufnehmbar zu machen, wenn sie eigentlich bitter oder ungut schmecken. Hier einige Rezeptideen, die wiederum die Basis für verschiedenste Variationen und Formen sind.

« Mango-Chutney, Seite 158

Mango-Chutney

» Das Mango-Chutney ist durch seine dominant scharf-süße Kombination verdauungsfördernd, appetitanregend, leicht entzündungshemmend und immunstimulierend. Es fördert das *dosha*-Gleichgewicht durch den Einsatz aller Geschmacksrichtungen und unterschiedlicher Eigenschaften.

Für 2 Personen
⏲ 50 Min.

2 reife Mangos • 1 rote Zwiebel • 2 Knoblauchzehen • 15 g frischer Ingwer • ½ TL Kurkuma • 1 Msp. Kreuzkümmel • 1 Msp. Nelke • 1 Msp. Zimt • 1 rote Chilischote • ½ EL Sonnenblumenöl • 60 g Rohrzucker • 50 ml Essig • 1 Orange, Saft • 1 Prise Steinsalz • 1 Msp. Pfeffer • ggf. Zitronensaft

- Mangos waschen, schälen und das Fruchtfleisch vom Kern lösen. Zwiebel, Knoblauch und Ingwer schälen und sehr fein würfeln. Chilischote waschen und in feine Ringe schneiden.

- Öl im Topf erhitzen und Ingwer, Knoblauch, Zwiebel und Chili mit den anderen Gewürzen darin rösten. Zucker hinzufügen und ein paar Minuten karamellisieren lassen. Mango, Essig und Orangensaft unter gelegentlichem Umrühren offen mitkochen, bis eine eingedickte Masse entsteht.

- Mit Pfeffer und Salz abschmecken, ggf. auch noch etwas Zitronensaft hinzufügen. Noch heiß in sterile Gläser füllen.

Anmerkung Man kann auch ein Chutney aus Äpfeln, Birnen oder Pflaumen machen. Das hat den Vorteil, dass es ökologisch sinnvoller ist, weil die weiten Transportwege wegfallen. Sie sollten auf jeden Fall darauf achten, dass das Obst reif geerntet wurde.

Zitronen-Pickles

» Zitronen-Pickles sind geschmackfördernd, appetitanregend und verdauungsfördernd. Durch die Kombination von scharf mit sauer und salzig stimulieren sie *agni*, reizen *pitta* und sind v. a. *kapha*-beruhigend.

Für 2 Portionen
⏲ 20 Min.

2 Bio-Zitronen • ½ EL Sesamöl • 1 TL Chilipulver • 1 TL Kurkuma • ½ TL Bockshornkleepulver • ½ TL Senfsamenpulver • ¼ TL Schwarz- oder/und Kreuzkümmelpulver • 1 Prise Asafötida • ca. 1 TL Steinsalz • ggf. Kokosblütenzucker zum Abrunden des Geschmacks

- Zitronen warm waschen, abtrocknen und mit Schale in ca. Teelöffel-große Stücke schneiden. Sesamöl im Topf sanft erhitzen, die Gewürze kurz darin anrösten. Die Zitronenstücke dazugeben und noch ca. 5 Min. garen. In ein steriles Schraubglas füllen.

Anmerkung Die Herstellung dieser Pickles geht sehr schnell, sodass man sie gut spontan vorbereiten und zur besseren Verdaulichkeit des Essens hinzugeben kann. Zitronen-Pickles sind ca. 2 Monate lang im Kühlschrank haltbar.

» Zitronen-Pickles

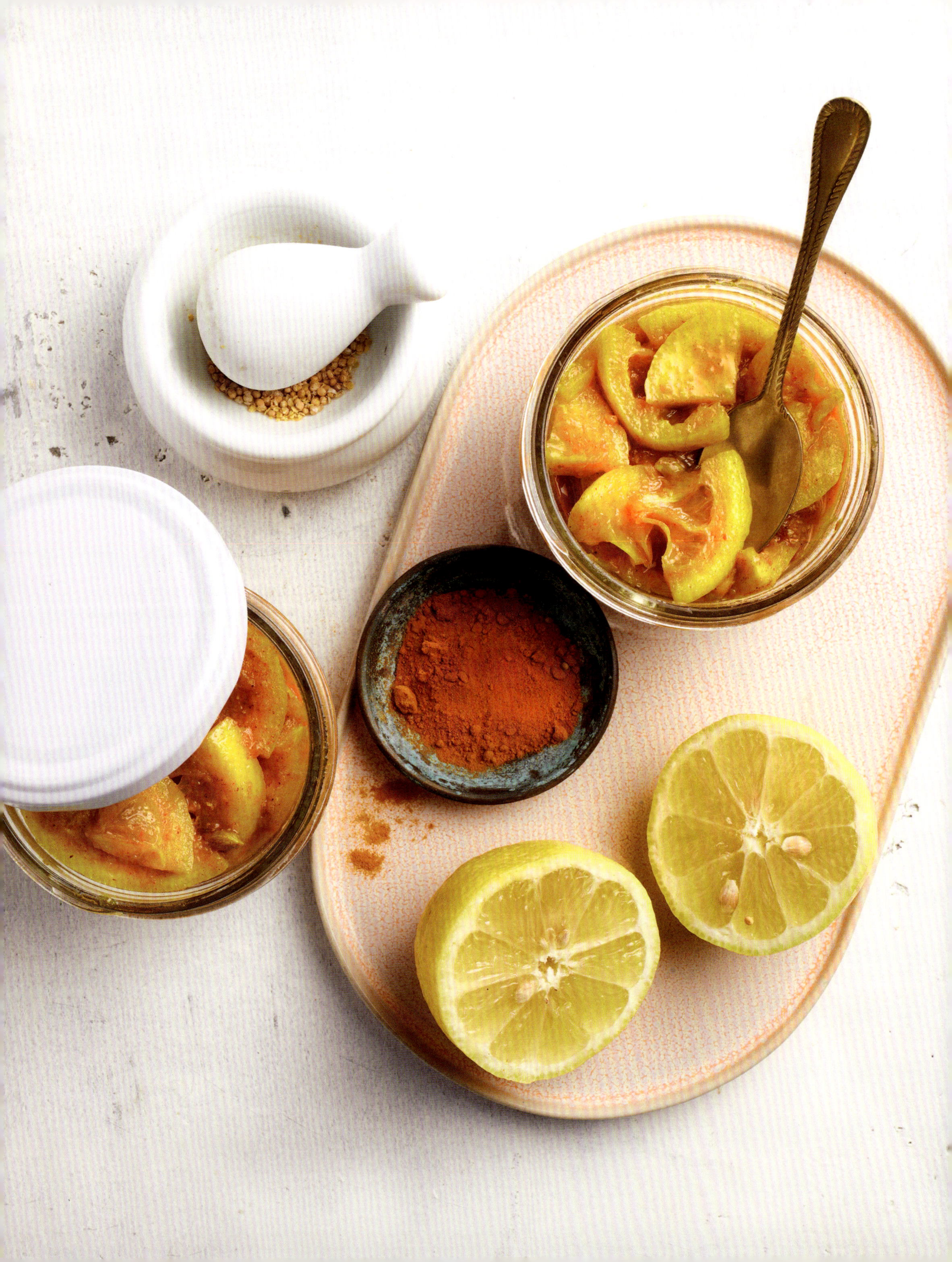

Minz-Chutney

» Das Minz-Chutney wirkt geschmackfördernd, appetitanregend und verdauungsfördernd. Es fördert *agni*, ohne zu überhitzen, und ist *vata*- und *kapha*-beruhigend.

Für 2 Personen

8 Min.

2 EL Minzblätter • 1½ EL frischer Koriander • 2 EL Kokosflocken • 1 TL Steinsalz • 3–4 TL Rohrzucker • ½ Zitrone, Saft • 2 TL Sesamöl • ½ TL Asafötida • 2 TL Senfsamen • 1 TL Kurkuma

- Minze, Koriander und Kokosflocken mit Salz und Zucker im Mixer zerkleinern. Dann Zitronensaft zur Paste dazugeben. Sesamöl im Topf erhitzen. Asafötida und Senfsamen hineingeben und springen lassen, dann Kurkuma dazu. Diese Gewürze zur Paste hinzufügen.

Anmerkung Es ist wichtig, dass das Öl gut heiß ist, wenn man die Senfsamen hineingibt, sonst entwickeln sie einen bitteren Geschmack. Schützen Sie sich allerdings gut mit einem Deckel, weil die Senfsamen beim Eintreten in die Hitze sofort springen. Das Chutney sollte frisch verzehrt werden. Es hält sich ca. 1–2 Tage im Kühlschrank.

Ingwer-Pickles

» Auch Ingwer-Pickles sind geschmackfördernd, appetitanregend und verdauungsfördernd. Durch die Kombination von scharf mit sauer und salzig stimulieren sie *agni*, reizen *pitta* und sind *vata*- und *kapha*-beruhigend.

Für 2 Portionen

40 Min. + 10 Tage Reifezeit

100 g Ingwer • 3 EL Essig • ½ TL Kurkuma • ½ TL Steinsalz • 3 TL Zucker • 1 Msp. Chili • 1 Msp. Cayennepfeffer

- Ingwer schälen und in dünne Scheiben schneiden. Mit dem Salz in eine Schüssel geben und 30 Min. ziehen lassen, den Saft ausdrücken und auffangen.
- Essig mit Zucker, dem ausgepressten Ingwersaft und den Gewürzen in einem Topf erhitzen, bis der Zucker aufgelöst ist.
- Den Ingwer untermischen und alles zusammengedrückt in ein steriles Schraubglas geben. 10 Tage durchziehen lassen. Möglichst täglich umdrehen, um die Zutaten zu durchmischen.

Anmerkung Man kann das Ingwer-Pickle auch mit Zitronenstücken kombinieren. Pickles können im Kühlschrank ca. 2 Monate aufbewahrt werden.

Traubensirup

» Durch seine Süße wirkt der Sirup aufbauend und *pitta*-beruhigend. Traubensirup mit diesen Gewürzkräutern wirkt zudem bei Erkrankungen der Atemwege: Er lindert Husten, befreit die Atemwege von Schleim und beruhigt sie.

Für 100 ml Sirup
⏲ 25 Min. + 1 Nacht Ruhezeit

10 g Trauben • 80 ml Wasser • 80 g Zucker • 1 Prise Kardamom • 1 Prise gemahlener Pfeffer, • 1 Prise Ingwerpulver • 1 Prise gemahlene Nelken • 2 TL Zitronensaft

- Trauben waschen, klein schneiden und in 80 ml Wasser über Nacht ziehen lassen.

- Am nächsten Tag die Früchte ausdrücken und durch ein Mulltuch pressen. Dann den Saft 1:1 mit Zucker vermengen und die Gewürze und den Zitronensaft dazugeben. Den Sirup auf niedriger Temperatur köcheln lassen, bis die Hälfte des Wassers verdampft ist. Dann sollte der Sirup am Löffel kleben bleiben, aber noch flüssig sein.

Anmerkung Sirup wird gern in der Kinderheilkunde eingesetzt. Man kombiniert wie hier eine Frucht mit Gewürzen, um die gewünschte Wirkung des Sirups zu erreichen. Abhängig vom Alter des Kindes gibt man ca. 1 ml pro Lebensalter als Tagesdosis bis maximal 2 × 10 ml. Der Sirup ist im Kühlschrank gut 2 Wochen haltbar.

Ingwer-Linktus

» Durch die Kombination von Milch, Ghi und Zucker ist der Linktus – wie ein weiches Karamell – aufbauend für alle Gewebe. Über das Verkochen mit dem Ingwer und den anderen Gewürzen wird er leichter verdaulich und ist heilsam bei vermindertem Geschmacksempfinden, chronischen Hautreizungen, Entzündung und Jucken, Husten und Atemnot.

Für 200 g Linktus
⏲ 30 Min.

20 g Ingwerpulver • 2 g schwarzer Pfeffer • 2 g Pippali (langer Pfeffer) • 2 g Zimt • 2 g Kardamom • 2 g Kurkuma • 400 ml Milch • 60 g Ghi • 120 g Zucker

- Ingwer und Gewürze mit der Milch 10 Min. kochen lassen. Ghi und Zucker dazugeben und gemeinsam weiterkochen, bis die Masse semisolide ist. In ein steriles Glas füllen und abkühlen lassen.

Anmerkung Solange man den Linktus verschlossen lässt, bleibt er ca. 3 Jahre lang gut. Wenn er geöffnet wurde, sollte man ihn innerhalb von 3 Monaten aufbrauchen. Die Dosis ist 5–10 g ein- bis zweimal täglich über bis zu 4 Monate.

AYURVEDISCHE GETRÄNKE

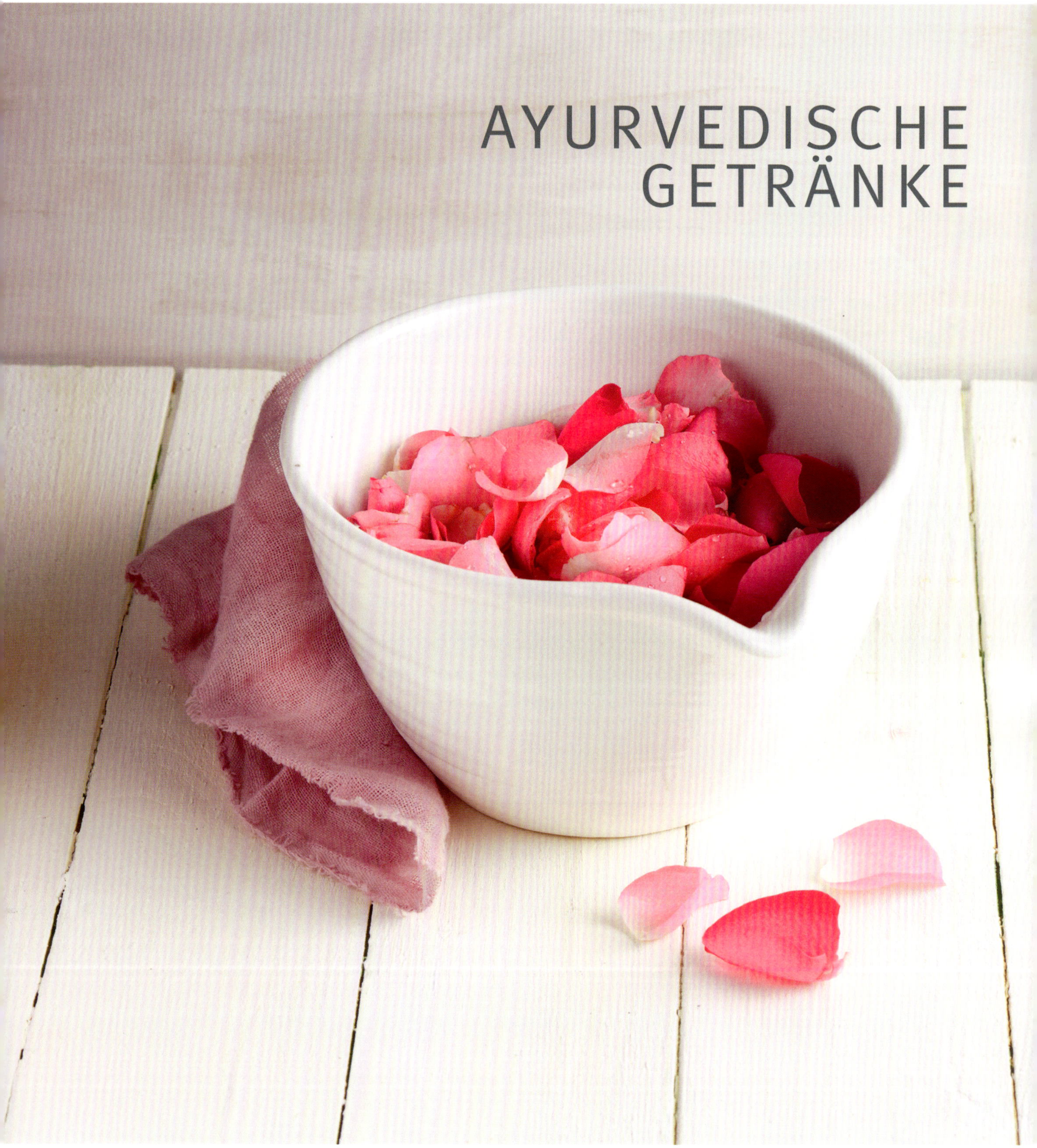

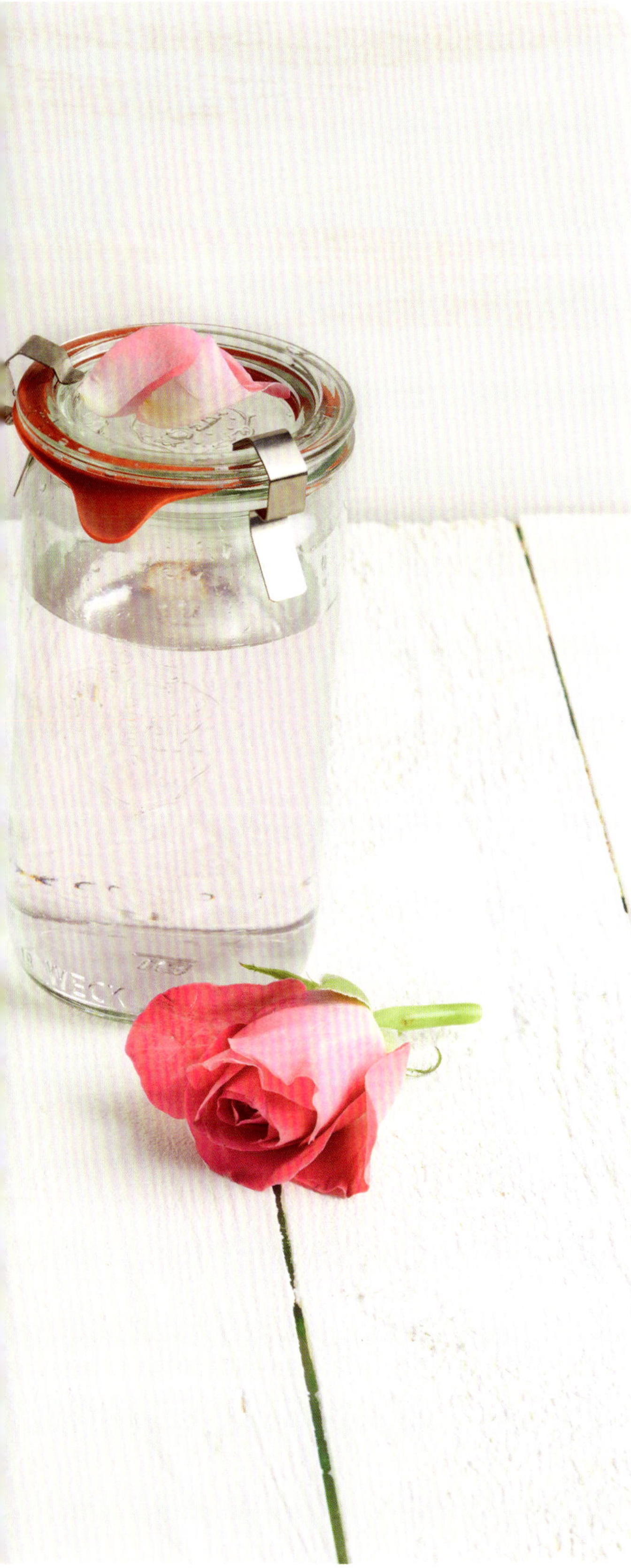

Das beste Getränk für ein ayurvedisches Essen ist heißes Wasser. Es fördert die Verdauung, aktiviert *agni* und wird sehr leicht in das System aufgenommen. Je länger man es offen abkocht, desto leichter wird es. Daher begleiten wir fast jede Mahlzeit im Ayurveda mit warmem Wasser.

Je nach Indikation und Situation werden Wasser, Milch und Milchprodukte aber auch verarbeitet, um weitere therapeutische Wirkungen hervorzurufen. Hier sind einige typische Beispiele für Getränke, die in abgeänderter Form auch bei anderen Indikationen eingesetzt werden.

« Rosenwasser, Seite 165

Honigwasser

» Honigwasser vermindert trotz seiner Süße *kapha*. Es fördert den Stoffwechsel und reduziert somit Fettgewebe und lokale Gewebeschwellungen.

Für 1 Person
ca. 5 Min.

200 ml Wasser • 1 TL Waldhonig

- Das Wasser offen sprudelnd kochen. Vom Herd nehmen und offen abkühlen lassen. Wenn die Temperatur ca. 40 °C erreicht hat, Honig einrühren.

Anmerkung Das Honigwasser sollte innerhalb von 24 Stunden getrunken werden. Zum Abnehmen oder Entschlacken 1 Tasse morgens nüchtern über 4–6 Wochen einnehmen. Der Honig wirkt umso besser, je älter er ist. Er sollte erst ab 1 Jahr Lagerung verwendet werden.

Ingwerwasser

» Ingwerwasser erfrischt, erweckt, tonisiert und fördert den Stoffwechsel. Es führt zu Schwitzen. Damit kann es in der Folge auch wieder kühlen.

Für 2 Personen
20 Min.

500 ml Wasser • 4 dünne Scheiben Ingwerwurzel

- Ingwerscheiben mit dem Wasser offen für ca. 20 Min. kochen lassen.

Anmerkung Wenn Sie mögen, können Sie auch einfach die Ingwerscheiben mit kochendem Wasser überbrühen. Dann ist es schwerer verdaulich und schmeckt erheblich schärfer. Wenn Sie den Ingwer lange genug kochen, kommt seine natürliche Süße stärker hervor und er wird besser verträglich. Ist Ihnen der frische Ingwer auch dann noch zu scharf, verwenden Sie ½ TL Ingwerpulver zur Zubereitung des Ingwerwassers.

Rosenwasser

» Die Rose ist bitter, zusammenziehend und süß. Der Rosenkaltauszug stärkt Herz-, Leber- und Gehirnfunktionen und kühlt *pitta* sanft, ohne *agni* zu schwächen.

Für 2 Personen
5 Min. + 1 Nacht Einweichzeit

250 ml Wasser • 30 g frische Rosenblütenblätter

- Das Wasser wird mit den Rosenblütenblättern über Nacht eingeweicht. Am nächsten Morgen wird es abgefiltert.

Anmerkung Das Rosenwasser sollte innerhalb von 24 Stunden verbraucht werden. Vom Kaltauszug werden dreimal 20–40 ml eingesetzt. Sie können mit dem Rosenkaltauszug z. B. auch einen Lassi würzen. Er eignet sich hervorragend zum Verfeinern von Süßspeisen oder Milchgetränken. Auch äußerlich kann er zum Kühlen oder für die Augen als Tonikum eingesetzt werden.

Rosinenwasser

» Rosinenwasser wirkt erfrischend und befeuchtend. Es ist aufbauend und dabei sehr leicht verdaulich. Es kühlt leicht und vermindert *pitta*.

Für 2 Personen
5 Min.

500 ml Wasser • ca. 10 Rosinen

- Das Wasser sprudelnd aufkochen. Rosinen – im Ganzen oder einmal zerteilt – hinzugeben. Anschließend das Rosinenwasser auf Trinktemperatur abkühlen lassen.

Anmerkung Das Rosinenwasser sollte im Verlauf des Tages getrunken werden. Abseihen ist nicht notwendig. Sie können die Rosinen auch mit essen.

Korianderwasser

» Im Sommer ist Korianderwasser ein wunderbar kühlendes und gleichzeitig leicht harntreibendes Getränk, das hilft, den Stoffwechsel trotz der Hitze aktiv zu halten.

Für 2 Personen
⏲ 5 Min. + 1 Nacht Einwirkzeit

500 ml Wasser • 1 Handvoll Korianderblätter • 1 Msp. Steinsalz • etwas Zitronensaft

● Die Korianderblätter grob hacken. Alle Zutaten zusammen in ein abgedecktes Glasgefäß geben und über Nacht einwirken lassen. Am nächsten Morgen abseihen.

Anmerkung Das Korianderwasser sollte im Verlauf des Tages in kleinen Schlucken auf getrunken werden. In analoger Weise können Sie einen Kaltauszug von Minze, Kreuzkümmel oder Basilikum zubereiten.

Gewürztee

» Der Tee erweckt, tonisiert und fördert das Verdauungsfeuer. Sie sollten ihn nur bis spätestens um 16 Uhr nachmittags trinken, um Ihren Schlaf nicht zu stören.

Für 2 Personen
⏲ 15 Min.

4 Scheiben frischer Ingwer • 2 Gewürznelken • 3 Kapseln Kardamom • 300 ml Wasser • 150 ml gute Kuhmilch mit natürlichem Fettgehalt • 2 TL schwarzer Tee

● Die Gewürze im Mörser zerstoßen. Das Wasser mit den Gewürzen ca. 5 Min. offen kochen lassen. Dann die Milch dazugeben und kurz mitkochen.

● Die Teeblätter hinzufügen, noch einmal aufkochen und 3 Min. ziehen lassen. Dann abseihen.

Anmerkung Im Allgemeinen verwendet man im Sommer getrockneten Ingwer und mehr Kardamom und Nelken, im Winter eher frischen Ingwer und Pfeffer als Gewürz. Wer mag, kann ein wenig Rohrzucker mitkochen lassen. Die Kuhmilch kann auch durch Mandelmilch ersetzt werden.

» Gewürztee

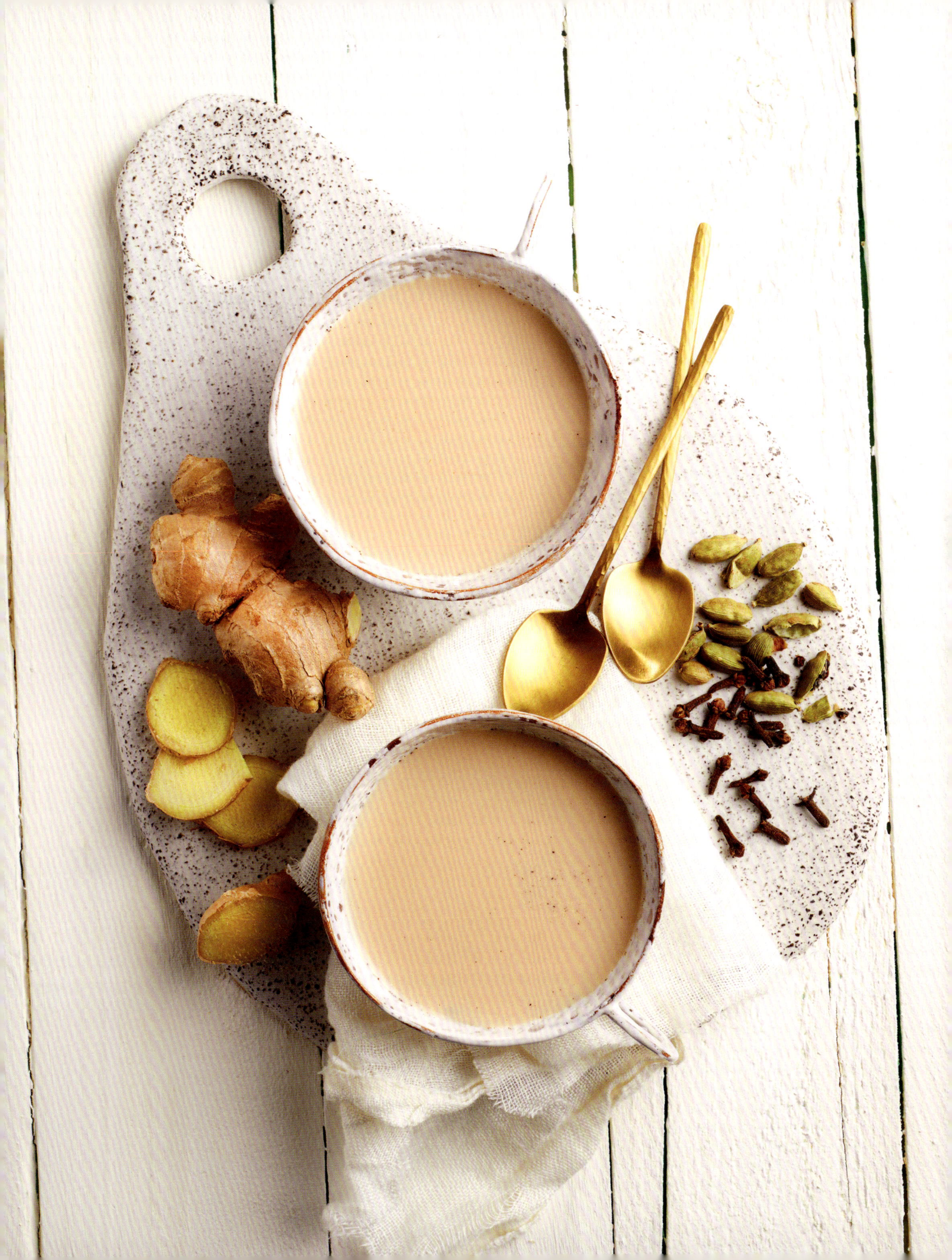

Lassi

» Lassi ist ein Tonikum, das erfrischt. Dadurch, dass Joghurt mit Wasser verschlagen und gewürzt wird, wird es leichter verdaulich. Auch wenn es oft als Getränk zu einer Mahlzeit angeboten wird, ist es ayurvedisch korrekt, es als eigene Mahlzeit zu sich zu nehmen.

Für 2 Personen
⏲ 5 Min.

250 g gutes Naturjoghurt • 250 ml abgekochtes, abgekühltes Wasser • 1 Msp. Koriander • 1 Msp. Kreuzkümmel • 1 Msp. Asafötida • ½ TL Steinsalz

● Das Joghurt mit dem Wasser sehr gut verschlagen. Dann die Gewürze und das Salz einrühren.

Anmerkung Sie können auch süße Lassis herstellen. Dann verwenden Sie statt des Salzes und dieser Gewürze eher etwas vollwertigen Zucker, evtl. ein wenig Rosenwasser oder Gewürze wie Safran, Anis oder Kardamom.

Gewürzmilch

» Die Gewürzmilch ist aufbauend, nervenstärkend und schlaffördernd. Wenn Sie Heilsubstanzen in Richtung Mark tragen möchten, ist die Gewürzmittel das ideale Nachgetränk. Durch das Erwärmen und die Gewürze wird die Milch leichter verdaulich.

Für 2 Personen
⏲ 5 Min.

200 ml gute Kuhmilch mit natürlichem Fettgehalt • ½ TL vollwertiger Zucker • 1 Prise Kurkuma • 1 Prise Vanille • 1 Prise Nelkenpulver • 1 Prise Pfeffer oder Chilipulver

● Die Milch mit dem Zucker und den Gewürzen unter Rühren kurz aufkochen lassen und warm genießen.

Anmerkung Wenn Sie Kuhmilch nicht mögen, verwenden Sie einen veganen Ersatz und geben 1 TL Ghi oder Öl dazu. Ist die Milch nicht fettig genug, wirkt sie nicht so gut auf das Mark. Sie können gern Ihre Lieblingsgewürze einsetzen.

Rezeptverzeichnis

Stichwortverzeichnis

Empfehlungen von Dr. med. Hedwig Gupta

Möchte jemand etwas tiefer in den Ayurveda einsteigen, so empfehle ich zuerst die Lektüre meines Einführungsbuches, in dem man über etwa hundert Seiten einen sauberen Überblick über die verschiedenen Aspekte dieses Medizinsystems gewinnen kann:
Gupta H. Einführung in den Ayurveda. 2. Aufl. Asperg: Verlag für Vedische Wissenschaften; 2017

Die allgemeinen Empfehlungen zur Gesunderhaltung finden Sie in:
Gupta H. Gesundsein im Alltag. Asperg: Verlag für Vedische Wissenschaften; 2018

Eine genauere Beschreibung der Wirkungen von Gewürzkräutern und deren medizinischem Einsatz findet sich in:
Gupta H. Ayurvedische Küchenapotheke. 2. Aufl. Asperg: Verlag für Vedische Wissenschaften; 2022

Mit spezifischen Frauenthemen beschäftigt sich:
Gupta H. Ayurveda für Frauen. Asperg: Verlag für Vedische Wissenschaften; 2020

Diese Bücher aus dem Verlag für Vedische Wissenschaften können über die Website erworben werden: www.verlag-vedische-wissenschaften.com

Wer sich so richtig mit dem Ayurveda auseinandersetzen möchte, dem empfehle ich am ehesten, eine fundierte ayurvedische Ausbildung zu besuchen, bei der man nicht nur tiefer in die Hintergründe und Logik einsteigen kann, sondern auch das eigene Verständnis kontinuierlich mit dem der Dozenten abgleichen kann. Solche Ausbildungen bieten wir z. B. an der *vidya sagar* Akademie an (www.vidya-sagar.de).

Dem Interessierten am genauen Detail empfehle ich außerdem meine Buchreihe »*Ayurveda-vijnana*«, die ebenfalls im Verlag für Vedische Wissenschaften erschienen ist.

Bibliografische Information der Deutschen Nationalbibliothek
Die Deutsche Nationalbibliothek verzeichnet diese Publikation in der Deutschen Nationalbibliografie; detaillierte bibliografische Daten sind im Internet über http://dnb.d-nb.de abrufbar.

Programmplanung: Uta Spieldiener
Projektmanagement: Manuela Hunfeld
Redaktion: Anne Bleick
Bildredaktion: Marie Crämer
Umschlaggestaltung: © Thieme
Layout: CYCLUS · Visuelle Kommunikation, Stuttgart

Bildnachweis:
Covermotiv und Bild S. 3: © Thieme/Meike Bergmann
Autorinnenfotos: S. 2: © S. Schnieder/Thieme; S. 6: © Alexandra Klein
Foodfotos: Foto S. 33: © A. Rogge & J. Jankovic/Thieme; alle weiteren Fotos: © M. Bergmann/Thieme
Bild S. 10: © Prostock-studio/stock.adobe.com; S. 28: © Pixel-Shot/stock.adobe.com; S. 48: © N L/stock.adobe.com
Zeichnungen: Susi Schaaf, Bellheim;
Herz-Icon: © Artco/stock.adobe.com – Edited by Thieme
Die abgebildeten Personen haben in keiner Weise etwas mit der Krankheit zu tun.

1. Auflage 2024

TRIAS Verlag in Georg Thieme Verlag KG
Rüdigerstraße 14, 70469 Stuttgart

Satz und Repro: Fotosatz Buck, Kumhausen
Druck: Westermann Druck Zwickau GmbH, Zwickau

Gedruckt auf chlorfrei gebleichtem Papier
Printed in Germany

ISBN 978-3-432-11869-7
eISBN (ePub) 978-3-432-11870-3

1 2 3 4 5 6

Wichtiger Hinweis: Wie jede Wissenschaft ist die Medizin ständigen Entwicklungen unterworfen. Forschung und klinische Erfahrung erweitern unsere Erkenntnisse. Ganz besonders gilt das für die Behandlung und die medikamentöse Therapie. Bei allen in diesem Werk erwähnten Dosierungen oder Applikationen, bei Rezepten und Übungsanleitungen, bei Empfehlungen und Tipps dürfen Sie darauf vertrauen: Autoren, Herausgeber und Verlag haben große Sorgfalt darauf verwandt, dass diese Angaben dem Wissensstand bei Fertigstellung des Werkes entsprechen. Rezepte werden gekocht und ausprobiert. Übungen und Übungsreihen haben sich in der Praxis erfolgreich bewährt. Eine Garantie kann jedoch nicht übernommen werden. Eine Haftung des Autors, des Verlags oder seiner Beauftragten für Personen-, Sach- oder Vermögensschäden ist ausgeschlossen.

Marken, geschäftliche Bezeichnungen oder Handelsnamen werden nicht in jedem Fall besonders kenntlich gemacht. Aus dem Fehlen eines solchen Hinweises kann nicht geschlossen werden, dass es sich um einen freien Handelsnamen handelt.

Wo datenschutzrechtlich erforderlich, wurden die Namen und weitere Daten von Personen redaktionell verändert (Tarnnamen). Dies ist grundsätzlich der Fall bei Patient*innen, ihren Angehörigen und Freund*innen, z. T. auch bei weiteren Personen, die z. B. in die Behandlung von Patient*innen eingebunden sind.

Thieme Publikationen streben nach einer fachlich korrekten und unmissverständlichen Sprache. Dabei lehnt Thieme jeden Sprachgebrauch ab, der Menschen beleidigt oder diskriminiert, beispielsweise aufgrund einer Herkunft, Behinderung oder eines Geschlechts. Thieme wendet sich zudem gleichermaßen an Menschen jeder Geschlechtsidentität. Die Thieme Rechtschreibkonvention nennt Autor*innen mittlerweile konkrete Beispiele, wie sie alle Lesenden gleichberechtigt ansprechen können. Die Ansprache aller Menschen ist ausdrücklich auch dort intendiert, wo im Text (etwa aus Gründen der Leseleichtigkeit, des Text-Umfangs oder des situativen Stil-Empfindens) z. B. nur ein generisches Maskulinum verwendet wird.

Unsere Umwelt ist uns wichtig!
Papier aus nachhaltigen und kontrollierten Quellen
Druck in Deutschland mit kurzen Lieferwegen
Druckereien mit hohen Ansprüchen an Ökologie

TRIAS, einer der führenden Ratgeberverlage im Bereich Gesundheit, gehört zur Thieme Gruppe, marktführender Anbieter medizinischer Fachinformationen und Services. Anspruch der Thieme Gruppe ist es, den im Gesundheitswesen tätigen Berufsgruppen sowie allen an Gesundheit Interessierten genau die Informationen und Angebote bereitzustellen, die sie in einer bestimmten Arbeitssituation oder Lebensphase benötigen. Durch die hohe Qualität und zielgruppenspezifische Relevanz der angebotenen Leistungen bereitet Thieme den Weg für eine bessere Medizin und mehr Gesundheit im Leben.

Thieme

Rundum
fit & entspannt

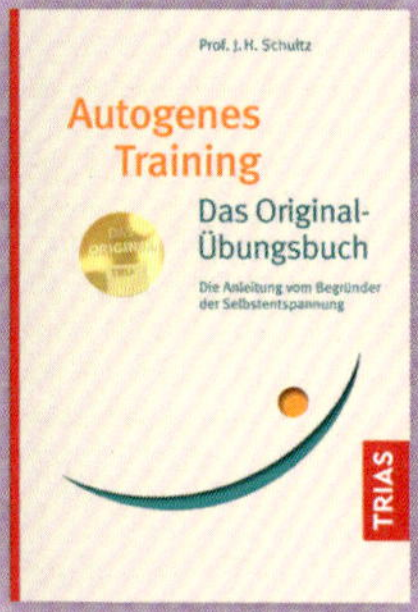

J.H. Schultz
Autogenes Training – Das Original-Übungsbuch

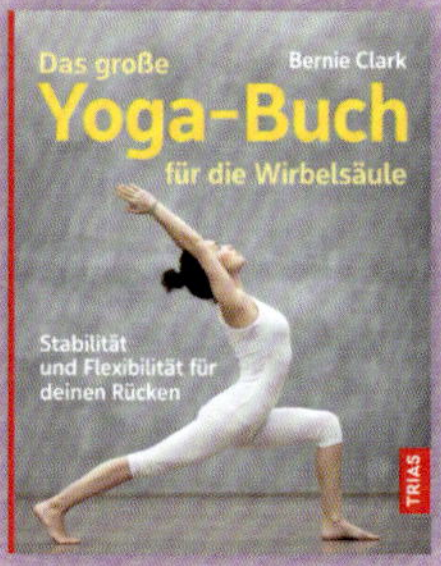

Bernie Clark
Das große Yoga-Buch für die Wirbelsäule

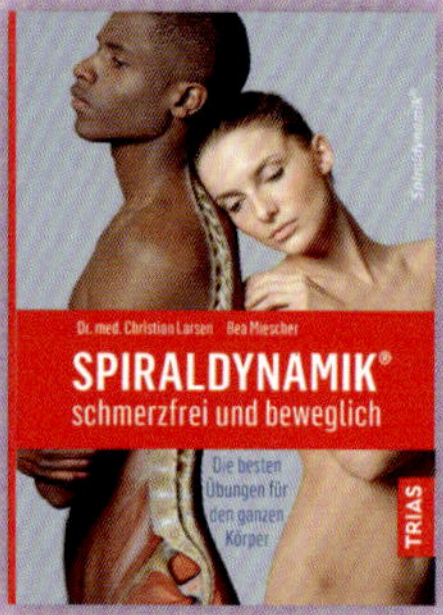

Christian Larsen, Bea Miescher
Spiraldynamik – schmerzfrei und beweglich

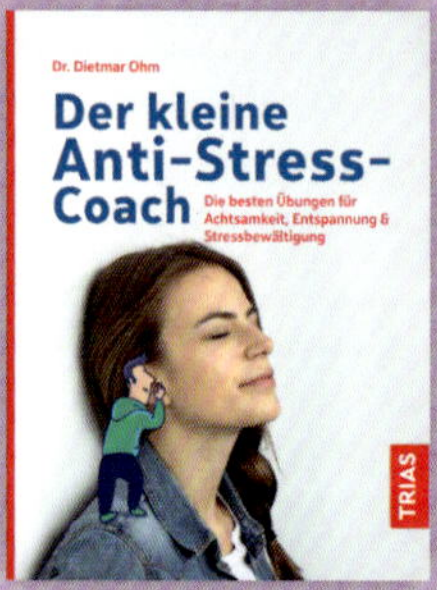

Dietmar Ohm
Der kleine Anti-Stress-Coach

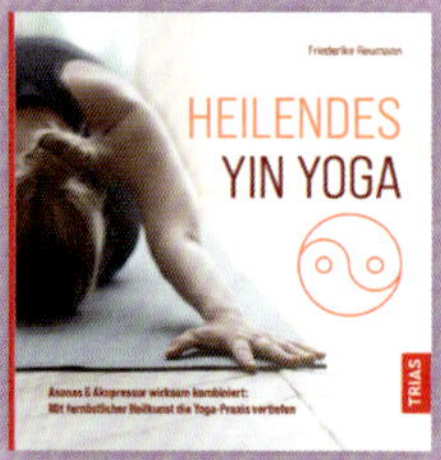

Friederike Reumann
Heilendes Yin Yoga

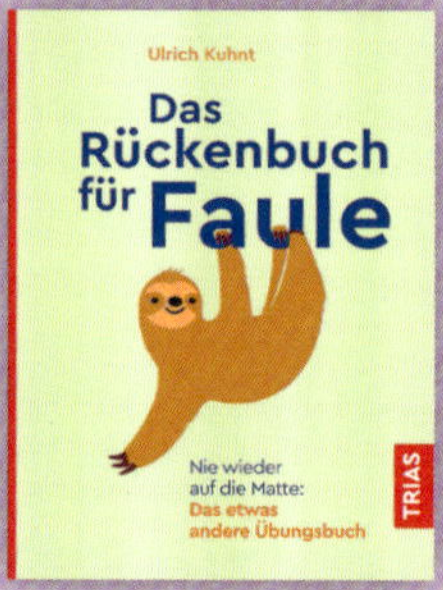

Ulrich Kuhnt
Das Rückenbuch für Faule

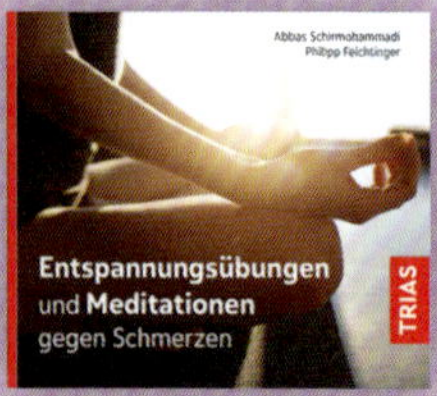

Abbas Schirmohammadi
Entspannungsübungen und Meditationen gegen Schmerzen (Audio-CD mit Booklet)

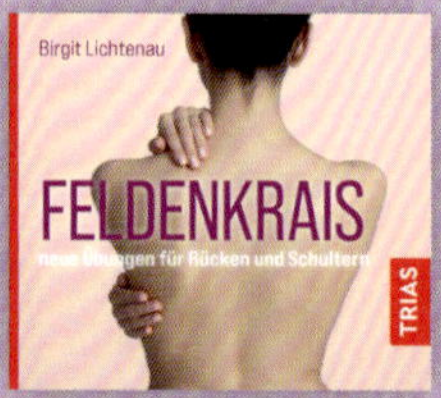

Birgit Lichtenau
Feldenkrais – neue Übungen für Rücken und Schultern (Hörbuch)

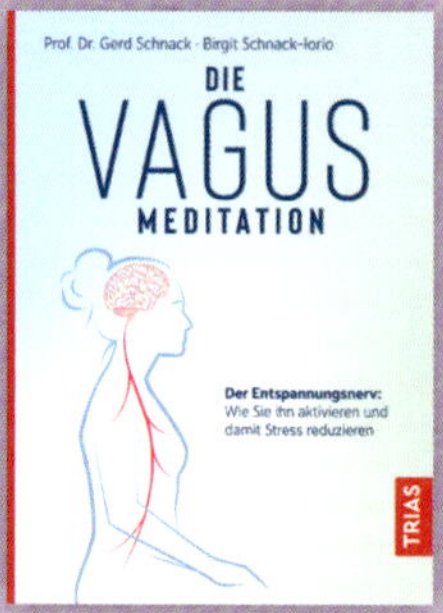

Gerd Schnack, Birgit Schnack-Iorio
Vagus-Meditation

Auch erhältlich als E-Book!

Mehr Bücher finden Sie hier:
trias-verlag.de/shop

TRIAS